药剂学基础与临床研究

主编◎ 王英婷 孙建平 魏本周 孔 燕 丁美娜

科学技术文献出版社
SCIENTIFIC AND TECHNICAL DOCUMENTATION PRESS
·北京·

图书在版编目(CIP)数据

药剂学基础与临床研究 / 王英婷等主编. — 北京：科学技术文献出版社，2019.8
ISBN 978-7-5189-6069-9

Ⅰ.①药… Ⅱ.①王… Ⅲ.①药剂学—研究 Ⅳ.①R94

中国版本图书馆CIP数据核字(2019)第202596号

药剂学基础与临床研究

策划编辑：李张璐 责任编辑：杜新杰 李张璐 责任校对：赵 瑷 责任出版：张志平

出 版 者	科学技术文献出版社	
地 址	北京市复兴路15号 邮编 100038	
编 务 部	（010）58882938，58882087（传真）	
发 行 部	（010）58882868，58882870（传真）	
邮 购 部	（010）58882873	
官 方 网 址	www.stdp.com.cn	
发 行 者	科学技术文献出版社发行 全国各地新华书店经销	
印 刷 者	山东道克图文快印有限公司	
版 次	2019年8月第1版 2019年8月第1次印刷	
开 本	787×1092 1/16	
字 数	362千	
印 张	15.5	
书 号	ISBN 978-7-5189-6069-9	
定 价	88.00元	

前　言

　　随着医疗体制改革的不断深入,医院药学的传统观念和工作模式正发生着巨大的变化,已由过去简单的药品保障供应型向以患者为中心的药学技术服务型转变。药师参与临床合理用药,与医护人员一起优化治疗方案,已成为医院药学未来的发展趋势,这就导致了一个新兴学科——临床药学学科的产生。

　　药剂学在近几十年中取得了令人瞩目的发展,与多学科理论及先进技术的相互结合使药制剂的研究、开发和生产已经从经验模式走上了科学化、现代化的道路。

　　本书共六章,系统介绍了临床药学的理论基础、临床治疗实践和国内外新的进展动态,比较全面和系统地反映了本学科的基本现状。内容力求严谨准确,实践章节紧扣临床应用,尽可能做到全面覆盖、重点突出,既体现理论的完整性,又强调实践的系统性。本书可以作为药师日常工作的参考工具用书。

　　受编写水平所限,对书中不足或错误之处,恳请读者不吝赐教,以便再版时改正。

编　者

目　录

第一章　临床药学概述

第一节　临床药学的概念和研究内容

一、临床药学的概念

临床药学(clinical pharmacy)是医药结合、探讨药物临床应用规律、实施合理用药的一门药学分支学科。它主要是药师进入临床,运用药学专业知识协助临床医师制订个体化给药方案,并监测患者的临床用药过程,从而提高药物治疗水平,最大限度地发挥药物的临床疗效。

随着新药不断应用于临床和不合理用药现象的存在,药物不良反应、药源性疾病逐渐增多,给人民的健康构成极大的危害。做好临床药学工作,提高用药质量,对于确保临床用药安全、有效,降低治疗费用,保障人民健康具有重要意义。

临床药学作为研究合理用药科学与实践的一门学科,它在现阶段的发展目标主要包括以下几个方面:①进行药物知识的科普宣传和教育,增强全民的合理用药知识,提供药物知识咨询服务;②直接为患者提供药学服务,建立药历档案,进行处方点评,参与临床治疗实践,进行临床药物监测,为患者制订个体化治疗方案,提高用药有效性;③收集药物的不良反应和不良事件信息,新药的临床研究信息及上市后的评价信息,药物的利用信息,发挥临床药师的参谋作用,为临床药物治疗提供服务,为主管部门提供决策依据。

二、临床药学的研究内容

临床药学是以患者为研究对象,研究药物及其剂型与病体相互作用和应用规律的综合性学科,旨在用客观科学指标来指导患者的合理用药。具体内容如下。

1.参与临床治疗实践,为临床合理用药当好参谋

协助医务人员正确地选择和使用药物,是临床药师的一项重要任务。临床药师可以运用所掌握的药物知识、最新药物信息资料和药物检测技术,在用药品种选择与药物治疗方案方面提出建议,协助临床医师最大限度地提高药物疗效,减少不良反应的发生。

2.建立患者药历档案,为临床合理用药打下基础

患者的用药史或者药历是从药物疗法的角度记录和整理用药情况,是合理用药的素材,与患者的病历有着密切的联系和同等的重要性。通过建立患者药历档案可以进一步规范临床合理用药。

3.开展治疗药物监测(therapeutic drug moni-toring,TDM)和基因检测,为临床合理用药提供依据

采用不同的检测手段研究患者的体液,特别是血液中药物浓度与药物疗效的关系,制订最佳给药方案,从而提高药物临床治疗效果。此外,随着药物基因组学(pharmacogenomics)的发展,利用分子生物学、分子遗传学技术及日益完善的基因分析方法,研究患者的药物效应个体差异与基因多态性(genetic polymorphism)的关系,比如药物代谢酶基因的差异可引起特异的药物不良反应,可以此为平台进行合理用药指导与新药开发。

4.监测药物不良反应(adverse drug reaction,ADR),为临床安全用药提供依据

把散在的不良反应病例资料汇集起来,进行因果关系的分析和评价,建立药品不良反应监测体系,为国家或者相关部门停止生产或者禁止进口相关产品提供依据。

5.收集最新药物情报,为临床合理用药提供咨询

临床药物治疗的合理性必然建立在及时掌握大量和最新药物信息的基础上。因此,临床药师应经常收集有关药物治疗方面的资料,以便针对临床治疗工作中的问题,提供药物信息。

6.参与药物配伍等业务研究,为临床安全用药提供保障

在日常医疗实践中,"混合注射"是常见现象,因此,对医师和护士提出建议是临床药师的重要责任。开展药物相互作用及配伍,结合临床治疗进行药动学(药物代谢动力学)、生物利用度的观察等研究,其研究结果对指导临床安全用药具有重要意义。

7.进行新药研发,为临床合理用药提供后备选择

为适应临床治疗的需要,临床药师可以根据医院实际状况,开展新制剂、新剂型的研制。临床药师也可以利用自己的药学知识处理有关用药问题,从临床工作实践中发现问题,提出研究课题,从而为临床合理用药提供后备选择,比如建立以循证药学为基础的遵循处方质量持续改进长效机制的处方点评课题研究、药物经济学研究、用药管理信息化的课题研究,以及基于药物基因组学、血药浓度监测及群体药动学的给药个体化方案建立的研究等。

临床药学研究内容繁多,以患者为中心,在不同生理和.病理状态下进行药效学、药动学、生物药剂学、临床药物治疗学等方面研究和总结,与临床医学,包括生理学、生物化学、临床内科学、外科学等密切相关,从而保障临床药物治疗的可靠性。同时,临床药学研究范围还包括药物相互作用、药物过量诊治、药学监护等。因此,临床药学是临床与基础,药学和医学之间相互结合,相互发展的学科,具有明显的多学科交叉性。

第二节　临床药学的发展与现状

一、临床药学的发展简史

"临床药学"这一术语,第一次提出是在1953年的美国,随着当时制药工业的发展,医院制剂多由工厂生产,同时新药品种不断增加,具有强力作用的药物大量出现,住院患者和门诊患

者的药物治疗需要药师的专业技术提供服务,这促使药师面向患者更加关注与药物有关的问题,包括医师处方、药物分配、提供使用、药物管理和有关记录等。与此同时,美国的临床药学教育也得到飞速发展。1967 年,美国加利福尼亚大学药学院首先建立了"临床药学专业";1967—1983 年,美国 74 所高等药学院中有 38 所(51.3%)开设了临床药学课程。至今美国已经培养了数万名临床药师(药学博士),并在 60% 以上的州立医院设有临床药学服务中心。由于美国药学界的成功实践,许多国家如英国、法国、日本也纷纷效仿。1983 年,日本、欧洲等国也都开设临床药学专业。1977 年,在荷兰海牙市召开了"临床药学国际学术会议"。同时,欧洲各国每年轮流主持进行"临床药学欧洲学术会议"。此后,国际上临床药学事业不断发展壮大。

　　我国的医院药学工作在新中国成立前和成立初期,仅仅停留在简单的调剂配发药品和保证患者用药需求方面。20 世纪 60 年代初,上海的医院药师提出了"临床药学"问题;70 年代,我国部分医院和药学院开展了临床药学的研究和培训;1980 年,国家卫生部药政局在成都召开全国第一次临床药学座谈会;1987 年,国家教育委员会决定在高等药学教育中开设"临床药学专业";1989 年,华西医科大学临床药学专业正式招收 5 年制本科生,同年,国家卫生部颁发的《医院药物制剂管理办法》明确指出:药剂科设临床药学专业室;1991 年,国家卫生部在医院分级管理文件中首次规定三级医院必须开展临床药学工作,并作为医院考核指标之一;2002年,国家卫生部和中医药管理局颁布的《医疗机构药事管理暂行规定》提出逐步建立临床药师制度;2004 年,全国开展临床药师培训试点;2006 年,部分省、市开展临床药师考试试点 2008年,国家卫生部下发文件在全国 50 所医院进行临床药师制试点工作;2009 年,我国新的"医改"方案中的若干举措为临床药学的发展带来新的机遇;2010 年 12 月,国家卫生部将临床药学列入临床重点专科建设项目中;2011 年 3 月,国家卫生部和国家中医药管理局颁布《医疗机构药事管理规定》,进一步确立了临床药学的地位和作用。

二、我国临床药学的现状

　　20 世纪 80 年代初,随着国内医药市场的开放和繁荣,药品管理的逐步规范,药动学、生物药剂学等新兴学科的设置,我国的临床药学工作开始起步和发展。1991 年国家卫生部在医院分级管理文件中首次规定了三级医院必须开展临床药学工作,并作为医院考核指标之一。

　　目前,我国临床药学已发展到全国县级以上医院,他们均在不同水平上开展卓有成效、各具特色的工作。当前,我国政府正借鉴发达国家的经验,积极开展临床药学,推广临床药师制及尝试建立药师法。根据国家卫生部和国家中医药管理局 2002 年颁布的《医疗机构药事管理暂行规定》,医院药学部门应建立"以患者为中心"的药学管理工作模式,开展以"合理用药"为核心的临床药学工作,参与临床疾病诊断、治疗,提供药学技术服务,提高医疗质量,逐步建立临床药师制。2007 年,为了探索适合我国国情的临床药师准入标准、配备标准、管理制度、工作模式、岗位职责及临床药师工作的评价体系等,国家卫生部正式启动了医院临床药师制的试点工作,在全国范围内确定了 42 家试点临床药师制的医院。2009 年 4 月,《中共中央、国务院关于深化医药卫生体制改革的意见》和《医药卫生体制改革近期重点实施方案(2009—2011

年)》等新一轮医疗卫生改革的政策性文件公布实施,"医改"方案中的若干举措推动了《医疗机构药事管理规定》的进一步实施,在原有《暂行规定》的基础上,进一步确立了临床药学的地位和作用,明确了医疗机构临床药师的工作职责。

在过去的 20 多年里,尽管我国临床药学发展存在总体发展水平不平衡、缺乏完善教育支撑、临床药学研究不足等诸多问题,但还是获得了长足的进步。随着药学知识的日益更新,临床新药层出不穷,不断进入我国医疗市场。据统计,我国经常流通于市场的药物制剂有 2 万多种。临床实践中,患者常同时患有多种疾病,而一种疾病往往需要多种药物联合应用才能达到治疗目的。作为临床医师,其可能只精通本科疾病的临床用药,因此,临床药师运用其药物知识、最新药物信息资料与临床医师共同制订临床治疗方案,对临床合理用药具有重要意义。

对于一个学科来说,要想与时代的发展保持同步,在时代赋予的机会和挑战面前取得更大的发展,就要不断地创新,使之符合国家战略发展需求,并与科学技术进步相匹配。目前,临床药学在我国的发展面临瓶颈。公立医院改革给临床药学学科发展创造了全新的环境,也带来了挑战。我国临床药学学科应该与时俱进,在药学服务实践具体工作方法、体制制度、理念上不断创新。坚持临床药学学科研究从药学服务实践出发,建立能够促进合理用药的科学评价体制和体系,以临床药学科研发展为支撑,推动重大理论和实际问题研究,促进临床药学工作上新台阶。

三、国外临床药学的现状

20 世纪 50～60 年代,美国首先建立了"临床药学"这一新兴学科。早在 1904 年,美国就开始实行药师许可制度;1942 年,美国医院药师协会(Amer-ican Society of Hospital Pharmacists,ASHP)成立,其目的是为了改进医院和正式保健机构中患者的药学服务。随着保健事业的高度发展,该会于 1995 年更名为美国卫生系统药师协会(American Society of Health-system Pharmacists,ASHP),目前是美国临床药学的领导和决策机构。20 世纪 60 年代,临床药学在英国、法国、瑞典等欧洲国家逐渐兴起;70 年代,临床药学渐渐传入日本、新加坡,以及我国的台湾和香港地区等亚洲的国家和地区。

在美国临床药学服务范围主要有以下 3 个方面:第一,美国临床药学服务主要的服务对象为住院患者,在某些州,药师在与医师签署合作协议(collaborative protocol)的基础上,可严格按照协议规定对某些药物的医嘱、处方进行修改,或者开具处方或医嘱;第二,临床药师的专业知识也可以服务于美国医疗卫生保健质量委员会(Agency for Health care Research and Quality,AHRQ),主要从事以下工作,即药物及治疗学委员会、感染控制委员会、社区获得性肺炎委员会、患者优质护理委员会等;第三,临床药学服务范围在诊所和社区中可以做的工作主要是患者咨询和药物治疗管理。

目前美国有 124 所大学或学院设有临床药学专业课程,其中 66 所为私人院校,58 所为公办院校。在这些开设临床药学专业的院校中,临床药学专业的规模和专业方向有着很大的差别。在美国,临床药师是一种受到大家青睐的职业,统计数字显示,2012 年报考临床药学专业的学生录取率仅有 1/10,2011—2012 年,美国共授予了 12719 个临床药学(药学博士)学位,其中 62% 是女性。美国临床药学(药学博士)学位的获得需要 6 年的学习时间。第 1、2 年为基础学习期;第 3、4 年是专业学习期,在这一阶段,学生们会集中在课堂接收到有关临床药学案例分析的教学,以及实验室操作技能的训练。第 5 年是进一步的专业学习期,学生们会在老师的带领下,反复地模拟在社区药房进行药学服务的工作流程,并在实验室进行无菌操作、制剂配制等的操作训练。第 6 年的专业训练主要是针对如何为住院患者展开药学服务进行的。学生们要学习有关体格检查、病史询问、与患者沟通技巧、参与临床决策的制订、病历书写技巧的方法,以及同情心等专业素质的培养。经过 6 年的学习,药学博士毕业后,再经过 1~2 年住院药师阶段训练,最终进入医院担任全日制临床药师。

日本、韩国均有本科直至博士的临床药学教育。以日本为代表实行的"4+2"模式(4 年课程学习和 2 年临床实践)是教师指导和自由讨论同步进行。日本的临床药学教育更加注重实践教学和培养。日本 Kyoritsu 药学院,报考临床药学专业硕士的本科毕业生,根据成绩的排名,约 35% 的学生可以通过向其主管教授申请推荐入学;实践环节的药师也可以向科室和医院申请入学。这些学生仅通过面试即可入学,不到 35% 的大学四年级学生或其他学院的学生则需要参加一项笔试及面试。

法国自 1988—1989 年起,取得"药学博士国家文凭"的学制改为 6~9 年。专业实践则从第 2 学年初的 2 个月药房见习开始,到第 5、6 学年的实习期得到强化。社会人文学科受到重视,如第 5 学年科目就有法律、企业管理、营销学、人际关系与沟通等必修课程。在第 3 阶段专科药学教育中,则有组织机构与医院管理、人际交流、文献收集、管理法律、质量学等必修课程。

英国对于临床药师硕士阶段的培养推行的是灵活的满足职业发展需要的教学模式。临床药学专业分临床药学的次级护理和主要护理,学习的专业课程主要有药学监护、药物信息学、药学实践研究、循证医学等实践性较强的课程,2 年的专业课结束给予毕业证书,再经过注册可以进行 1 年所选专业的课题研究,完成论文,授予学位。

第三节 我国临床药学的展望

一、临床药学教育

由于我国临床药学教育体系尚不完善,多种培养方式同时存在的局面仍会维持很长一段时间。目前我国临床药师的培养可以通过以下 3 种途径:高校培养、基地培养、医院机构自我培养。

1.高校培养

对比国内外在临床药学上的发展可以看出,我国在临床药学教育方面和国外的差别较大。为使我国临床药学工作赶上世界先进国家的水平,首先必须有针对性地改革我国的药学教育。目前我国药学院(系)药学教育培养的人才与社会需求之间仍有较大的差距。虽然目前已有一些高校设置了临床药学专业,但在专业设置上偏重于化学学科和制药工业,培养方向主要还是通用药学人才和制药及流通领域方面的药学人才,教育基本上仍是化学模式,在课程设置上与医学相关的基本知识课程只占极小比例。此外,由于学制多为 4 年,学生的实习时间很短,且以实验研究、掌握实验室技能为主,无临床实习安排,不能满足医院药学、社区药学、促进合理用药等相应岗位与实际工作的需要。只有改变临床药学教育滞后的现状,才能促使临床药学向前发展。

本科教育应该成为临床药师培养的主力军。高校临床药学的培养目标应该为培养从事临床合理用药、治疗药物监测和临床药学研究的药师。要求药师掌握医药科学及临床药学的基本理论和实验技能,毕业后能够从事临床合理用药、治疗药物监测、新药临床评价及临床药学研究工作。本科教育采取的方式主要有 2 种,一种是通过转变现有药学教育模式,对相关专业的课程设置进行调整,增加临床诊断、治疗方面的内容,使其接近临床药学专业的培养目标;另一种则是参照国际上有成熟经验的临床药学教学模式,建立适合我国新形势下全新的临床药学教育模式。

研究生培养也是临床药师培养的重要途径。药理学、临床药理学、药剂学等学科有大量的研究生课题,属于临床药学研究领域或与临床药学研究密切相关,在本科药学知识的基础上,再学习一些临床药学工作必需的课程,进行临床药学中某个领域的深入研究,对形成具有学科骨干和带头人水平的临床药师队伍是一项积极有效的措施。

目前,很多院校开设临床药学专业。因此,引进国外临床药学教育的成功经验,总结国内的实践经验,编写出符合我国国情的临床药学系列教材是临床药师培养的重要保证。

2.基地培养

自 2004—2006 年,由国家卫生部组织开展临床药师培训试点工作。其目的是通过试点,建立一批临床药师培训基地,建立临床药师培养的师资队伍和管理队伍;探索适合我国国情的临床药师培训模式,切实加强临床药师实际工作能力培养;总结交流培训经验,逐步扩大试点推动临床药学人才培养工作的健康发展,促进临床药学制度的建立与完善。2005 年 11 月,国家卫生部发布了"关于开展临床药师培训试点工作的通知",并公布了第一批卫生部临床药师培训试点基地共 19 个,在随后的 2006—2010 年,共批准了 3 批 93 个临床药师培训基地,并制定了培养目标、培训方式、课程设置、学员招收条件等。临床药师岗位培训实行专科定点、专业化发展的工作方法,力求临床药师业务的深化和提高,提高其在临床选药上的权威性,同时也明确用药的医疗责任。

3.医疗机构自我培养

目前从事临床药学的药师多是药学或工业药学专业的毕业生,他们由于缺乏临床医学知识,所以在适应临床方面有一定难度。鉴于临床药学高校教育体系的建立完善与普及尚需较长时间,目前培训基地接纳学员的能力有限,加之各个医疗机构面临的情况不一,加强现有药师队伍的继续教育,仍是今后工作的重点。目前通常采取的方法是边干边学,自我培养的方式。具体做法是,医疗机构模仿基地培训方法,选派有一定交流能力的药师,随医师一对一地学习,随医师查房、体格检查、采集病史、诊断、写病历、下医嘱、写病程记录、参加病案讨论等。

药师通过与医师和患者的密切接触,尽快熟悉临床工作程序,掌握与患者的交流技巧、使相关的临床医学知识得到强化,对临床医疗活动有一个感性的认识。

十分重要的是,在自我培训的整个医疗活动中,药师应当保持以药为主,始终关注的是药物的应用在医疗活动中的作用效果及使用方法,并在一段时间后(约1年),养成独立思考问题的习惯,最终能在治疗方案制订过程中,以药学的角度介入。切不可迷失自我(药师的身份),而成为一个"准医师"。在这一过程中,要注意经常参加各类临床药师培训的学习班和学术会议,有条件的到国家卫生部指定的培训基地参观学习,接受基地老师指导,以随时纠正自己在探索中方向的偏移。

二、临床药师制度建设

1.临床药师任职技术(准入)标准

目前,在我国开展临床药学工作的法律文件中,国家卫生部、国家中医药管理局于2002年1月12日颁布执行的《医疗机构药事管理暂行规定》,是最重要的文件之一。其第十条规定,医院药学部门要建立以患者为中心的药学管理工作模式,开展以合理用药为核心的临床药学工作,参与临床疾病诊断、治疗,提供药学技术服务,提高医疗质量。这是我国首次以法规的形式,界定临床药学概念,定位医院药学的发展方向。这一法律性文件,明确了临床药师制是以参与临床用药,提供药学技术服务为主要职责的药学工作制度。还进一步规定了临床药师的7条主要职责:①深入临床了解药物应用情况,对药物临床应用提出改进意见;②参与查房和会诊,参加危重患者的救治和病案讨论,对药物治疗提出建议;③进行治疗药物监测,设计个体化给药方案;④指导护士做好药品请领、保管和正确使用工作;⑤协助临床医师做好新药上市后临床观察、收集、整理、分析、反馈药物安全信息;⑥提供有关药物咨询服务,宣传合理用药知识;⑦结合临床用药,开展药物评价和药物利用研究。

2005年3月17日,国家卫生部颁布的《医院管理评价指南(试行)》第二部分"医疗质量管理与持续改进"中,对临床药学的工作实践提出了更为具体的要求:①药学部门要建立"以患者为中心"的药学管理工作模式,开展以合理用药为核心的临床药学工作。制订、落实药事质量管理规范、考核办法并持续改进。②药学专业技术人员负责合理用药的监督、指导、评价,开展药物安全性监测,特别是对用药失误、滥用药物的监测。指导医师开展药品不良反应监测和报告,开展抗菌药物临床应用监测,协助临床做好细菌耐药监测。为患者提供合理用药的咨询服务,积极推广个体化给药方案。禁止非药学技术人员从事药学技术工作。③开展临床药学工作,建立临床药师制。临床药师数量合理,负责临床药物遴选、处方审核,参与查房、会诊等。

2007年1月17日颁布的《优良药房工作规范(2005版)》进一步强调了医疗机构药学部门工作性质的转变:从以保障供应为中心向以患者为中心转变;从以药物制剂和采购供应工作为主体向以临床药学工作,提供药学技术服务为主体的方向转变。药品调剂从传统的操作型和窗口服务型模式向药学专业知识服务模式转变,即药师要按操作规程调剂处方药品,认真审核处方,准确调配药品,正确书写药袋和粘贴标签包装,向患者交付处方药品的同时应做好用药交代与指导,突出药学人员技术服务的特色。因此,随着各地医院临床药师制的建立,"临床药师任职技术(准入)条件"也逐渐形成,它不仅要求药学人员的专业知识的不断更新、补充,还有其他方面的特殊要求。这样,它不仅为高等学校临床药学专业教育和临床药师在职教育培养及技术职务考试、考核提供了技术标准依据,更有利于医院临床药学的发展和临床药师的培养和成长。

获得临床药师专业技术职称的最基本条件,必须是在高等医药院校药学院(系)所学专业为"临床药学专业",大学本科以上学历或高等医药院校大学本科"药学专业"毕业,通过规范化临床药师任职培养教育,经考试和考核合格者。

2.临床药师职业道德的基本原则

临床药师职业道德基本原则的核心内容,必须遵从《中华人民共和国医务人员医德规范》中关于"救死扶伤,防病治病,实行社会主义的人道主义,全心全意为人民服务"的原则,具体体现以下4个方面的特征:①以患者利益为最高标准;②以全心全意保障人民身心健康服务为宗旨,做到真正把患者利益放到首位及医、药人员之间的团结协作;③以人道主义为主要医德原则,要求每个临床药师尽可能地去关心、尊敬、爱护、同情和帮助那些深受疾病痛苦、生命垂危的患者;④对个人负责和对社会负责的一致性,临床药师不仅要重视对自己的服务对象承担道德责任,而且还要重视承担社会责任,不仅要重视治疗,而且要重视预防。

三、临床药学科研

科学研究是临床药学学科建设的基础,是推动学科建设的原动力,任何一门学科都少不了科研的开展。临床药学科研应根据学科特点围绕安全、有效、合理用药,密切关注学科发展前沿,把最新研究成果用于临床,研究选题应紧密围绕应用或应用基础,其研究成果应在本学科领域内得到推广和应用。

从事临床药学科研工作人员应根据自身的条件,包括实验室设备条件,专业、学术水平,实验技术水平,人才梯度情况,科研经费情况,有的放矢、量体裁衣地进行。由简到繁、由浅入深地逐步开展,临床药学科研可以从简单的 ADR 信息采集个案报道人入,还可以进行 ADR 比较性观察研究;临床药学制度研究等,当然还可以深层次地从以下诸方面展开:建立以循证药学为基础的遵循处方质量持续改进长效机制的处方点评课题研究、药物经济学研究、用药管理信息化的课题研究、生物药剂学方面的研究、临床药动学方面的研究,以及基于药物基因组学、血药浓度监测和群体药动学的给药个体化方案建立的研究。此外,还可以开展药物相互作用(drug-drug interaction,DDI)的研究及药物临床试验质量管理规范(good clinical practice,GCP)的相关研究。

因为现代科学的发展引领着经济社会的未来,科学工作者必须要有强烈的历史使命感和社会责任感,珍惜自己的职业荣誉,避免把科学知识凌驾于其他知识之上,避免科学知识的不恰当应用,避免科技资源的浪费和滥用。对于科研工作中可能后果进行评估,如有危害到社会的弊端一定予以摒弃。要求科学工作者应当从社会、伦理和法律的层面规范科学行为,并努力为公众全面、正确地理解科学做出贡献。

四、临床药学学术发展规划

"创新是一个民族的灵魂,是国家兴旺发达的不竭动力。"对于一个学科来说,创新就是使学科保持生命力和健康发展的源泉和动力。临床药学这一以患者为对象,研究药物及其剂型与病体相互作用和应用规律的综合性学科,要想和时代的发展保持同步,在时代赋予的机会和挑战面前取得更大的发展,就要不断地创新,使之符合国家战略发展需求,并与科学技术进步相匹配。未来临床药学的学术发展规划主要集中在以下几个方面。

1.近期规划

(1)加强全国临床药学学术力量的汇聚交流,以及和多学科的交叉融合,发展同世界各国及地区临床药学相关团体、临床药学科技工作者的友好交往与合作。

(2)加强临床药学学术期刊、书籍的编辑出版发行,举办各类学习班,培训全国临床药学队伍,制订药物临床试验、疗效评价、不良反应监测规范,为各级主管部门制订相应的政策提供依据。

2.中期规划

(1)加强国际交流,选派人员参加国外临床药学的培训和学习,促进临床药学与国际接轨,向欧洲、美国、日本等发达国家的临床药学相关机构学习,如学习美国卫生系统药师协会(ASHP)培训机构开设的相关课程。

(2)翻译国际组织有关临床药学的技术规范性文件,为我国制订相应规范提供参考。总结国内临床药学的研究成果,结合临床医学和药学发展方向,形成我国临床药学研究基础和技术规范。

(3)进一步搭建全国临床药学学习和交流的平台,利用药学信息,开展以患者为中心的全方位药学服务,确保临床用药的安全、经济、有效。

3.远期规划

(1)加强临床药学人才培养,提高临床药学教育:为使我国临床药学工作赶上世界先进水平,针对性提高我国临床药学教育水平。结合国内外调研情况和我国国情,完善现行的临床药学教育制度,增减临床药学专业课程,逐渐推行临床药学人才专业化,甚至包括完善我国未来临床药师的硕士研究生和博士研究生培养体系。

(2)制订不同专业的临床用药专业指导规范,指导临床合理用药:借鉴国内外其他医学分会的经验和做法,根据不同临床药学的专业方向(如心血管、肿瘤、抗生素等多种方向),制订相应临床用药的专家指导规范,进一步指导全国基层临床药学工作者的临床用药;加强国际合作,建立与国外相应学会的联系体制,缩短我国整体临床药学水平与国际的差距,扩大临床药学分会在国际的影响。

(3)推动各级医疗机构临床药师制度的实行:加强临床药师系统培训,总结开展临床药师制经验,推动临床药师制的全面实行,制订符合我国国情的临床药师准入标准、工作模式、管理制度及评价体系等。

(4)拓展临床药师工作的内容:加大临床药学工作的宣传力度,紧密结合新"医改"方案的精神,与相关部门配合,推行临床药师定期深入基层医院,对临床用药提出建议,规避用药风险,防止药源性疾病发生。

我国临床药学事业的发展需要政策的引导,需要各级卫生行政部门和医院领导的关怀与支持,更需要我国药学界的同仁共同奋斗和广大临床药师坚持不懈的努力,继承前辈们的刻苦学习和敬业精神,将临床药学事业发展传承下去。为患者、为人类追求的健康事业贡献我们的力量。

第二章　药动学与生物利用度研究

第一节　药物体内过程及其影响因素

药物体内过程指机体对药物的处置,包括吸收(absorption)、分布(distribution)、代谢(metabo-lism)和排泄(excretion),简称 ADME 过程。

这些过程涉及细胞膜、细胞内细胞器膜等生物膜对药物的转运。生物膜由镶嵌有蛋白质的双层流动态类脂质分子构成,其间有直径约 0.6nm 的小孔。根据生物膜对药物的转运方式是否耗能分为主动转运和被动转运 2 类。

1.主动转运

生物膜可通过其间镶嵌的某些特异性载体蛋白消耗能量转运某些药物。主动转运的最大特点是可逆浓度差进行,经同一载体转运的药物间可存在竞争性抑制。主动转运仅限于极少数本身即为内源性活性物质,或与内源性物质有极相近结构的药物。

2.被动转运

包括所有不消耗能量、能顺浓度差进行的跨膜转运。被动转运包括扩散、滤过和易化扩散。由于不消耗能量,被动转运不能逆浓度差进行。

(1)扩散:指穿过生物膜类脂质双分子层的药物跨膜被动转运过程。影响药物扩散速度的因素除膜两侧的浓度差外,主要为药物脂溶性。虽然药物本身的化学结构决定其脂溶性,但由于多数药物均为弱酸或弱碱性物质,在不同 pH 溶液发生不同程度的解离,均会影响药物的脂溶性。

同一物质其解离态的脂溶性低于分子态。因此,生理状态下膜两侧存在 pH 差时(如细胞内、外液间),必然在膜两侧产生以 10 的指数次方变化的解离度差。理论上讲,只有分子态脂溶性高的药物,才能以扩散方式被动扩散,因此,膜两侧有君浓度差仅对分子态药物而言。当膜两侧存在 pH 差时,尽管分子态被动扩散达到平衡,膜两侧总药物浓度(包括解离态)可存在较大不同。

(2)滤过:指通过小孔进行的被动转运。由于生物膜上的小孔直径过小,只有少数分子量 <100 的药物如尿素、乙醇等,可以通过滤过方式被动转运。但毛细血管内皮细胞间呈疏松联结,存在 8nm 左右的间隙,除少数大分子蛋白药物外,允许绝大多数药物自由通过。因此,药物通过毛细血管进行吸收、分布,或通过肾小球进行排泄时,滤过为主要转运方式。

(3)易化扩散:借助膜上特异载体但不耗能的被动转运方式,此种方式在药物转运中极少见。

一、药物吸收及影响因素

药物由给药部位进入血液循环的过程称为吸收。药物可经多种给药途径进入机体,但大致可分为2类,即血管外给药和血管内给药。给药途径不同,药物吸收的速度和程度也不同。血管外给药,药物吸收的快慢依次为吸入>舌下>直肠>肌内注射>皮下注射>口服>皮肤。血管外给药,药物必须经过吸收才能进入血液循环,然后随血液转运至其他靶器官或靶组织。而静脉给药,药物直接进入体循环,不存在吸收过程。

除了给药途径之外,药物的理化性质、剂型、机体的生理病理状态也影响药物的吸收。以下将按照不同的给药途径详细阐述药物吸收及影响吸收的因素。

(一)口服给药

口服是最常用的给药方式,吸收部位主要为小肠,吸收方式主要为被动转运。吸收速率受药物本身的理化性质和胃肠道的生理病理状态影响,药物相互作用等因素也影响药物的吸收。

1.影响药物胃肠道吸收的药物因素

(1)解离度与脂溶性:药物多为有机弱酸或有机弱碱,在不同的pH环境中解离型和未解离型的比例不同。未解离型的有机弱酸或有机弱碱呈分子状态,脂溶性较大,较易通过消化道上皮细胞的脂质膜。而解离型的有机弱酸或有机弱碱呈离子状态,水溶性较大,相对未解离型的分子较难吸收。同时,药物的吸收速率又与油/水分配系数有关,这种关系称为pH-分配学说。

弱酸性药物在胃中主要以未解离型形式存在,吸收较好;而弱碱型药物在pH较高的小肠中更有利于吸收。两性药物则在等电点pH时吸收最好。

(2)溶出速度:固体剂型如片剂、丸剂、胶囊剂等口服给药,必须先经历崩解、释放、溶解后,才可能被上皮细胞膜吸收。对难溶性药物或溶出速度很慢的药物及其制剂,药物从固体制剂中的释放溶出过程往往成为吸收过程的限速阶段。药物的溶出速度与其表面积、溶解度和溶出速率常数呈正比。①粒子大小。药物粒子越小,与体液的接触面积越大,其溶出速度就会越快。为增加某些难溶性药物的溶出和吸收速度,可采用药物微粉化技术、固体分散技术,或控制结晶方法制备微晶。但对于在胃液中不稳定的药物如青霉素、红霉素等,对胃肠刺激性强的药物如呋喃嘧啶等,则不宜采用微粉化技术制备制剂。②多晶型。化学结构相同的药物,可因结晶条件不同而得到不同的晶型这种现象称为多晶型。有机化合物的多晶型现象极为普遍。晶型不同,其物理性质如密度、熔点、溶解度和溶出速度也不同。一定温度和压力条件下,多种晶型中只有一种是稳定型,其熵值最小,熔点最高,溶解度最小,化学稳定性最佳。其他晶型为亚稳定型,可最终转化为稳定型。亚稳定型熵值高,熔点低、溶解度大,故溶出速度也较快。因此,同一种药物可因晶型不同而具有不同的生物利用度,与亚稳定晶型相比,稳定晶型药物往往低效甚至无效。③溶剂化物。一般溶出速率大小依次为有机溶剂化物>无水物>水合物。④成盐。难溶性的弱酸制成钾盐或钠盐,难溶性弱碱制成盐酸盐或其他强酸盐后,由于溶解度增加,能够在胃肠液中迅速溶解,可使制剂的溶出速度增加,生物利用度提高。

(3)药物在胃肠道中的稳定性:有些药物在胃肠道中很不稳定,易被胃液或肠液 pH、消化道中细菌及消化道内皮细胞产生的酶破坏,使药物降解或失活,故不能口服给药,只能采用注射或其他途径给药。

(4)药物剂型与给药途径:剂型是药物应用的必要形式,药物必须通过剂型才能发挥作用。同一药物不同剂型可呈现不同的效应,如药物的起效时间、作用强度、作用部位及持续时间、毒性反应等。剂型、用药部位及给药途径不同,可影响药物在体内的吸收、分布、代谢及排泄,从而影响药理效应。

口服制剂吸收后被肝摄取,其中部分经肝中的药物代谢酶代谢后再进入体循环,使吸收总量低于静脉注射给药。一般认为,口服剂型药物的吸收顺序大致为水溶液＞混悬液＞散剂＞胶囊剂＞片剂＞包衣片剂。

药物剂型、制剂工艺和给药途径影响药物的吸收速度和程度。如控释制剂可控制药物以零级动力学方式恒速或近恒速释放,从而保持药物平稳吸收,避免血浓度峰谷现象,即减少服药次数,又产生稳定治疗效应。胰岛素因制剂工艺不同有速效、中效、长效之分,与鱼精蛋白含量有关。鱼精蛋白带有大量正电荷,其碱性 pH 可使胰岛素维持离子化状态,从而延缓其吸收。每单位胰岛素加入不同量的鱼精蛋白,制成速效、中效($3\sim6\mu g$ 鱼精蛋白/单位胰岛素)、长效($10\sim15\mu g$ 鱼精蛋白/单位胰岛素)胰岛素,从而满足不同糖尿病患者需要。普通胰岛素皮下注射 $20\sim30min$ 起效,作用持续 $6\sim8h$;中效胰岛素,皮下注射 3h 起效,作用持续 $14\sim16h$;长效胰岛素,皮下注射后 4h 起效,作用可持续 24h。抗心绞痛药物硝酸甘油片,舌下含服给药吸收速度远大于吞服给药,从而更快产生效应。

(5)首关效应(first-pass effect):指经口服给药的部分药物于胃肠道内或经肠壁进入肝发生氧化或还原反应、被酸或酶水解,生成新的代谢产物、复合物或结合物等,使原型药物进入体循环的量减少、药理活性减弱。肠道外给药,可减少或避免首关效应,如静脉注射直接入血,肌内注射及皮下注射吸收入血,栓剂直肠给药、舌下含服或鼻腔、口腔气雾剂喷雾给药经黏膜吸收或经肺部吸收,药物不经肝直接进入体循环。但首关效应具有饱和性,若给药剂量过大,虽有首关效应存在,仍可使血中药物浓度明显升高,药物毒性和不良反应也相应增加。

(6)药物-药物之间、药物—食物间的相互作用:由于某些患者可能同时患有多种疾病,同时接受多种药物治疗,不可避免地存在联合用药的情况。因此,极易发生胃肠道内药物—药物或药物—食物相互作用,导致药物吸收速度和程度发生改变。四环素与金属 Fe^{2+}、Ca^{2+} 等因络合形成不溶性复合物,互相影响吸收。某些药物空腹服用吸收迅速完全,而有些药物受食物影响延缓吸收,如食物可延缓利福平、异烟肼、左旋多巴等药物的吸收。促进胃排空的药物,如甲氧氯普胺,加速药物的吸收;抑制胃排空的药物,如抗 M 胆碱能药物,延缓药物吸收。加快胃排空能减少吸收缓慢的灰黄霉素的吸收,而减慢胃排空使胃中易被破坏的左旋多巴吸收减少。

2.影响药物在胃肠道吸收的生理因素

(1)胃肠液成分和性质:胃液 pH 变化,可使弱酸性药物在胃中吸收发生变化。药物吸收部位的 pH 影响很多药物,特别是有机弱酸或弱碱类药物的吸收。大多数有机药物均呈弱酸性或弱碱性,消化道中不同部位 pH 或因其他药物或食物的作用发生变化时,进一步影响药物的解离状态,从而影响其吸收和生物利用度。如弱酸性药物,在 pH＝1 时比 pH＝8 时吸收更迅速,而弱碱性药物则相反。主动转运吸收的药物在特定部位由载体或酶促系统参与进行,一般不受消化道 pH 变化的影响。

胆汁中胆酸盐对难溶性药物有增溶作用,可促进其吸收,能与新霉素和卡那霉素等生成不溶性物质而影响吸收。

(2)胃排空对吸收的影响:胃排空速率影响药物在消化道中的吸收。由于大多数药物于小肠吸收,胃排空加快,药物到达小肠部位时间缩短,有利于吸收,生物利用度提高,出现效应时间也快。少数主动吸收的药物如维生素 B2(核黄素)等在十二指肠由载体转运吸收,胃排空速率快,较多维生素 B。同时到达吸收部位,吸收达到饱和,因而只有一小部分药物被吸收;若饭后服用,胃排空速率小,可使吸收量增加。某些抗胆碱能药、抗组胺药、麻醉药可使胃排空速率下降。

(3)胃肠道蠕动对吸收的影响:胃蠕动可使食物与药物充分混合,有利于胃中药物的吸收。小肠的固有运动能促进固体制剂的进一步崩解和溶解,使之与肠液充分混合溶解,增加药物与吸收黏膜表面的接触,尤其是微绒毛蠕动使肠腔内不流动水层的厚度减少,有利于药物的吸收。但是肠蠕动加快又使另一些溶解度小的药物如季铵类化合物等,或经主动转运的药物,在肠内存留时间缩短,导致吸收不完全。

(4)循环系统对吸收的影响:循环系统的循环途径和流量大小影响药物吸收。在胃、小肠和大肠吸收的药物经肝门静脉进入肝。肝中丰富的酶系统对经过的药物具有强代谢作用,药物的首关作用越大,药物被代谢得越多,其有效血浓度也越低。休克患者微循环出现障碍,药物吸收速度则减慢或停滞。

药物可经消化道向淋巴系统转运。经淋巴系统吸收的药物不受肝首过效应的影响,因而肝首关效应强的药物,如某些抗癌药,淋巴系统的定向吸收和转运有更重要的临床意义。

(5)食物对吸收的影响:食物通常能减慢药物的胃排空速率,故主要在小肠吸收的药物大多会推迟吸收。含有高脂肪的食物,由于能促进胆汁分泌,增加血液循环,特别是增加淋巴液的流速,能增加溶解度特别小的药物如灰黄霉素的吸收量。另一方面由于油和脂肪类食物可促进脂溶性药物的吸收,所以服用驱虫药时,应尽可能少进食油性或高脂肪食物,这样既有利于提高药物在肠道的驱虫疗效,又能降低药物吸收后产生的毒性。食物对不同药物在胃肠道的吸收影响不一。食物可延缓利福平、异烟肼等药物的吸收,食物纤维与地高辛等药物形成复合物使吸收减慢;但另一方面,食物却促进硝基呋喃妥因的吸收。

(6)疾病对药物吸收的影响:胃肠道疾病影响药物吸收,但与病变部位及严重程度无直接关系,故难以预测。腹腔患病可增加胃排空速率,升高腔内 pH,降低某些药物如普萘洛尔的溶解度;可增加肠黏膜的通透性.改变肠道中某些药物的水解和代谢过程。脂肪泻(steatorrhea)时,脂溶性药物吸收不良,胆酸的肝肠循环减少。

（二）直肠给药

药物在直肠吸收主要有 3 条途径：第 1 条途径是通过直肠上静脉，经肝门静脉进入肝，代谢后再由肝进入体循环；第 2 条途径是通过直肠下静脉和肛门静脉，经髂内静脉绕过肝进入下腔大静脉，而进入体循环；第 3 条途径是通过直肠淋巴系统吸收，淋巴系统对直肠给药药物的吸收几乎与血液处于相同的地位。直肠给药大部分药物仍可经直肠上静脉通路进入肝门静脉到达肝。因此，经直肠给药仍难以避免首关效应。由于直肠吸收表面积小（$0.02m^2$），肠腔内液体量少，故许多药物直肠给药的吸收速度反而不如口服给药。因此，直肠给药的优点仅在于可避免药物对上消化道的刺激性。

1.影响栓剂直肠吸收的药物因素

（1）药物的理化性质：①解离度。直肠黏膜 pH 对药物的吸收速度起重要作用，$4.3 < pKa < 8.5$ 的药物主要以分子状态存在，易吸收。②粒度。药物在基质中以混悬分散状态存在时的粒度大小影响药物的释放、溶解及吸收。混悬型栓剂药物粒径愈小愈易溶解，吸收亦愈快。③溶解度。为吸收的限速过程。药物溶解度小，直肠中溶解的少，吸收也少。

（2）栓剂基质：直肠给药后药物先从栓剂扩散面的基质中释放出来，分散或溶解到周围的水性体液中，而后被黏膜吸收产生疗效。用作全身治疗的栓剂，要求药物从基质中迅速释放，而基质对药物释放有一定影响。药物从基质中释放迅速，可产生较快而强烈的作用，反之则作用缓慢而持久。由于基质种类和性质不同，释放药物的速度和对药物影响的机制亦不同。基质的溶解性与药物相反时，利于药物的释放与吸收。

（3）吸收促进剂及表面活性剂：栓剂基质中加入适宜的表面活性制剂可促进药物的释放与吸收。表面活性剂能增加药物的亲水性，促进药物向分泌液转移，因而有助于药物的释放。但表面活性剂浓度不宜过高，否则能在分泌液中形成胶团而使其吸收率下降，得到相反的效果。吸收促进剂可直接与肠黏膜起作用，改变膜通透性.加快药物的转运。

（4）栓剂中药物含量：栓剂中药物的量影响栓剂的吸收速度与程度。一般情况下，栓剂中药物的量至少相当于口服剂量，或为口服剂量的 1.5～2 倍，但毒性药物则不应超过口服剂量。适宜的直肠给药量及栓剂的大小、形状、基质种类，应根据药物的理化性质（如物理状态、溶解性、分配系数等）及基质性质（如熔点、溶解性及表面活性）等而定。

2.影响栓剂直肠吸收的生理因素

（1）纳入肛门深度：愈靠近直肠下部，栓剂所含药物在吸收时不经肝摄取的量愈多。因此，栓剂用药部位应在距肛门 2cm 为宜。

（2）保留时间：栓剂于直肠内保留时间愈长，吸收愈完全。

（3）结肠内容物：粪便充满直肠时栓剂药物吸收量比无粪便时少。无粪便存在时，药物有更大机会接触直肠和结肠吸收表面，所以，在应用栓剂前灌肠排便有利于栓剂吸收。其他情况如腹泻、结肠梗死及组织脱水等均影响药物经直肠吸收的速率和程度，无粪便存在有利于药物的扩散及与肠黏膜的接触。

（4）pH 及直肠液缓冲能力：直肠液 pH 为 7.4，由于直肠液基本呈中性而无缓冲能力，给药方式,无论是保留灌肠、直肠点滴,还是栓剂塞入给药,一般不受直肠环境影响,而溶解的药物决定直肠的 pH。弱酸、弱碱比强酸、强碱、强电离药物更易吸收,分子型药物易透过肠黏膜,而离子型药物则不易透过。

(三)口腔黏膜给药

口腔黏膜给药是指在口腔内使用,经口腔黏膜吸收而发挥局部或全身治疗作用的给药途径。口腔黏膜给药可避开肝的首关效应,起效迅速,与鼻黏膜给药相比黏膜损害更小。

1.影响口腔黏膜吸收的药物因素

药物在口腔黏膜的吸收一般为被动扩散,并遵循 pH 分配假说,即脂溶性药物及在口腔 pH 条件下不解离的药物易于吸收。另外,制剂中加入吸收促进剂也可促进生物大分子的吸收。

2.影响口腔黏膜吸收的生理因素

口腔内不同部位黏膜结构、厚度、血液供应不同,黏膜渗透性强弱顺序为舌下黏膜>颊黏膜>硬腭黏膜。舌下黏膜上皮层相对较薄,药物吸收迅速,给药方便,但舌下给药的主要缺点是易受唾液冲洗作用影响、保留时间短。因此,舌下黏膜适于速释给药。颊黏膜面积大,受唾液影响小,药物能在黏膜保持较长时间,适于缓控释给药。颊黏膜与舌下黏膜解剖与生理特性比较见表 2-1。

表 2-1　颊黏膜与舌下黏膜解剖与生理特性比较

项目	颊黏膜	舌下黏膜
吸收面积(cm^2)	50.2	26.5
上皮细胞层厚度(μm)	500~600	100~200
上皮细胞层数	40~50	<40
角化层	无	无
渗透性	一般	强
吸收速度	慢	极快
生物利用度	低	高
受口腔运动的影响	小	大

(四)皮肤给药

经皮吸收是指药物从特殊设计的装置中释放,通过完整的皮肤吸收、进入全身血液系统的一种给药途径,通常制成经皮给药系统(transdermal drug delivery systems,TDDS)。TDDS 可避免药物在胃肠道的灭活及肝首过效应,血浓度平稳并能较长时间保持在有效浓度范围内,可减少药物对胃肠道的刺激性,提高安全性。影响皮肤吸收的因素如下。

1.药物性质

脂溶性和未解离分子型药物更易透过表皮细胞膜,但组织液是极性的,故同时具有脂溶性和水溶性的药物皮肤穿透性更佳。另外,药物分子大小与吸收量成反比。

2.基质性质

一般药物乳剂基质释放最快,水溶性基质次之,油脂性基质特别是烃类基质最慢。基质还可影响皮肤的水合作用,油脂性基质有较好促进水合作用,可增加药物的透过性,W/O乳剂型基质次之,O/W型再次之,水溶性基质则几乎无促水合作用。

3.透皮吸收促进剂

适宜的透皮吸收促进剂,如氮酮(Azone)、二甲基亚砜、月桂酸等,可增加药物的透皮吸收。

4.皮肤状况

受损或患病皮肤通透性比正常的完整皮肤高。皮肤含水量对皮肤渗透性也有影响。皮肤部位、表皮层厚薄、毛孔粗细或多少等与药物渗透有关。一般角质层厚的部位药物不易透入,儿童皮肤较成年人易透过,黏膜吸收比皮肤更快。不同部位皮肤吸收不同,透过速度依下列次序增加,即足底<前下臂<足背、颅顶盖<股(大腿)上部及耳郭后部,毛囊较大或较多部位吸收较多,而角质层较厚部位吸收较小。

(五)鼻黏膜给药

鼻黏膜极薄,黏膜内毛细血管丰富,药物吸收后可直接进入体循环,从而避免肝的首关作用及药物在胃肠道中的降解。鼻黏膜为类脂质,脂溶性药物易于吸收。分子量越大吸收越差,分子量>1000吸收较少。鼻黏膜带负电,故带正电荷的药物易于吸收。

(六)肺部给药

肺部给药是指一些气体及挥发性药物(如吸入麻醉药、亚硝酸异戊酯等)经呼吸道直接进入肺泡、由肺泡表面吸收产生局部或全身作用的给药方式。由于肺泡表面积大(约200m²),与血液只隔肺泡上皮及毛细血管内皮,且毛细血管内血流量大,故药物只要能到达肺泡,则吸收极其迅速。药物脂溶性、油水分配系数和分子量大小影响肺部给药药物的吸收。

(七)注射给药

注射给药包括静脉注射、动脉注射、皮下注射、肌内注射、关节腔注射和脊髓腔注射。除了血管内给药没有吸收过程,其他途径如皮下注射、肌内注射都有吸收过程。

1.静脉注射

静脉注射是将药物直接注入静脉血管进入血液循环,不存在吸收过程,注射结束时血药浓度最高,作用迅速。

2.肌内注射

肌内注射药物先经结缔组织扩散,再经毛细血管及淋巴管内皮细胞间隙迅速通过膜孔转运吸收进入体循环。一般肌内注射的吸收程度与静注相当,但少数药物肌内注射吸收不比口服更好。

3.皮下注射与皮内注射

由于皮下组织血管少,血液流动速度较其他组织低,药物吸收较肌内注射慢,但需延长药物作用时间时可采用皮下注射。皮内注射吸收差,只用于诊断和过敏试验。

影响注射给药药物吸收的因素包括生理因素,如注射部位血流状态影响药物的吸收速度,局部热敷可促进吸收;剂型因素,不同注射剂中药物的释放速率为水溶液＞水混悬液＞O/W乳剂＞W/O乳剂＞油混悬剂。

二、药物分布及影响因素

(一)药物分布

药物分布是指药物从给药部位吸收进入血液后,由循环系统运送至体内各组织器官的过程。

药物吸收后,以分子或微粒子形式分散在体液中,并随体液的流动,特别是血液循环,而分布到各组织器官。由于不同器官血液灌注存在差异,药物与组织结合力不同,各部位 pH 和细胞膜通透性不同,药物分布各有不同。有的分布比较均匀,如磺胺类药物;有的则不均匀,如碘化物在甲状腺组织分布量特别高。药物吸收进入体循环后,即可迅速分布于全身。但药物从血液转移到机体组织的过程较慢。药物渗入不同组织的速度取决于其穿透细胞膜的能力。一般而言,脂溶性药物比水溶性药物更易透过细胞膜,分布速度亦更快。硫喷妥钠对脂肪组织亲和力较大,易于透过血-脑脊液屏障,故作用迅速。

药物于组织或器官分布量与疗效有关。有的药物易在含血液和肌肉较多的含水组织聚集,而另一些则易在甲状腺、肝和肾聚集,如氯喹在肝内分布较多,有利于阿米巴肝脓肿的治疗;有的药物可通过胎盘从母体进入胎儿体内,影响胎儿健康。

(二)影响药物分布的因素

影响药物分布的因素很多,有药物本身因素,也有机体因素。

1.药物的理化性质

大多数药物以简单扩散方式透过细胞膜。这种被动转运方式与药物的理化性质密切相关。除了药物的脂溶性、分子量、解离度、异构体理化性质外,采用现代制剂技术制备的络合物、乳剂、脂质体、微球、纳米粒等也影响药物的分布。

2.药物的血浆蛋白结合率

药物在血液中转运时,部分以游离形式存在,部分则与血浆蛋白相结合(结合型)。酸性药物多与血清蛋白结合,碱性药物多与 α_1 酸性糖蛋白和脂蛋白结合,还有少数药物与球蛋白结合。药物与血浆蛋白结合的程度,即血液中与蛋白结合的药物与总药量的比值称为血浆蛋白结合率。

药物与血浆蛋白的结合是可逆的,结合型药物分子量增大,不能跨膜转运、代谢和排泄,并暂时失去药理活性。只有游离型的药物才能发挥药理作用。药物与蛋白结合除了受药物的理化性质、给药剂量、药物与蛋白的亲和力及药物相互作用等因素影响外,还与性别、生理和病理状态有关。药物与血浆蛋白的结合具有饱和性和竞争性,如保泰松、小檗碱、硫喷妥钠可与双香豆素竞争血浆蛋白,使游离双香豆素浓度升高,增加出血风险。

3.血管通透性

除了中枢神经系统外,药物穿过毛细血管壁速度的快慢主要取决于血液循环的速度,其次为毛细血管的通透性。如肝中的肝窦分布着不连续性的毛细血管,壁上有很多缺口,即使分子量较大的药物也比较容易通过。而脑和脊髓的毛细血管内壁致密,细胞间隙极少,水溶性药物及极性药物很难透入脑和脊髓。

4.药物与组织亲和力

药物于体内的选择性分布,除取决于生物膜的转运特性外,也取决于不同组织对药物亲和力的不同。除血浆蛋白外,其他组织细胞内存在的蛋白、脂肪、DNA、酶以及黏多糖等高分子物质,亦能与药物发生特异性和非特异性结合。

药物的结合多在水相环境中进行,也发生于脂肪组织中进行。药物与血浆蛋白的结合及药物与组织蛋白的结合存在一定的比例关系,与所结合的血浆和组织的成分有关。如果与组织蛋白有较大亲和力,则主要分布于组织。药物与血浆和组织蛋白的结合存在动态平衡。

5.血-脑屏障(blood-brain barrier)

血-脑屏障由介于血循环与脑实质间的软脑膜、脉络丛的脑毛细血管壁和包于壁外的胶质膜组成,能阻挡病原生物和大分子物质由血循环进入脑组织和脑室,是血-脑、血-脑脊液和脑脊液-脑3种屏障的总称。药物进入中枢神经系统必须经过血-脑屏障。决定药物通过血-脑屏障的因素包括药物与蛋白的结合能力、解离度、油水分配系数。脂溶性越高的药物通过屏障进入脑组织的速度越快。未与血浆蛋白结合的游离药物更易于进入脑组织。

6.胎盘屏障(placenta barrier)

胎盘屏障位于母体循环系统与胎儿循环系统之间,是胎盘绒毛与子宫血窦间的屏障。由于母亲与胎儿间交换营养成分与代谢废物的需要,胎盘屏障通透性与一般毛细血管无明显差别,只是由于到达胎盘的母体血量少,药物进入胎儿循环速度更慢,数量也因药物性质而异。非离子型、脂溶性高的药物易于通过,而脂溶性低、易解离的药物则较难通过。与血浆蛋白结合的药物也易于通过胎盘屏障进入胎儿。几乎所有药物都能穿透胎盘屏障进入胚胎循环,因此妊娠期间应禁用对胎儿发育有影响的药物。

机体的屏障系统很多,除血-脑屏障和胎盘屏障外,还有其他屏障,如血眼屏障。所有屏障都是机体器官对外源性物质的防御机构,具有重要的生理功能。

(三)药物再分布

吸收的药物通过体循环迅速向全身组织输送,首先分布于血流丰富的器官,如心、脑、肾等,然后转移向血流量小的组织,如脂肪、肌肉组织,这种现象称为再分布。药物一经进入血液,则分布与再分布不断进行,直到从体内完全清除为止。如硫喷妥钠先在血流量大的脑中发挥麻醉效应,然后向脂肪等组织转移,效应很快消失。经过一段时间后血药浓度趋向"稳定",分布达到"平衡",但各组织并不均等,血浆浓度与组织浓度也不相等。这是由于药物与组织蛋白亲和力不同所致。因此,这种"平衡"称为假平衡,假平衡时血浆药物浓度高低可反映靶器官药物结合量的多少。药物靶器官浓度决定药物效应强弱,故测定血浆药物浓度可以估算药物效应强度。某些药物可分布至脂肪、骨质等无生理活性组织形成药物储库,或结合于毛发指(趾)甲组织。药物pKa及体液pH是决定药物分布的另一因素,细胞内液pH(约为7.0)略低于细胞外液(约 7.4),弱碱性药物细胞内液浓度略高,弱酸性药物细胞外液浓度略高。根据这一原理,弱酸性药物苯巴比妥中毒,给予碳酸氢钠碱化血液及尿液可促进脑细胞中苯巴比妥向血浆转移并加速自尿中的排泄,是重要救治措施之一。如药物被组织高度摄取,则血浆药物浓度必然很快下降,使表观分布容积变大。

三、药物代谢及影响因素

药物进入机体后一方面影响机体一种或多种生理生化功能而发挥药理效用,同时机体也作用于药物使之代谢、转化、失活。药物在体内各种酶、肠道菌群及体液环境作用下,发生一系列化学反应,导致化学结构的改变,这就是药物代谢过程,又称为生物转化。

大多数药物为脂溶性的弱电解质化合物,进入体内后经生物转化,生成极性较大的化合物而易于从肾和胆汁排泄。生物转化一般为灭活反应,使药物的作用和毒性减弱或消失;但也有些药物的代谢物仍有活性或活性更强;还有些药物本身并无活性,经过体内代谢后生成活性代谢物发挥作用。

(一)药物代谢部位和药物代谢酶

1.药物代谢部位

药物代谢反应的主要部位是肝,最重要的代谢反应、氧化还原反应几乎全部在肝内进行。但水解及葡萄糖醛酸、硫酸、甘氨酸等的结合反应也可在肝以外的部位进行。肝以外的药物代谢部位主要是消化道和肠黏膜;一些水解反应可在血浆和其他体液进行;有些内源性化合物是在其作用部位被代谢,如去甲肾上腺素在神经末梢代谢。

2.药物代谢酶

参与药物体内代谢的酶统称为药物代谢酶。体内药物代谢酶主要有微粒体药物代谢酶系与非微粒体药物代谢酶系。

(1)微粒体药物代谢酶系:微粒体是指肝组织匀浆、离心后除去细胞核和线粒体,沉淀下来的内质网囊泡碎片。微粒体主要为膜囊泡碎片和夹杂少量游离核糖体、线粒体及高尔基体的膜碎片。微粒体包括滑面和粗面内质网 2 部分。粗面内质网外层表面黏附大量核糖体,滑面内质网无核糖体黏附。药物代谢酶在 2 种内质网均存在,但滑面内质网肝药酶含量、特异性及其氧化活性通常高于粗面内质网。

细胞色素 P450 酶(cytochrome P450,CYP),又称混合功能氧化酶(mixed function oxidase)和单加氧酶(monooxygenase),主要存在于肝微粒体,在药物的生物转化中起着十分重要的作用,其活性决定药物的代谢速率,与药物的清除率有直接关系。

P450 酶的分布广泛,在人体内除肝舍有丰富的 P450 酶外,肾、脑、肺、皮肤、肾上腺、胃肠等器官和组织均有 P450 酶系存在,不仅内质网,线粒体或核膜内均有 P450 酶系的存在。因此由 P450 酶催化的还原反应可发生在机体不同的部位。但人体内 P450 酶主要存在于肝,肝P450 酶系由 3 部分组成,即血红素蛋白(P450)、黄素蛋白(NAD-PH-细胞色素 C 还原酶)和磷脂(磷脂酰胆碱)。

由 P450 酶催化的 Ⅰ 相反应是药物体内代谢的关键一步,是药物从体内消除的限速步骤,可影响药物的生物利用度,而药物在体内药动学的个体差异是由于参与代谢的肝 P450 酶活性的个体差异所致。肝 P450 酶的活性决定药物的代谢速率,与药物的清除率有直接关系,如果代谢某种药物的酶缺乏或受抑制时,可表现为该药物的血药浓度升高,半衰期延长,进而导致毒性反应。两药被同一酶代谢或其中之一为另一药酶的抑制药抑制或诱导药诱导时,均可导致药理效应的改变。药物的生物转化一般为灭活反应,即促进底物羟化、脱烃基等,分子内形成极性基团。第二步,即结合反应,药物从胆汁或尿中排出体外,使药物的作用减弱或消失。但也有些药物的代谢物仍有活性或活性更强 I 还有些药物本身并无话性,只有经过体内代谢后生成活性代谢物才起作用。另外,生物转化可能带来不利的一面,P450 酶参与许多前致癌物和前毒物的代谢活化,生成亲电性很强的中间产物或终产物,与细胞内大分子物质如 DNA、RNA、蛋白质的亲核基团等相互作用,破坏细胞结构,使酶失活或发生异常,诱发基团突变或抑制一些基因的表达,造成细胞损害,诱导程序性死亡,甚至引发肿瘤。如特非那丁与酮康唑合用时,由于酮康唑是 CYP3A 的强效抑制药,而特非那丁在体内主要由 CYP3A 代谢,因此酮康唑可显著抑制特非那丁的代谢,造成特非那丁血浓度明显升高,从而导致致命性室性心律失常。

(2)非微粒体酶系:非微粒体酶系又称 II 型酶,主要催化葡萄糖醛酸化、硫酸化和乙酰化反应。非微粒体酶在肝、血浆、胎盘、肾、肠黏膜及其他组织中均有存在。一般说来,凡属结构类似于机体内源性物质、脂溶性小、水溶性较大的药物,均由非微粒体酶系代谢。

细胞质中酶系包括醇脱氢酶、醛氧化酶、黄嘌呤氧化酶等。药物经微粒体酶系氧化生成醇或醛后,再由这组酶继续代谢。

线粒体中酶系包括胺氧化酶、脂环族芳香化酶等。其中胺氧化酶与药物关系较密切,能使各种内源性胺类和外源性胺类物质氧化脱氨生成醛,再进一步氧化灭活。

血浆中酶系包括胺氧化酶、酰胺酶和胆碱酯酶等。

(二)药物代谢反应的类型

1.氧化反应

氧化反应由肝微粒体酶系催化,包括脂肪族化合物的羟基化,芳香族化合物的羟基化、环氧化,叔胺类化合物的 N-氧化、S-氧化及脱 S 作用、O-、S-、N-脱烃、脱氨作用、N-羟基化等。氧化反应是药物的重要代谢途径。

2.还原反应

还原反应也由肝微粒体酶系催化。带有羰基、硝基、重氮等功能基团的药物,经过还原反应形成新的极性基团,如羟基、氨基等,这些基团可较容易地进行结合反应,或进一步代谢转化,使其易于排出体外。还原反应主要依赖烟酰胺腺嘌呤二核苷酸(NADPH)-细胞色素 P450 还原酶及还原型黄素腺嘌呤二核苷酸(FADH)酶系催化。

还原反应包括偶氮还原(如偶氮化合物受偶氮还原酶的作用生成相应的伯胺)、硝基还原、羰基还原和还原脱卤素。

3.水解反应

酯、酰胺、肼等化合物发生水解生成极性更强的羧酸、醇及胺,使易于进一步发生结合反应而排出体外。这种水解酶普遍存在于体内,如肝、肾、血浆、小肠等,催化酯及酰胺的水解反应。

羧酸酯酶存在于各种组织内,有不同的底物及抑制药。水解脂肪酯、芳香酯的酶以及血浆假性胆碱酯酶特异性很低,能水解脂肪族酯及芳香族酯等酯键。乙酰胆碱酯酶属于高度特异性酶,特异地分布在释放乙酰胆碱的神经突触和神经末梢。虽然血浆中不含乙酰胆碱酯酶,但在红细胞中该酶含量丰富,能特异性地水解乙酰胆碱。芳香酸的腈通常环羟化而被代谢,是一个氧化过程,但也可水解成一定量的酸。而脂肪族腈,如乙腈,代谢过程释出氰离子(CN)。氰化物有剧毒,与硫代硫酸盐反应转化成硫氰酸盐而解毒。酰胺和酰肼的水解一般比酯类水解慢,受蛋白水解酶催化,如普鲁卡因胺比普鲁卡因更稳定。

4.结合反应

结合反应属于药物转化的第Ⅱ相反应。药物经第1相转化,生成带有羟基、氨基、羧基等功能团的代谢产物,但不一定能起到失活或亲水性增加的作用。体内第Ⅱ相酶或结合酶可给第1相转化产物或药物本身分子中导入内源性小分子,如葡萄糖醛酸、硫酸、甘氨酸等,形成水溶性大、极性强、无药理活性的结合物,迅速自尿或胆汁排出体外。药物的活性代谢物发生第Ⅱ相结合反应,如与葡萄糖醛酸相结合,可避免对生物大分子(如 RNA、DNA、蛋白)的损伤,为机体解毒过程。但也有一些属于第Ⅱ相反应如甲基化、乙酰化的结合产物,并不能导致极性、水溶性增加或活性降低。

结合反应包括葡萄糖醛酸结合、硫酸结合、氨基酸结合、谷胱甘肽或疏基尿酸结合、乙酰化、甲基化、脂肪酸结合反应和缩合反应。

(三)影响药物代谢的因素

影响药物代谢的因素主要有疾病、遗传所致的代谢酶异常、生理状态以及药物相互作用、给药途径、给药剂量等。

1.肝疾病

肝是药物体内代谢的主要器官,肝功能障碍,可影响机体的药物代谢。一般来说,药物代谢受影响的程度与肝疾病的严重程度成正比。影响药物肝代谢因素包括肝药酶活性、肝血流量、有效肝细胞数、肝门静脉血液分流等,其中以肝药酶活性和肝血流量的影响较为明显。慢性肝炎和肝硬化患者,肝内微粒体酶合成减少,细胞色素 P450 含量降低,可减慢多种药物的代谢,使药物清除半衰期延长。

2.遗传多态性

细胞色素 P450 酶遗传多态性也称基因多态性(genetic polymorphism),是指由 1 个或多个等位基因发生突变而产生的遗传变异,在人群中呈不连续多峰曲线分布,是药物代谢种族及个体差异的一个重要来源。P450 酶存在着种属、年龄及性别的差异,其中种属差异最为明显,不同种属的 P450 同工酶其组成不同;在 P450 的基因表达调节上,不同种属的 P450 的表达有质和量的差异,且不同地区,不同种族、民族之间 P450 酶的遗传多态性也有很大的差异。基因突变的多样性决定了其表型的多样性。等位基因的突变使酶活性降低,对药物代谢的能力随着等位基因的不同组合而呈现一定的规律性,表现出正常基因纯合子＞正常基因与突变基因杂合子＞突变基因纯合子或杂合子的变化趋势。

细胞色素 P450 酶遗传多态性可导致同一种属不同个体间某一 P450 酶的量存在较大差异,通过检测个体的药物代谢能力可间接判断其代谢酶表型,选择某些药物代谢酶的特定底物作为探针药物,根据受试者对某些药物在体内代谢的快慢,大致分为 4 类:慢代谢型(poor metabolism,PM),中间代谢型(intermediated metabolism,IM),快代谢型(extensive metabolism,EM),超快代谢型(ultrarapid metabolizer,UM)。人体内许多 P450 酶表现出多态性,其中以 CYP2D6 和 CYP2C19 的多态性最为典型。

3.药物相互作用

影响药物代谢的相互作用具有重要的临床意义。药物可通过 2 种作用形式干扰肝药酶,继而影响另一药物的代谢。

(1)酶诱导作用:一些药物能增加肝药酶的合成或提高肝药酶的活性,称为酶诱导作用。产生酶诱导作用的药物称为诱导药。酶诱导作用可使其他药物代谢加速,导致其血浆浓度及药理作用降低。但对于前体药物,则可使其加速或更多转化为活性物而增强作用。具有酶诱导作用的药物不仅促进其他药物的代谢,也可促进自身的代谢。

(2)酶抑制作用:与上述酶诱导作用相反,某些药物能抑制肝药酶的合成或者降低肝药酶的活性,称为酶抑制作用。产生酶抑制作用的药物称为抑制药。酶抑制作用的结果是延长受影响药物的半衰期,并增加药效作用,增加毒性反应的发生率。

酶抑制能否引起有临床意义的药物相互作用取决于以下几种因素:①药物毒性及治疗窗的大小,如酮康唑等 CYP3A4 抑制药可使特非那定血浓度显著上升,导致 QT 间期延长和扭转性室性心动过速,威胁生命;②药物是否存在其他代谢途径,如唑吡坦可分别由 CYP3A4(61%)、CYP2C9(22%)、CYPIA2(14%)、CYP2D6(<3%)、CYP2C19(<3%)代谢,而三唑仑几乎完全经 CYP3A4 代谢,当合用 CYP3A4 抑制药时,唑吡坦 AUC 增加 67%,而三唑仑 AUC 增加 12 倍之多;③细胞色素 P450 酶的遗传多态性,人群中某些细胞色素 P450 酶存在明显遗传多态性,分为快代谢型和慢代谢型。CYP2D6 慢代谢型患者服用抗抑郁药地昔帕明(CYP2D6 底物)时,合用 CYP2D6 抑制药并不出现预期的地昔帕明血浓度升高。

4.饮食

食物可改变人体内各种 P450 异构酶的含量、活性和组成。有些食物是某些 P450 异构酶的诱导药,而有些则是抑制药。食物中各种营养素,如蛋白质、脂肪、糖类、维生素、微量元素等都对各种 P450 异构酶的量或活性有调节作用,从而影响相关药物的代谢和多种外源性化学物质的毒性及致癌力。如蛋白质缺乏通常会减少 P450 异构酶的含量,从而减慢代谢;而维生素 B_1 缺乏则增加肝微粒体中细胞色素 P4502E1 含量,加快氨基比林、对乙酰氨基酚、乙基吗啡、苯胺及苯巴比妥类等药物的代谢。

5.给药途径和剂量

给药途径所产生的代谢差异主要与药物代谢酶的体内分布器官和组织血流量有关。由于肝和胃肠道存在众多药物代谢酶,口服药物的"首关效应"明显,因此,"首关效应"是导致药物体内代谢差异的主要原因。

通常药物代谢速度和体内药量成正比,药物代谢随着给药剂量的增加而加快。当体内药物量增加到一定程度,达到药物代谢酶的最大代谢能力时,代谢反应则出现饱和现象,不再随剂量增加而增加。此时可导致体内血药浓度异常升高,引起中毒反应。

四、药物排泄及影响因素

体内药物以原型或代谢物的形式通过排泄器官排出体外的过程,称为药物排泄。药物的排泄与药物效应、效应维持时间及毒副作用等密切相关。药物排泄速度增加,血中药物量减少,效应降低。由于药物相互作用或受疾病等因素影响,药物排泄速度降低,血中药物量增大,如不调整剂量,往往会产生副作用,甚至中毒。

药物主要通过肾、胆汁及肠道排出。挥发性药物可从呼吸道排出,其他如汗腺、唾液、乳汁等也可排出少量药物。

(一)肾排泄及其影响因素

肾是药物排泄的主要器官,药物及代谢产物主要经肾以下列 3 种方式。

1.肾小球滤过

肾小球毛细血管的基底膜通透性较强,除了血细胞、大分子物质及与血浆蛋白结合的药物外,绝大多数非结合型药物及代谢产物均可经肾小球滤过,进入肾小管管腔排出体外。

肾小球滤过速度受肾小球滤过率及血浆蛋白结合程度的影响。肾小球滤过率降低或血浆蛋白结合率增加,可使滤过的药量减少。

(1)年龄:老年人由于肾血流量减少,肾小球滤过率降低,肾小管的主动分泌功能降低,药物排泄能力下降。新生儿、儿童的肾正处在发育阶段,肾小球滤过率低,肾小管的主动分泌功能发育不全,药物排泄的能力也较弱。

(2)疾病:急性肾小球肾炎及严重肾缺血时,肾小球滤过率明显降低,使主要经肾小球滤过的药物血浓度增加;低蛋白血症时,药物的血浆蛋白结合率降低,游离型药物浓度增高,药物经肾小球滤过排泄增多;肾病综合征患者肾小球滤过膜的完整性被破坏,结合型和游离型药物均可滤出。

2.肾小管重吸收

肾小管重吸收是指被肾小球滤过的药物在通过肾小管时重新转运至血液的过程。重吸收是生物体的一种必要生理功能,水、钠、氯、钾等机体必需物质可被重吸收,而代谢产生的废物、尿素和尿酸等则几乎不被重吸收,肌酐则完全不被重吸收。肾小管重吸收存在主动重吸收和被动重吸收 2 种形式。

重吸收的程度与药物脂溶性、尿 pH 和尿量有关。

(1)脂溶性:脂溶性高、非解离型药物及代谢产物几乎全部重吸收,很少从尿中排泄。而水溶性药物重吸收少,易从尿中排出。

(2)尿pH:改变尿液pH可影响药物的解离度,从而改变药物的重吸收程度。碱化尿液可促进弱酸性药物苯巴比妥和阿司匹林的排泄,而酸化尿液则可加速某些碱性药物如甲基苯丙胺、哌替啶、氨茶碱、阿托品等的排泄。影响程度取决于尿排泄在总消除中所占的比例、非解离型极性药物和分子型药物的解离程度。

(3)尿量:由于肾小管重吸收以被动转运为主,重吸收速率依赖于肾小管内液的药物浓度。因此,增加尿量可使药物浓度下降,减少药物的重吸收。

3.肾小管主动分泌

肾小管分泌是指药物由血管侧通过上皮细胞侧底膜摄入细胞,再从细胞内通过刷状缘膜向管腔侧流出的过程。该过程是主动转运的过程,需要载体介入并消耗能量。肾小管上皮细胞内有两类主动分泌的转运系统,即有机酸转运系统和有机碱转运系统,分别转运弱酸性药物和弱碱性药物。分泌机制相同的两类药物经同一载体转运,还可发生竞争性抑制,如丙磺舒可抑制青霉素的主动分泌,依他尼酸可抑制尿酸的主动分泌等。

(二)胆汁排泄及其影响因素

除肾排泄外,胆汁排泄也是药物排泄的重要途径。药物在肝内代谢生成极性大、水溶性高的代谢物(如与葡萄糖醛酸结合),从胆道随胆汁排至十二指肠,然后随粪便排出体外。如红霉素、利福平等可大量从胆道排泄,并在胆汁中浓缩,在胆道内形成较高浓度,从而有利于肝胆系统感染的治疗。

肝肠循环(hepato-enteral circulation)是指药物或代谢物随胆汁进入肠道,并由肠道吸收,经肝门静脉返回肝,重新进入全身循环的过程。有肝肠循环的药物在体内停留时间较长,如己烯雌酚、洋地黄毒苷、卡马西平、氨苄西林、吲哚美辛、螺内酯等。

药物及其代谢产物需要经过主动分泌过程才可逆浓度梯度跨胆道上皮转运进入胆汁。这种转运机制可因血浆药物浓度过高而达到饱和,具有相似性质的物质可通过相同机制而发生竞争排泄。分子量>300g/mol的药物以及同时存在极性基团和亲脂性基团的物质易经胆汁排泄。某些结合物,特别是葡萄糖醛酸相结合物也易经胆汁排泄。

(三)其他排泄及其影响因素

药物的其他排泄途径还包括乳汁、肺、汗液及唾液排泄。

1.乳汁排泄

大多数药物可通过乳汁排泄。一般药物乳汁浓度较低,乳汁排泄量不足以引起婴儿的治疗效应。但有些药物乳汁排出较多,如红霉素、卡马西平、地西泮和巴比妥酸盐等。

影响乳汁排泄的因素包括:①药物浓度梯度,乳汁药物浓度与血药物浓度有关,游离药物浓度越高,药物从血浆向乳汁转运得越快;②药物的脂溶性,乳汁脂肪含量比血浆高,脂溶性大的药物易透过生物膜进入乳汁;③血浆与乳汁pH,乳汁正常pH为6.4～7.6,比血浆略低,通常弱酸性药物乳汁浓度低于其血浆浓度;④药物分子大小,药物分子越小,越容易转运。

2.肺排泄

一些分子量较小、沸点较低的物质如吸入麻醉药、二甲亚砜及某些代谢废气可随肺呼气排出。

3.汗液排泄

药物从汗腺排泄的机制主要是分子型的被动扩散,可经汗腺排泄的药物或代谢产物包括磺胺类、盐类、苯甲酸等。

4.唾液排泄

药物唾液浓度几乎等同于血浆游离药物浓度。唾液排泄对药物的消除没有临床意义。但由于唾液药物浓度与血浆药物浓度比值相对恒定,可以用唾液浓度代替血浓度,进行药动学研究和治疗药物监测。

第二节 药动学

药动学(药物代谢动力学,pharmacokinetics)是近30年迅速发展起来的一门新学科。"药物代谢动力学"中"代谢"二字是广义的,包括药物在体内的吸收、分布、代谢(生物转化)与排泄,而非狭义地指药物在体内生物转化的动力学。药动学对于药理学、临床药学、药效学、药物设计及生物药剂学等研究都具有重要指导意义,如可根据药物的药动学特征,设计新药、改进药物剂型以提高其吸收或延长其作用持续时间,优选给药方案以发挥其最大疗效或减少其毒性反应等。

一、药动学基本概念

药动学应用动力学原理与数学模型,定量地描述药物在生物体内吸收、分布、代谢和排泄过程随时间变化的动态规律,研究体内药物的存在位置、数量与时间之间的关系。药动学从速度论的观点出发,研究体内药量的变化规律,通过数学公式表示药物在体内的位置(隔室)、数量(或浓度)与时间的关系。体内药动学研究,根据药物的移行(转运)速度与药物的量(或浓度)之间的关系,将转运速度分为零级速率(或零级动力学、非线性动力学)、一级速率(或一级动力学、线性动力学)等。

(一)线性与非线性动力学过程

药物在机体内的生物转化、肾小管分泌以及胆汁排泄通常需要酶或载体系统参与,这些系统具有较高的专属性,且有一定的能力限度,即饱和。该饱和过程的动力学可用米氏动力学(Michaelis-Menten kinetics)方程表示:

$$\frac{-dC}{dt}=\frac{V_m C}{k_m + C} \tag{2-1}$$

式中,$-dC/dt$ 为药物在 t 时间浓度下降的速率;V_m 为该过程的理论最大速率;k_m 为 $Michaelis$ 常数;C 表示时间 t 时的药物浓度。

若令 $-dC/dt = V_m/2$,求 C,则知当该过程中的速率等于理论上最大速率的一半时,km 等于该时间的药物浓度 C。

米氏动力学方程式在表征离体、在体及体内某些速率过程方面有重要价值。由于体内系统常数 V_m 和 k_m 受药物分布及其他因素影响,所以,应将其看作有函数性质、与模型有关的常数。

米氏动力学过程存在以下 2 种特殊情况。

1.当 $km \geqslant C$ 时,米氏动力学方程可简化为

$$-\frac{dC}{dt} = \frac{V_m}{k_m} C \tag{2-2}$$

令 $k_e = V_m / km$,则:

$$-\frac{dC}{dt} = k_m C \tag{2-3}$$

药物在某部位的转运速率与该部位的药量或浓度的一次方成正比,即单位时间内转运恒定比例的药量,为一级消除动力学过程。常规治疗剂量范围内,多数药物的体内转运为简单扩散,属于一级速率过程,即线性动力学过程,其特点是药物体内动力学过程可用线性微分方程描述。线性动力学分析基于以下 3 点假设。

(1)相对消除而言,药物分布过程迅速完成。

(2)药物消除(包括生物转化和排泄)可作为一级速率过程处理。

(3)药物吸收或可做一级速率过程处理,或因迅速完成而忽略不计。

若采用酶诱导剂使酶量增加(V_m 增加),那么,此消除过程的一级速度常数亦相应增加。事实上,通常所观察到的药物一级消除速度过程,是表观一级动力学,因为对大多数药物,通常治疗方案和剂量所产生的血浓度比 k_m 小得多。

2.当 $k_m \leqslant C$ 时,米氏动力学方程可简化为

$$\frac{dC}{dt} \tag{2-4}$$

此时,药物的消除速度与浓度无关,该过程以恒定的速度 V_m 进行,相当于零级动力学过程。如果一种药物的动力学过程不完全符合线性动力学假设,就会偏离线性,而具有某些非线性动力学的特点。因此,大剂量给药时,血浓度较高($k_m \leqslant C$),米氏动力学可用零级(非线性)动力学近似地描述。

零级(非线性)动力学药物转运速度以恒定数量转运,即在一定时间内转运一定数量的药物,药物消除半衰期随剂量的增加而延长。例如,水杨酸钠静脉注射剂量为 0.25g 时,$t_{1/2}$ 为 2.4h,剂量增至 $10 \sim 20g$ 时,$t_{1/2}$ 增至 19h。

具有非线性药物动力学特性的药物,若以消除速率($-dC/dt$)对血浓度 C 作图,可发现开始血药浓度很低时,消除速率随浓度呈线性上升,表现为一级动力学特点。血浓度 C 进一步增加,则消除速率以低于与浓度成比例的速度上升。最后,消除速率逐渐接近于 V_m,此时,消除速率不再增大,与浓度无关,即为零级动力学过程。

线性动力学与非线性动力学存在着原则的区别,但实际上两者又不易区分。非线性药物

动力学过程只能用非线性微分方程描述;血浓度及 AUC 与给药剂量不成正比关系。一个非线性动力学的药物,可因试验设计不周,或受检验水平限制,而未能发现其非线性特征。实际工作中,识别非线性药物动力学的方法可归纳为以下 3 种。

(1)以若干不同剂量静脉注射某一药物,分别在不同时间测定血清或血浆药物浓度,然后各个浓度数据分别除以相应剂量,并对时间 t 作图。若所得曲线明显不重叠,则可以预测该药物存在非线性过程;或对各个浓度-时间曲线下面积分别除以相应剂量,若所得各个比值明显不同,则可认为该药物存在非线性过程。

(2)将每个浓度-时间数据按线性模型处理,计算各动力学参数,若某些或所有的药动学参数明显随剂量不同而改变,则可认为存在非线性过程。

(3)动物静脉单次给药,测定不同时间、不同剂量的组织和血浓度,如果是线性动力学过程,则以组织浓度对相应的游离药物浓度作图,数据应呈直线分布,而且要通过零点。如果不呈直线分布,则存在非线性过程。

(二)房室模型

为了分析药物在体内运动(转运和转化)的动态规律,并以数学方程式加以表示,就需要建立一个模型模拟机体(动力学模型),故将机体视为一个系统,并将该系统内部按动力学特点分为若干房室(隔室,compartment),也就是说,机体模型由若干房室组成,房室是模型的组成单位,是从动力学上彼此可以区分的药物"储存处"。

1937 年,Teorell 首次应用多室模型模拟体内药物分布的动态过程。模型中的 2 个房室由代表血管内腔的中央室及代表非代谢组织的外周室组成。房室的划分主要根据药物在体内转运速率不同而概括为不同的房室,解剖学上机体并不存在这种房室。身体中解剖位置上不同的各组织器官,只要药物在其间的转运速率相同,则被归纳成为一个房室。然而,房室概念又与体内各组织器官的解剖生理学特性(如血流量、膜通透性等)有一定联系。

通常根据药动学特性,将房室数目分作一室(单室)、二室乃至多室模型。一室模型指给药后药物一经进入血液循环,即均匀分布至全身,因而把整个机体视为一个房室。二室模型将机体分为二个房室,即中央室与周边(外周)室。中央室是药物首先进入的区域,除血浆外通常还有细胞外液及心、肝、肾、脑等血管丰富、血流畅通的组织。药物可在数分钟内分布到整个中央室,血浆浓度和这些组织浓度可迅速达到平衡,并维持平衡状态。周边室一般是血管稀少、血流缓慢的组织,如脂肪组织、静止状态的肌肉等,药物进入这些组织缓慢。

对于一个具体药物来说,判断属于哪种房室模型,需根据试验结果所绘制的血药浓度-时间曲线具体分析,常用的有以下几种方法。

1.根据图形判断

以 IgC 对 t 作图,直线者为单室模型。若不是直线,则可能是多室模型。

2.残差平方和判断法

按假定的模型计算血药浓度拟合值,拟合值与实测值之差的平方和小的,为合理的房室模型。

3.拟合度判别法

根据假定的模型计算血药浓度拟合值,进一步计算拟合度,拟合度 r^2 越大选择的房室模型越合理。

4.AIC 判别法

采用残差平方和及拟合度法仍然不能进行很好的判断时,可采用 AIC 法。采用最小二乘法计算血药浓度估计值,进一步计算 AIC 值。权重系数相同时,AIC 值越小,说明拟合越好。

5.F 检验法

计算各种权重下不同房室模型的 F 值,并与 F 值表中自由度为 (df_1-df_2) 及 df_2 的 F 界值比较判定。

如药物体内符合线性动力学模型,则每一个体可分别计算出一、二、三房室各用 1、$1/C$、$1/C/C$ 三种权重的结果。如符合非线性动力学模型,则仅计算出一房室 3 种权重的结果。

(三)统计矩模型

经典的药动学研究是以房室模型理论为基础的分析方法,计算药动学参数过程较为复杂,且模型的确定受试验设计和药物浓度测定方法的影响。有时一种药物以不同途径给药,或药物浓度测定方法不同,可以有不同的房室模型。

以统计矩理论为基础的非房室模型分析方法是在药物浓度-时间曲线下面积的基础上估算药动学参数,不需要预先设定药物或其代谢产物属于何种房室模型。如果药物体内过程符合线性药动学特性,该方法适用于任何房室模型。非房室模型分析方法可用于估算药物制剂的生物利用度、体内总清除率、生物半衰期、表观分布容积、平均稳态血浓度、消除速率常数和吸收速率常数等药动学参数。

概率统计采用矩表示随机变量的某种分布特征。在药动学研究过程中,以一定剂量给药,不论是在给药部位或在整个机体内,药物滞留时间的长短均属随机变量。药物的吸收、分布及消除可视为这种随机变量相应的总体效应。因此,药物浓度—时间曲线可看作是药物在体内滞留时间的概率分布曲线。设给药后的时间为 t,血药浓度为 C,则药物浓度-时间曲线下的总面积为 $AUC_{0-\infty}$。

$$AUC_{0-\infty} \tag{2-5}$$

设随机变量 x 的概率密度函数 $f(x)(-\infty<x<+\infty)$,则 x 的 k 阶原点矩 μ_k 为:

$$\mu K = \int_{-\infty}^{+\infty} x^k \cdot f(x)dx \tag{2-6}$$

因此,药物浓度-时间曲线下面积 AUC 实际上是上式 k-0 时的值,称为零阶距。随机变量药物体内滞留时间概率密度函数为:

$$f(t) = \frac{C}{AUC}(0 \leqslant x \leqslant +\infty) \tag{2-7}$$

$f(t)$ 的一阶矩为药物体内平均滞留时间(mean residence time,MRT),表示完整药物分子通过机体(包括机体内药物释放、吸收、分布和消除过程)所需要的平均时间。

$$MRT = \int_0^\infty t \cdot f(x)dt = \int_0^\infty \frac{t \cdot C}{AUC}dt = \frac{1}{AUC}\int_0^\infty t \cdot Cdt = \frac{AUMC}{AUC} \tag{2-8}$$

理论上,正态分布的累积曲线"平均"发生在样本总体水平的 50% 处,对数正态分布的累积曲线"平均"则发生在样本总体水平的 63.2% 处。MRT 即表示从给药后到药物消除 63.2% 所需要的时间。

由于在实际工作中,不可能测到给药后所有时间的血浓度,只能测到某一时间点 t_n 时的血药浓度 C_n,从零到 t_n 时的药物浓度-时间曲线下面积 AUC_{0-t} 可用梯形法计算,从 t_n 到无限大时的药物浓度-时间曲线下面积可用外延公式求得。

$$AUC = \sum_{i=0}^{n-1} \frac{t_{i+1}-t_i}{2}(C_{i+1}+C_i) + \frac{C_n}{\lambda} \tag{2-9}$$

$$AUMC = \sum_{i=0}^{n-1} \frac{t_{i+1}-t_i}{2}(t_{i+1}+t_i \cdot C_i) + \frac{C_n}{\lambda}(t_n + \frac{1}{\lambda}) \tag{2-10}$$

式中,λ 为 $IgC \rightarrow t$ 作图得末端指数项的斜率与 2.303 的乘积。为确保 MRT 计算的准确性,必须准确求算 AUC 和 AUMC。在计算 AUC 和 AUMC 时,一般要求由 3 对以上处在消除相的 $C \rightarrow t$ 数据,用最小二乘法拟合单指数函数,求得 λ 值。若 λ 的估算值误差较大,则 $1/\lambda$ 的误差通常会更大。因此,控制 x 的误差至关重要。另一方面,所建立的分析方法所能测得的 Cn 最小值对计算结果的准确性影响也很大。一般当能够测到峰浓度的 5% 时,AUC 和 MRT 的实际误差将分别 <5% 和 10%;当测量到峰浓度的 1% 时,则 AUC 和 MRT 实际误差将分别 <1% 和 2%。

(四)主要药动学参数

临床用药设计方案的基本要求是使血浓度保持在有效的治疗范围之内,有效且不引起毒性反应。药物的体内过程可以药动学参数表示,如生物半衰期、表观分布容积、峰浓度、消除速率常数、稳态血药浓度、生物利用度等,对确定临床用药方案、预测药物疗效和毒性以及合理用药有着重要意义。

1.表观分布容积(apparent volume of distribution,Vd)

房室的大小用表观分布容积表示。表观分布容积是一个重要的药动学参数,但其数值并非表示身体中的真正容积,也就是说不应把表观分布容积看成体内的特殊生理空间,而只是一种比例因素或数学概念。根据表观分布容积可以推测某一药物在体液和组织中的摄取、分布情况,如表观分布容积大,表示其分布广,或提示药物与生物大分子有大量结合,或兼而有之;表观分布容积小,表示分布有限。

表观分布容积(Vd)值根据体内某一时间 t 的药量(Dt)除以该时间的游离药物血浆浓度(Ct)计算,计算公式如下:

$$V_d = \frac{D_i}{C_i} \tag{2-11}$$

表观分布容积值的单位可用 L 或 L/kg 表示,如 1 个 $70kg$ 的机体 Vd 为 $35L$,也可表示为 0.5L/kg。

将药物的表观分布容积与机体体液的数值进行比较,可推测药物在体内分布的情况,如:

$Vd = 5L$,表示药物基本分布于血浆;

$Vd=10\sim20L$,表示药物分布在体液中;

$Vd=40L$,表示药物分布于全身血浆和体液;

$Vd=100\sim200L$,表示药物大量储存在某一器官或组织,或药物与组织或血浆蛋白大量结合。

2.总清除率(total body clearance,CL)

机体总清除率是指单位时间内从体内清除的药物的血液容积数。以下列公式计算,单位为 L/h。

$$CL=\frac{-dx/dt}{C} \tag{2-12}$$

式中,$-dx/dt$ 为单位时间消除的药物量;C 为血药浓度。在单室模型中,$-dx/dt=kex$,代入上式得:

$$CL=\frac{k_t x}{C}=k_t Vd \tag{2-13}$$

因此,对于单室模型的药物,机体总清除率可用药物的消除速率常数与表观分布容积的乘积表示。

3.消除速率常数(k_e)

药动学研究经常涉及通过生物膜的药量及其转运速率。按转运速率不同,机体可分为若干房室,并设想房室为一个均匀的系统,药物进入某一房室后,可在该房室内迅速地自由扩散。但在房室之间或房室内外则设想存在屏障,其出入必须遵从一定的规律,出入的快慢用转运速率常数 k 表示,而且出与入的速率常数常不相等。转运速率常数不随时间发生变化,可定量描述药物体内过程的快慢,k 值越大,转运速率越快。

药物自机体或房室的消除速度常以消除速率常数 ke 表示。某一药物的消除速率常数是根据该药物所测定的血浓度所作血浓度-时间曲线,确定其房室模型种类,按一定公式计算所得。不同房室模型的药物消除速率常数的计算不相同。

单室模型被动转运消除的药物,消除速率常数常用 k_{10} 或 k_e 表示。其计算公式为:

$$k_{10}(k_e)=\frac{(\log C_i-\log C_0 \cdot 2.303)}{-t} \tag{2-14}$$

其中,C_0 为原始血药浓度,C_t 为一定时间后的血药浓度,t 为血药浓度由 C_0 变为 C_t 所经过的时间。

例如静脉注射某药物,其原始血药浓度为 0.9mg/ml,2h 其血药浓度为 0.7mg/ml,则其消除速率常数为:

$$k_{10}(k_e)=\frac{(\log 0.7-\log 0.9)\cdot 2.303}{-2}=0.1256/h$$

二室模型经被动转运消除的药物消除速率常数由各房室的消除速率常数计算而得。各房室的消除速率常数常用 k_{12}、k_{21}、k_{10}、k_{20} 表示,计算方法同单室模型,总消除速率常数(k)为各房室的消除速率常数之和。

4.生物半衰期(biological half life, $t_{1/2}$)

药物自体内消除一半(或药物浓度减少 50%)所需的时间即为药物的生物半衰期。一级动力学(一级速率)的半衰期可从药物血药浓度及消除速率常数 ke 计算：

呈零级动力学的半衰期则需用下列公式计算：

其中 k_o 为零级速率常数。

$t_{1/2}$ 是药动学中很重要的、最基本的一个参数,对制订给药方案和调整给药方案具有重要的作用。药物半衰期与其在体内蓄积量及排泄量的关系表 2-2 所示。

表 2-2　药物半衰期与其在体内蓄积量及排泄量的关系

经过半衰期数	单次给药后体内残留量	单次给药后累积排泄量	每隔 1 个半衰期给药 1 次后体内蓄积量
1	50%	50%	50%
2	20%	75%	(50+100)%×1/2
3	12.5%	87.5%	(75+100)%×1/2
4	6.25%	93.8%	(87.5+100)%×1/2
5	3.13%	96.9%	(93.8+100)%×1/2
6	1.07%	98.5%	(96.9+100)%×1/2
7	0.79%	99.3%	(98.5+100)%×1/2

5.血药浓度-时间曲线下面积(area under curve, AUC)

血药浓度-时间曲线下面积简称药-时曲线下面积,是指在直角坐标系中,以血药浓度为纵坐标,时间为横坐标,以血药浓度对时间描点作图所得曲线与横坐标所围成曲线下面积,用 AUC 表示。

单剂量给药,药-时曲线下面积用公式表示为：

$$AUC_{0-\infty} = \int_0^\infty Cdt \qquad (2-15)$$

多剂量给药达稳态血药浓度时,任一给药间隔药-时曲线下面积都相等,用公式表示为：

$$AUC_{0-\infty} = \int_0^t Cdt \qquad (2-16)$$

6.生物利用度(bioavailability, F)

生物利用度是指药物剂型中能被吸收进入体循环的药物相对分量及相对速率,一般用百分数表示。生物利用度是一个相对概念,与疗效的意义并不相等,仅仅是比较各种制剂之间利用度的尺度。

测定制剂的生物利用度时,需要一个吸收比较完全的剂型作为标准,通常用同一种药物的静脉注射($i.v.$)剂作为标准,与被测制剂(如片剂)进行对照,计算该被测制剂的绝对生物利用度,以下列公式计算：

$$F = \frac{AUC_{p.o.}/D_{p.o.}}{AUC_{i.v.}/D_{i.v.}} \qquad (2-17)$$

同一药物的制剂由于各药厂的生产工艺不同,甚至同一药厂生产批号不同的同一制剂,生物利用度也可有较大的差异。可用相同剂型中质量比较好的制剂作为标准与被测制剂进行对照,计算该制剂的相对生物利用度。如 A、B 2 种制剂的相对生物利用度可用下列公式计算:

$$F = \frac{AUC_A D_A}{AUC_a / D_a} \tag{2-18}$$

7.达峰时(T_{max})与峰浓度(C_{max})

单室模型血管外途径给药,当药物按一级速率吸收进入体内,则血药浓度-时间曲线为一单峰曲线。单次血管外途径给药,血药浓度达到最大值所需的时间即为达峰时,药物吸收后,血药浓度达到的最大值即为峰浓度。药物制剂的达峰时和峰浓度可表明该制剂中药物吸收的快慢和程度。如某口服制剂能很快崩解和较好地被吸收,则达峰时短,峰浓度高。

对于给定药物,若 k_a、k_e、V_d、D 和 F 已知,可应用微积分求极值方法,根据下列公式计算峰浓度和达峰时。

8.稳态血药浓度(steady-state plasma concentvatlon,Css)

临床若按一定剂量、一定时间间隔多次重复给药,体内血药浓度逐渐增加,并趋向达到稳定状态。此时,任一剂量间隔时间内,血药浓度-时间曲线下面积相同,药物摄入量等于消除量,这时的血药浓度称之为稳态血药浓度,用 Css 表示,平均稳态血药浓度用 G 表示。

连续恒速滴注给药或按半衰期的间隔时间恒量给药,经过 4~6 个半衰期可基本到达稳态血浓度。增加用药量则只能增加血药浓度,而不能缩短到达稳态的时间。单位时间内用药量不变,缩短给药间隔,只能减少血药浓度的波动范围,也不能影响稳态血药浓度和到达稳态血药浓度的时间。如反复给药的间隔时间为 1 个半衰期,首次剂量加倍,则可迅速到达稳态血药浓度。不同剂量不同给药间隔恒量、恒速(间隔)给药,到达稳态血药浓度所需时间及稳态血药浓度高低和波动情况。

稳态最大血药浓度($C_{ss,max}$)与稳态最小血药浓度($C_{ss,min}$)之差与平均稳态血药浓度的比值为波动度(Degree of fluctuation,DF):

某些药物制剂吸收特性易造成血药浓度的谷峰现象,使血药峰浓度超过药物的中毒量,发生严重的不良反应,对此类药物应进行制剂改进,如改为缓控释制剂,可使释药缓慢,血浓度平稳,减小波动度,延长作用时间,减少毒副作用。

二、药动学研究方法与研究内容

药动学研究旨在全面阐明药物体内的吸收、分布、代谢和排泄规律。生物样品中药物及其代谢物浓度一般很低,且生物样品成分复杂,内源杂质较多,因此直接从尿液、胆汁、血液中分离检测代谢物较为困难。另外,体内整体动物实验周期长,受干扰因素多,生物样品处理复杂,尤其不能适应现代药物开发研究的高通量代谢筛选要求。因此,在进行体内药动学研究之前,可首先进行体外研究,如观察动物和人肝等组织匀浆、细胞悬液、微粒体或灌流器官对药物的代谢作用,为全面认识药物体内处置过程提供依据。

(一)体外药动学研究

采用体外方法研究代谢途径和动力学特点不仅方便,还可节省动物资源,获得更多信息,例如代谢模式、代谢酶对药物作用的动力学参数、药物及其代谢物与蛋白、DNA 等靶分子的亲和力等。这些信息有利于补充说明体内研究结果,进一步阐明药理和毒理作用机制。体外代谢研究还可排除体内因素干扰,直接观察酶对底物的选择代谢性,为整体试验提供可靠的理论依据。对于体内代谢转化率低、毒性大及缺乏灵敏检测手段的药物,体外代谢研究为良好的研究手段。随着新药研究水平的不断提高,一些新的体外药动学研究手段也逐渐成熟,如体外吸收模型(Caco-2 细胞模型)、体外肝代谢系统研究等。

1.血浆蛋白结合率

研究药物与血浆蛋白结合可采用多种试验方法,如平衡透析法、超过滤法、分配平衡法、凝胶过滤法、光谱法等。根据药物的理化性质及试验条件,可选择使用一种方法进行至少 3 个浓度(包括有效浓度)的血浆蛋白结合试验,每个浓度至少重复 3 次,以了解药物的血浆蛋白结合率是否有浓度依赖性。

一般情况下,只有游离型药物才能通过脂膜向组织扩散,被肾小管滤过或被肝代谢,因此,药物与蛋白结合可明显影响药物分布与消除的动力学过程,并降低药物在靶部位的作用强度。根据药理毒理研究所采用的动物种属,进行动物与人血浆蛋白结合率比较试验,以预测和解释动物与人在药效和毒性反应的相关性。

蛋白结合率高于 90% 以上的药物应开展体外药物竞争结合试验,即选择临床上有可能合并使用的高蛋白结合率药物,考察对所研究药物蛋白结合率的影响。

2.药物体外代谢研究

肝是药物代谢的重要器官,是机体进行生物转化的主要场所,富含参与药物代谢的细胞色素 P450 混合功能氧化酶系统,多数药物的Ⅰ相反应和Ⅱ相反应均依赖于肝酶系统。以肝为基础的体外代谢模型以其特有的优势在药物代谢研究中得到广泛应用。

对于创新药物,应观察药物对药物代谢酶,特别是细胞色素 P450 同工酶的诱导或抑制作用。在临床前阶段可采用底物法观察对动物和人肝微粒体 P450 酶的抑制作用,比较种属差异。药物对酶的诱导作用可观察整体动物多次给药后的肝 P450 酶或药物反复作用后的肝细胞(最好是人肝细胞)P450 酶活性的变化,以了解该药物是否存在潜在的代谢性相互作用。

常用的肝体外代谢研究方法有肝微粒体体外温孵法、肝细胞体外温孵法、离体肝灌流法及器官组织切片法等,这些方法广泛应用于药物的代谢途径、体内代谢清除及药物间相互作用等研究。

(1)肝微粒体体外温孵:肝微粒体法是以制备的肝微粒体辅以氧化还原型辅酶,在模拟生理温度及生理环境条件下进行生化反应的体系。首先采用差速离心法制备肝微粒体,然后运用肝微粒体及 NADP+ 与异柠檬酸还原酶系再生 NADPH 系统进行药物体外代谢途径的研究。细胞色素 P450(CYP450s)是肝微粒体混合功能氧化酶系的主要成分,是一组由许多同工酶组成的超基因大家族,涉及大多数药物代谢的 P450 酶系主要有 CYP1、CYP2、CYP3 3 个家族,根据代谢转化的特点,可有目的地进行诱导,影响酶亚型,使其对底物的代谢选择性更强,转化率更高。

　　肝微粒体体外温孵法与其他体外肝代谢方法相比,酶制备技术简单,代谢过程快,结果重现性好,易大量操作,便于积累代谢样品供结构研究。同时,该方法可用于药酶抑制及体外代谢清除研究,因而实际工作中应用较为普及。但肝微粒体体外温孵法同其他体外肝代谢方法相比,与体内的一致性存在不足,因而结果用于预测体内代谢仍需进一步的确证。目前越来越多运用肝微粒体体外温孵法预测药物在体内的代谢清除,一般通过测定药物体外代谢酶促动力学获得 Vm 及 Km(米氏常数),运用合理的药动学模型推断体内药物的代谢清除。

　　(2)基因重组 P450 酶系:基因重组 P450 酶即利用基因工程及细胞工程,将调控 P450 酶表达的基因整合到大肠埃希菌或昆虫细胞,经细胞培养,表达高水平的 P450,纯化后获得较纯的单一 P450 同工酶。

　　基因重组 P450 酶系具有分子水平的优势,因而对于药酶特异性和选择性研究优于其他体外方法,并可为药物与酶结合位点的相互作用研究提供更多的信息。基因重组 P450 酶系还可用于人 P450 酶系功能和特异性研究及药物的高通量筛选。因研究结果的实用性和科学性更强,故适于药物代谢领域的微观研究。但成本较高,难以大范围推广普及。

　　(3)肝细胞体外温孵:肝细胞体外温孵法与肝微粒体法相似,也是以制备的肝细胞辅以氧化还原型辅酶,在模拟生理温度及生理环境条件下进行生化反应的体系。适于研究蛋白及 mRNA 水平药物代谢酶诱导及酶活性,被广泛用于评估药物代谢过程中药物—药物间相互作用。但肝细胞制备技术较复杂,目前以胶原酶灌注技术为主。体外肝细胞活性仅能维持 4h,不利于储存和反复使用。为了解决肝细胞活性在体外维持时间短的问题,减少新鲜肝组织消耗,Hengstler 等研究出优化肝细胞冷冻技术,与新鲜肝细胞相比,经过该技术冷冻储藏的肝细胞活性仍为新鲜肝细胞的 80% 以上,而其Ⅰ相、Ⅱ相代谢酶的活性>60%。因此,该冷冻的肝细胞可用于温孵时间不超过 8h 的代谢研究,亦可用于药酶的诱导研究。

　　肝细胞体外温孵法同肝微粒体法相比,在代谢物生成、体外代谢清除等研究方面有许多相似性,但针对具体药物在代谢物种类、生成主要代谢物及所反映的代谢特性上存在着程度不同的质或量的差异。在药物代谢酶诱导研究中,肝细胞体外温孵法占主导地位,且随着肝细胞冷冻技术的发展,因肝细胞在体外活性维持时间短而应用受限的状况也会不断得到改善。

　　(4)离体肝灌流:与肝微粒体法、肝细胞体外温孵法相比,离体肝灌流法:一方面保留着完整细胞的天然屏障和营养液的供给,能在一段时间内保持肝的正常生理活性和生化功能;另一方面,具有离体系统的优点,能够排除其他器官组织的干扰,控制受试物质的浓度,定量观察受试物质对肝的作用。

　　由于具有器官水平的优势,兼备体外实验和整体动物实验的优点,离体肝灌流法更适于定量研究药物体外代谢行为和特点,解决其他体外肝代谢模型和整体动物实验不能解决的难点,因而在药理学和毒理学的研究中受到广泛重视。同时,离体肝灌流亦应用于对药物药动学参数的考察。但由于本方法对实验设备及技术有较高要求,一定程度上限制了其应用。

　　(5)器官组织切片法:器官组织切片法也是研究药物代谢及其毒性的有效的体外系统,该方法不破坏器官的细胞构成和组织结构,所得结果与体内法相近。在各种器官组织切片中以肝切片应用最多。相对于纯化的 P450 同工酶、P450 混合酶、肝微粒体、游离的肝细胞,肝切片不仅完整保留了所有肝药酶及各种细胞器的活性,而且保留了细胞与细胞间的联系及一定的细胞间质,更能反映药物在体内生理情况下的实际代谢过程,且可在较长的孵育时间(8~24h)内保持代谢活性。其缺点为切片机价格昂贵,使用受限。DeKanter 等以利多卡因、睾酮及 7-乙氧基香豆素为探针药物,进行了器官切片温孵实验,结果表明该系统具有 I 相及 II 相多相代谢途径,且易于比较不同器官组织的代谢差别。

以上各种方法具有各自的特点,不同方法得出的结果也会有很大差异,应根据不同的要求和目的选择合适的方法。例如,Alison 等对选择性的 5-HT$_3$ 受体药物替加色罗的体外代谢途径的研究结果表明,O-去甲基化物是其在肝微粒体代谢中的主要产物。而应用人肝组织切片及小肠组织切片的代谢研究,采用 LC/MS 分析技术,N-葡萄糖醛酸化产物为其主要的代谢产物,未检出 O-去甲基化产物。说明肝微粒体与肝组织切片代谢酶系组成存在差异,催化不同的代谢途径,而哪一种更接近于体内情况仍需进一步的研究。

体外肝代谢研究可针对先导化合物代谢过快或生成毒性代谢物的特性进行结构改造,以获得安全稳定的候选物,并根据候选物的代谢特征(如药酶诱导、抑制、参与代谢的药酶种类、活性代谢物的生成等)确定药物的开发价值,因而具有广阔的应用前景。

(二)体内药动学研究

整体动物或人体药动学研究最能反映药物代谢的体内整体特征,但出于伦理考虑,一般先于成年健康动物,如小鼠、大鼠、兔、犬、小型猪和猴等进行非临床(临床前)研究,再于人体进行临床研究。

1.非临床药动学研究

首选动物类型应尽可能与药效学和毒理学研究一致,尽量在清醒状态于同一动物多次采样;一般应选用 2 种或 2 种以上的动物,其中一种为啮齿类动物,另一种为非啮齿类动物(如犬、小型猪或猴等)。如选用一种动物,应首选非啮齿类动物;经口给药不宜选用兔等食草类动物。高等动物如小型猪、灵长类动物,由于生理结构上更接近人体,可提供更多有关人体代谢的信息。

非临床药动学研究通过动物体内、外和人体外研究方法,揭示药物体内动态变化规律,获得药物的基本药动学参数,阐明药物的吸收、分布、代谢和排泄的过程和特点。

非临床药动学研究在新药研究开发的评价过程中起着重要作用。药物或活性代谢物浓度数据及其相关药动学参数是产生、决定或阐明药效或毒性大小的基础,可提供药物对靶器官效应(药效或毒性)的依据,可用于评价药物制剂特性和质量,可为设计和优化临床研究给药方案提供有关参考信息。

动物体内药动学研究应至少设置 3 个剂量组,高剂量接近最大耐受剂量,中、小剂量根据动物有效剂量的上、下限范围选取。主要考察所试剂量范围,药物的体内动力学过程是属于线性还是非线性,以利于解释药效学和毒理学研究中的发现,并为新药的进一步开发和研究提供信息。所用的给药途径和方式,应尽可能与临床一致。

(1)吸收:对于经口给药的新药,应进行整体动物实验,尽可能同时进行血管内给药实验,获得绝对生物利用度数据。如有必要,可进行在体或离体肠道吸收实验以阐述药物吸收特性。而对于其他血管外给药的药物及某些改变剂型的药物,应根据立题目的,尽可能获得绝对生物利用度数据。

(2)分布:选用大鼠或小鼠做组织分布实验较为方便。选择一个剂量(一般以有效剂量为宜)给药,测定其在心、肝、脾、肺、肾、胃肠道、生殖腺、脑、体脂、骨骼肌等组织浓度,以了解药物主要分布的组织。应特别注意药物浓度高、蓄积时间长的组织和器官,以及在效应或毒性靶器官的分布(如影响造血系统的药物,应考察骨髓分布)。参考血药浓度-时间曲线的变化趋势,选择至少3个时间点分别表示吸收相、平衡相和消除相的分布。若某组织药物浓度较高,应增加观测点,进一步研究该组织中药物消除的情况。每个时间点,至少应有5个动物的数据。组织分布实验必须注意取样的代表性和一致性。

同位素标记物的组织分布实验应提供标记药物的放化纯度、标记率(比活性)、标记位置、给药剂量等参数;提供放射性测定所采用的详细方法,如分析仪器、本底计数、计数效率、校正因子、样品制备过程等;提供采用放射性示踪生物学试验的详细过程,以及在生物样品测定时对放射性衰变所进行的校正方程等;尽可能提供给药后不同时相的整体放射自显影图像。

(3)代谢:对于创新性药物,尚需了解其体内生物转化情况,包括转化类型、主要转化途径及其可能涉及的代谢酶。对于新的前体药物,除对其代谢途径和主要活性代谢物结构进行研究外,尚应对原型药和活性代谢物进行系统的药动学研究。而对在体内以代谢消除为主的药物(原型药排泄<50%),生物转化研究则可分为2个阶段进行。临床前可先采用色谱方法或放射性核素标记方法分析和分离可能存在的代谢产物,并用色谱·质谱联用等方法初步推测其结构。如果Ⅱ期临床研究提示其在有效性和安全性方面有开发前景,在申报生产前进一步研究并阐明主要代谢产物的可能代谢途径、结构及代谢酶。但当多种迹象提示可能存在有较强活性的代谢产物时,应尽早开展活性代谢产物研究,以确定开展代谢产物动力学试验的必要性。

(4)排泄:尿和粪便药物排泄研究一般采用小鼠或大鼠,将动物放入代谢笼内,选定一个有效剂量给药后,按一定的时间间隔分段收集全部尿或粪样品,测定药物浓度。粪样品晾干后称重(不同动物粪便干、湿不同),按一定比例制成匀浆,记录总体积,取部分样品进行药物含量测定。计算药物经此途径排泄的速率及排泄量,直至收集到的样品测定不到药物为止。每个时间点至少有5只动物的实验数据。应采取给药前尿及粪样,并参考预实验的结果,设计给药后收集样品的时间点,包括药物从尿或粪中开始排泄、排泄高峰及排泄基本结束的全过程。

胆汁排泄研究一般用大鼠在乙醚麻醉下做胆管插管引流,待动物清醒后给药,并以合适的时间间隔分段收集胆汁,进行药物测定。同时,应记录药物自粪、尿、胆汁排出的速度及总排出量(占总给药量的百分比),提供物质平衡数据。

(5)对药物代谢酶活性的影响:对于创新药物,应观察药物对药物代谢酶,特别是细胞色素P450同工酶的诱导或抑制作用。在临床前阶段可以用底物法观察对动物肝微粒体P450酶的抑制作用。药物对酶的诱导作用可观察整体动物多次给药后的肝 P450 酶活性的变化,以了解该药物是否存在潜在的代谢性相互作用。

(6)毒动学研究:毒动学(毒物代谢动力学)研究通常结合毒性研究进行,将获得的药动学资料作为毒性研究的组成部分,以评价全身暴露结果。药动学和毒动学研究的目的不同,但两者相互联系,分析方法相同,技术可以共享或相互借鉴。已获取的药动学参数可以为毒动学和毒性实验给药方案的设计提供参考。3 个剂量的药动学实验,最高剂量采用接近动物最大耐受量所得到的动力学参数,对毒动学实验设计有直接参考价值。药物组织分布研究结果可为评价药物毒性靶器官提供依据。药物与血浆蛋白结合实验结果可为估算血药浓度与毒性反应关系提供依据,因为毒性反应与血中游离药物浓度-时间曲线下面积的相关性优于总的药物浓度-时间曲线下面积。生物转化研究所提供的代谢产物资料有助于判断可能引起毒性反应的成分和毒动学研究应检测的成分。

2.临床药动学研究

临床药动学研究旨在阐明药物在人体内的吸收、分布、代谢和排泄的规律。药物体内处置过程的研究,是全面认识人体与药物间相互作用不可或缺的重要组成部分,是临床制订合理用药方案,实现个体化药物治疗的科学依据。由于各种疾病的病理状态均可不同程度的对药物的药动学产生影响,为了客观反映人体药动学特征,故多选择健康受试者。但如果试验药品的安全性较小,试验过程中可能对受试者造成损害,在伦理上不允许在健康受试者中进行时,可选用相应适应证的患者作为受试者。

药动学研究一般包括单次与多次给药的药动学研究、进食对口服药物制剂药动学影响的研究、药物代谢产物的药动学研究、药物-药物的药代动力学相互作用研究。

(1)单次给药药动学研究:单次给药人体药动学研究一般应选择 18～45 岁、体重不低于50kg、体重指数在 19～24 范围内的健康受试者。因临床上大多数药物均不按体重计算给药剂量,所以同批受试者的体重应比较接近。受试者例数一般为每组 8～12 例。原则上男性和女性兼有,一般男、女各半,这不仅可了解药物在人体的药动学特点,同时也能观察到该药的药动学是否存在性别的差异。但女性作为受试者往往受生理周期或避孕药物的影响,因某些避孕药物具有药酶诱导作用或抑制作用,可能影响其他药物的代谢消除过程,因而改变试验药物的药动学特性。另外,一些有性别针对性的药物,如性激素类药物、治疗前列腺肥大药物,治疗男性性功能障碍药物及妇产科专用药等则应选用相应性别的男性或女性受试者。

剂量确定主要根据耐受性试验结果,并参考动物药效学、药动学及毒理学实验结果,以及经讨论后确定的拟在Ⅱ期临床试验采用的治疗剂量推算。一般选用低、中、高 3 种剂量,高剂量必须小于或等于人最大耐受量,但一般应高于治疗剂量。

采样点的确定对药动学研究结果具有重大的影响。服药前采集空白血样品,一个完整的血药浓度-时间曲线,应包括药物各时相的采样点,即采样点应包括给药后的吸收分布相、平衡相(峰浓度)和消除相 3 个时相。一般在吸收分布相至少需要 2～3 个采样点,平衡相至少需要3 个采样点,消除相至少需要 6 个采样点。一般不少于 11 个采样点,应持续 3～5 个消除半衰期,或采样持续到血药浓度为 C_{max} 的 $1/10 \sim 1/20$。

如果同时收集尿样,则应收集服药前尿样及服药后不同时间段的尿样。取样点的确定可参考动物药动学中实验药物的排泄特点,应包括开始排泄时间、排泄高峰及排泄基本结束的全过程。

采用药动学统计软件统计所得药动学参数,并进行分析,说明其临床意义,并对Ⅱ期临床研究方案提出建议。药动学统计软件主要用于数据处理、计算药动学参数、模型判断、统计学分析及图形显示等。目前国内外常用的药动学软件有 WinNon-lin、NONMEN、3P87(3P97)、DAS、PKBP-N1、NDST 及 ABE 等,实际工作中可根据需要合理选用。

根据所测各受试者的血药浓度-时间数据,绘制各受试者的药-时曲线及平均药-时曲线,计算药物的主要药代动力学参数,以全面反映药物在人体内吸收、分布和消除特点。主要药代动力学参数 Ka、Tmax(实测值)、Cmax(实测值)、AUC(梯形法求算),主要反映药物吸收速率和程度;Vd 主要反映理论上药物在体内占有的分布容积;而 Ke、t1/2、MRT 和 CL 等主要反映药物从血液循环中消除的特点。药物经肾排泄的速率和总量可从尿药浓度估算。应能够根据研究结果对药物的药动学特性做出判断,如该药呈线性或非线性药动学特征等,以及根据剂量与体内药物浓度的关系,为临床合理用药及药物监测提供有价值的参考信息。

(2)多次给药药动学研究:如果药物需临床上连续多次应用,应考虑多次给药可能引起的体内蓄积或药动学参数改变,需进行多次给药的药动学研究。该研究旨在考察药物多次给药后的稳态浓度(Css),达到稳态浓度的速率和程度,药物谷、峰浓度的波动系数(DF),药动学特点是否发生改变,是否存在药物蓄积作用及 Css 与临床药理效应(药效和不良反应)的关系。如不进行多次给药试验应有充足理由,并需提供相应文献或试验依据。

根据单次给药的药动学参数中消除半衰期和Ⅱ期临床试验给药方案中制订的服药间隔以及给药日数,确定总服药次数和总剂量。根据单剂量药代动力学研究求得的消除半衰期,估算药物可能达到稳态浓度的时间,应连续测定 3 次(一般为连续 3d 的)谷浓度(给药前)以确定已达稳态浓度。一般采样点最好安排在早上空腹给药前,以排除饮食、时辰及其他因素的干扰。当确定已达稳态浓度,最后一次给药后采集各时相(同单次给药)系列血样,以测定稳态血药浓度,并绘制药物浓度-时间曲线。

根据试验中测定的 3 次谷浓度及稳态血药浓度-时间数据,绘制多次给药后药-时曲线,求得相应的药代动力学参数,包括峰时间(T_{max})、峰浓度(C_{max})、消除半衰期($t_{1/2}$)、清除率(C_L)、谷浓度(C_{min})、平均稳态血药浓度(C_{av})、稳态血药浓度-时间曲线下面积(AUC_{ss})及 DF(波动系数)等。对试验结果进行分析,说明多次给药时药物在体内的药动学特征,同时与单剂量给药的相应药动学参数进行比较,观察单次与多次给药是否存在明显的差异,吸收和消除等有否显著改变。

(3)进食对口服药物制剂药动学影响的研究:许多口服药物制剂的消化道吸收速率和程度受食物的影响,食物可能减慢或减少药物的吸收,亦可能促进或增加某些药物的吸收。故应进行口服药物在饮食前、后服药时药动学比较研究,观察食物对药物的吸收过程的影响,为后续临床研究制订科学、合理的用药方案提供依据。研究时所进试验餐应是高脂、高热量配方,以便使食物对胃肠道生理状态的影响达到最大,使进食对所研究药物的药动学行为的影响达到最大。

进食试验餐应从开始进食试验餐起计时,以排除进餐速度对服药时间的影响。试验餐应在开始进食后 30min 内吃完,且 2 个试验周期应保证试验餐的配方一致。餐后服药组应在进餐开始 30min 后给药,200～250ml 水送服。试验可采用随机双周期交叉设计,也可根据药物的代谢特性与单剂量交叉试验结合在一起进行。

(4)药物代谢产物的药动学研究:如果药物主要以代谢方式消除,其代谢物可能具有药理活性或毒性作用,或作为酶抑制药而使药物的作用时间延长或作用增强,或通过竞争血浆和组织结合部位而影响药物的处置过程,则代谢物的药动学行为可能影响药物的疗效和毒性。

对于具有上述特性的药物,应在非临床体内外生物转化和代谢物研究的基础上,通过体外和(或)体内方法进一步研究,明确药物的代谢物数目、结构、活性和负责代谢的酶系。鼓励开展放射性核素标记化合物和 P450 同工酶研究,提供代谢途径的框图,并与相应的动物研究资料进行比较。应在进行母体药物临床药动学研究的同时考虑进行代谢物的药动学研究,以便更好地了解原形药物的作用、毒性、滞后作用及体内处置过程等。

(5)药物-药物的药动学相互作用研究:2 种或 2 种以上的药物同时或先后应用,可能在吸收、与血浆蛋白结合、诱导/抑制药酶、存在竞争排泌或重吸收等方面存在相互影响,从而影响他们在体内的过程,进而影响各自的效应。因此,应根据需要进行药物-药物的药动学相互作用研究,尽可能明确引起相互作用的因素或机制,为制订科学、合理的联合用药方案提供依据。大多数药动学相互作用研究在健康受试者中进行。

药物在人体内的代谢过程需各种药酶的参与,因此,药物可通过诱导/抑制药酶而去影响另一药物的代谢,导致血药浓度的改变。当所研制的药物临床上可能与其他药物联合使用,且药物的安全范围又较窄时,应考虑药物-药物相互作用中血药浓度的改变及肝药酶诱导药或抑制药的作用。

很多消除代谢途径,包括大多数通过细胞色素 P450 酶系代谢的途径,都可被合并使用的治疗药物所抑制、激活或诱导。已经观察到的由于代谢性药物-药物相互作用导致的变化可能是药物或代谢产物在血液和组织浓度中严重地减少或增加的变化,可能还包括毒性代谢产物的形成,或增加毒性母体药物的暴露量。许多药物因合并另一种药物导致其暴露量发生重大改变,如合并酮康唑或红霉素(抑制 CYP3A4),导致特非那定、西沙必利或阿司咪唑浓度增加;合并咪拉地尔或伊曲康唑(抑制 CYP3A4),导致辛伐他汀及其酸性代谢产物浓度增加;合并氟西汀、帕罗西汀或奎尼丁(抑制 CYP2D6),导致地昔帕明浓度增加;合并利福平(诱导 CYP3A4),导致卡马西平浓度降低。这些暴露量的显著变化很大程度上影响了药物和(或)其活性代谢产物的安全性和有效性。对于治疗窗窄的药物,这种改变最为明显,但对非治疗窗窄的药物,如 HMG 辅酶 A 还原酶抑制药,也可能如此。根据药物相互作用的程度和因果关系,由于一个药物的代谢可被其他药物显著抑制,或这个药物自身可抑制其他药物的代谢,可能需要对该药物或它所相互作用的药物的说明书中用法用量进行较大的调整。因此,应该在药物开发早期进行试验药物对其他药物代谢影响和其他药物对试验药物代谢影响的研究,从而可在后期临床试验中对药物相互作用的临床意义进行尽可能充分的研究。

(6)特殊人群人体药动学研究:肝是药物消除的重要器官,许多药物进入体内后在肝被消除,或在肝被代谢后,以代谢物的形式经胆汁排泄,或以原型从胆汁直接排泄。由于肝是药物处置过程中非常重要的器官,因此肝功能损害患者是组成这一特殊群体的重要亚群。因此,肝损害必然会对这些药物经肝的代谢和排泄产生影响。前药或其他需经肝代谢活化的药物,可使活性代谢物的生成减少,从而导致疗效的降低;对于经肝代谢灭活的药物,可使其代谢受阻,原型药物浓度明显升高,导致药物蓄积,出现严重的不良反应。药动学研究可用于确定特殊的患者亚群,这些患者,出于有效性和(或)安全性考虑而可能需要调整给药方案。

对临床前研究确定的可能受肝功能影响的毒性代谢产物,应收集血浆(或全血)对母体药物和已知或可疑的所有活性代谢产物(具治疗作用或有副作用)进行分析评估。同时,对于肝功能正常患者体内无活性的代谢产物,如果大量蓄积,也可能达到活性/毒性水平。因此,也应考虑对这样的代谢产物进行评估。血浆样品采样的频度和持续时间应足够准确评估母体药物和代谢产物的相关药动学参数。

肝功能不全患者药动学研究的主要目的在于确定推荐剂量,使患者和医师了解肝疾病患者应当改变剂量和给药间隔,并注意其后谨慎地逐渐增加剂量。如果肝功能受损对药物药动学行为的影响显著(如 AUC 增加 2 倍或更多),说明书应建议调整剂量。肝功能受损患者应注意前药(即药物大部分的活性源自肝产生的代谢产物)可能需增加剂量或缩短给药间隔。同时,基于所研究药物可利用的信息,如剂量和(或)浓度-效应研究,或应用可信区间方法,证明肝功能受损不改变药物的药动学行为也很重要。

肾疾病或从 40 岁开始随着年龄而出现的肾功能衰减都可引起肾功能降低。对于主要经肾排泄消除的药物,肾损害可能改变药物的药动学行为,与肾功能正常的人相比,需改变给药方案。肾损害不仅与药物及其代谢产物排泄降低有关,还与吸收、分布、代谢、血浆蛋白结合改变有关,严重肾功能损害患者尤为显著。此外,肾损害患者的药效学也可能发生改变,见表2-3。

表 2-3　肾功能分组

组别	肾功能	肌酐清除(ml/min)
1	正常	＞80
2	轻度损害	50~80
3	中度损害	30~50
4	重度损害	＜30
5	肾病末期(ESRD)	需要透析

各肾功能组年龄、性别、体重等应具有可比性。不同药物,需考虑对所研究药物药动学行

为具有明显潜在影响的其他因素(如饮食、吸烟、饮酒、合并用药、种族)。纳入研究的患者数应足以测得足够大的差异,以作为剂量调整的依据。

单次给药研究,峰浓度较小受肾功能影响,无论肾功能如何,通常均给予所有病人相同剂量。多次给药研究,则易发生原型药物和代谢产物蓄积,应随肾功能下降程度相应减少剂量和降低频度,并给予足够长时间以达到稳态。

肾功能不全患者,经肾排泄的原型药物或代谢产物极易发生蓄积。应增加血、尿标本采集频率,延长采集时间,以便精确计算原型药物及其代谢产物的药动学参数,评估其药动学特征。

透析可显著改变药物的药动学特性。当部分药物或活性代谢产物被透析清除时,可能需要对剂量方案进行调整,例如在透析结束后给予补充剂量等。即使药物不是主要通过肾途径排除,也有可能被透析清除。

急性肾衰竭患者通常采用持续性血液滤过/血液透析治疗方法。将间歇性血液透析对药物药动学的影响作用直接外推至持续性血液滤过或血液透析可能是困难的。但根据现有的数据(如间歇性血透、相似药物数据、体外数据等),可尝试为这些患者提供适宜的推荐剂量。

通常情况下,只有在透析对药物或其活性成分消除无明显影响时才可省略透析对药动学影响的研究。此类药物包括具有巨大非结合分布容积或非结合非肾清除的药物和活性成分。如果某药物和代谢产物有巨大非结合分布容积,则体内只有一小部分被透析排除。如果药物和代谢产物具有巨大的非结合非肾清除的特点,透析对全部非结合肾清除的作用相对较小。

当采用简化试验设计或等效方法时,可以通过统计分析证明不需进行剂量调整。为了能够说明严重肾损害没有影响,严重肾损害患者的药动学参数与对照组比值的90%可信区间应在预先设定的范围内,而此预先设定的范围应根据目标标准设定。

不论是否提出特异性降低剂量的建议,仍需要提供推荐剂量下的稳态暴露量的模拟情况。模拟可包括浓度(总浓度,以及相关非结合浓度)随时间变化的图例说明,同时也应显示群体的预期差异。还应提供相关的稳态药动学参数对应于肾功能的图例说明,其中应包括对变异性的评估。

(7)老年人药动学研究:老年人不仅患病率高,而且往往同时患有多种疾病,应用药物的品种也较多,约有25%的老年患者可能同时使用4~6种药物。因此,老年人群进行药动学研究具有重要临床意义。

药物与年龄相关的差异可由药动学差异和药效学差异引起。已知,多数老年人与年轻人之间重要的效应差异来自于药动学差异。与正常成年人不同,老年人胃酸分泌减少,消化道运动功能减退,消化道血流减慢,体内水分减少,脂肪成分比例增加,血浆蛋白含量减少,肾单位、肾血流量、肾小球滤过率均下降,肝血流量减少,功能性肝细胞减少等,以上因素均可导致药物在老年人体内吸收、分布、代谢、排泄发生相应改变。因此,进行详细的试验设计评价老年人药动学改变对药物作用的影响,将为药物研发和评价提供重要信息,并为上市后临床合理应用提供依据。

老年人药动学研究的目的是确定老年患者的药动学行为与成年人是否存在差异,并明确引起差异的因素(如肝、肾功能不全等)。老年人的药动学研究可选择老年健康受试者或患者,酌情在 4 个阶段的临床试验期间进行。应选择≥65 岁(尽可能选择 75 岁或>75 岁)健康老年人或需要用该药物治疗的患者,进行老年人体药动学研究。可首先在小范围老年人与年轻受试者或患者进行初始药动学研究,如要发现统计学差异则可在更大范围作单一剂量药动学研究,或进一步进行多剂量且患者例数充分的药动学研究。

(8)儿科人群药动学研究:不同年龄阶段,小儿生长、发育有其各自的特点,药动学行为也各不相同。因此,儿科人群药动学研究,应根据拟用疾病、人群、药物特点等,酌情选取不同发育阶段的目标疾病受试者,或根据药物特点、所治疗的疾病类型、安全性及可选择的其他治疗措施的有效性和安全性等,酌情在Ⅰ～Ⅳ期临床试验进行。儿科人群药动学研究的目的在于为使小儿用药方案达到与成年人相同的安全、有效的药物体内暴露水平提供依据。

鉴于新生儿及婴幼儿用药剂量的安全性知识、信息有限,研究剂量的确定应考虑新处方与成年人处方相对生物利用度的比较、儿科人群的年龄范围、药物的治疗指数、成年人药动学参数、儿科研究人群的身体指标等因素。

由成年人剂量推算儿童初始剂量应基于 mg/kg 体重或 mg/m^2 体表面积。

成年人药动学参数与儿童的特殊生长发育特征相结合确定初始剂量,并结合儿科用药经验,最初考虑给予成年人暴露量计算所得药量的一部分。进一步的临床观察及药物和(或)其活性代谢产物分析可指导儿童剂量调整。在成年人呈线性药动学特点的药物,可仅进行儿童单剂量研究;在成年人呈任何非线性吸收、分布、消除及存在任何时一效关系改变的药物,均需在儿童进行稳态药动学研究。

许多儿科试验可用群体药动学研究方法代替标准药动学方法,甚至首选群体药动学研究方法。这种方法指选取大样本量少次采集标本的方法获得相应的药动学参数。群体药动学研究方法通常适用于接受药物治疗的患儿。

(9)不同种族的药动学研究:中国人在遗传学、生理和病理情况、生活饮食习惯及生活环境、社会经济、教育状况、医疗措施、药物依从性等方面与外国人存在明显差异。因此,直接将国外药品的药动学和安全性数据用于指导中国人的临床用药缺乏科学依据,也有悖于药品评价的安全、有效原则。同时,药物种族差异在实际中也并不是大得无法接受,种族间差异导致临床用药剂量变化的相关性并不大于种族内个体差异。故评价药物不同个体、种族的药动学差异应当遵循客观和实事求是的原则。

如果药物的代谢行为是一个主动耗能的生物学过程,其代谢参数具有种族差异性的可能性就越大。循着 ADME 途径,可能具有代谢种族差异的药物包括:①消化道主动吸收或首关代谢或饮食对吸收影响较大的药物;②血浆蛋白结合率较高,特别是结合于酸性糖蛋白的药物;③经 CYP2C9、2C19、2D6、1A2、2A6 和 N-乙酰转移酶等代谢的药物可能具有种族差异,多酶代谢的药物一般难以判定其代谢是否存在种族差异,需要新的临床试验以进一步的求证;④具有肾小管排泄过程的药物。对药动学种族差异的评价应阐明药物在不同种族人群的吸收、分布、代谢和排泄,以及食物-药物及药物-药物的相互作用。饮食、吸烟、饮酒可能影响药物吸收和生物利用度;种族因素如基因多态性、身高、体重、疾病状况则可能影响药物的清除、吸收、分布、代谢等药动学过程。

三、药动学与创新药物研究

组合化学和高通量筛选使短期合成大量化合物成为可能,生命科学和基因组学的发展,也为新药设计和化合物的筛选提供了大量的新靶点。但是,能够顺利通过各期临床试验获得上市的新药并未增加。造成新的化学实体在研发后期退出的主要原因并不是活性不高,而是由于其药动学性质不好,或生物利用度低,或口服吸收不佳,或不易代谢,或毒性过大等。

创新药物研究的常规方法是经药效学筛选确定化合物后,再对其进行药动学和安全性评价。在这些过程中所产生的各种不定参数又导致反复的结构优化。如果在药物发现和优化阶段就考虑到这些因素,将会大大降低候选药物上市失败的风险,提高新药研发的效率。创新药物研制过程中,药动学研究已成为药物临床前研究和临床研究的重要组成部分,与药效学研究、毒理学研究处于同等重要的地位。

高通量筛选虽然有效,但成本高。计算 ADME(computational ADME)研究,又称作为虚拟计算 ADME(in silico ADME)研究,是目前药物研发中的前沿领域之一。计算 ADME 可以加速药物理化性质筛选,进行活性预测,指导分子定向优化等,从而节省药物开发成本,提高成功率。

计算 ADME 模型能合理有效地利用有限的体内实验资源评价潜在的开发成功率高的先导化合物,结合药物脂水分配系数、水溶性、小肠吸收、血-脑屏障通透性、生物利用度等,通过优化设计改善药物的溶解、吸收、代谢的性质。计算模型不需精确预测口服生物利用度,但能可信地预测化合物在人和动物体内生物利用度是否令人满意。由于涉及多种因素,使生物利用度的预测具有较大的挑战性,但近年来,多种体外测定结合计算预测的方法已经取得了长足进展。

先导化合物相关药动学参数如组织渗透、稳定性、肠吸收、代谢和清除可通过体外系统获得。这些体外体系包括微粒体、肝细胞、用于确定代谢和评价代谢路径和速率的组织切片、评价细胞转运吸收的 Caco-2 细胞系。毒性数据可以通过器官特异性细胞系获得。对早期先导化合物及其可能代谢产物的潜在毒性的认识是药物成功开发的关键。大多数的药物候选化合物在这一阶段失败,只有少数被认为足够安全和有效,进入下一阶段的开发。临床前研究的目标不仅是确定最有效且最安全的先导化合物,而且能选择最接近人类的动物物种进行研究。了解所选化合物的药动学和代谢特征有助于设计合适的临床试验。

体外方法的优点首先是可以采用微量化、自动化等手段建立高通量或中等通量的模型;其次是可以利用来自人体的组织细胞成分进行研究,以消除人类和动物之间存在的种属差异,提高药物研发的成功率。但体外研究缺乏体内研究所存在的血流、生化因子及多种转运蛋白等影响因素。另外,化合物配制过程中使用的有机溶剂可能会掩盖药物在体内的溶解性能,影响药物代谢酶的活性。

（一）口服药物吸收评价

口服吸收与药物在胃肠道内容物中的溶解度、解离度及跨胃肠细胞膜的能力有关。因此，化合物的理化性质是其小肠通透性的重要决定因素。在创新药物研发阶段，常采用计算机辅助虚拟筛选确定药物吸收特征方法。

第一种方法为 Lipinski 五规则法。该方法将化合物结构中 N 和 O 原子看作氢键的受体，而将 N-H、O-H 基团看作氢键的供体，计算脂水分配系数（partition coefficient log P，ClgP）。如果 1 个化合物满足下列 2 个以上条件。①氢键供体数＞5；②氢键受体数量＞10；③脂水分配系数 ClgP＞5；④相对分子质量 MW＞500Da。则这个化合物将被给予开发警告标志，未来的成药性有较大疑问。本方法不适合存在主动转运机制口服药物的药动学特征的预测。

另外一种预测吸收的方法为定量模型与 Lip-inski 五规则结合的方法。该方法根据分子亲脂性及分子大小，以绘图方式预测化合物以被动扩散方式吸收的情形。以生理 pH 化合物内在亲脂性（ClgD）与用于测定分子大小的计算分子折射率（calculaied molecular refraction，CMR）绘图，得化合物分布象限图。如化合物在第 1 象限和第 3 象限，则具有适当亲脂性，可跨膜转运吸收；如化合物在第 2 象限，则分子小，亲水性强，可通过细胞间隙吸收，即透过细胞间隙而非跨膜吸收；而在第 4 象限的化合物，因分子量大，难以通过细胞间隙吸收，而因亲水性强，难以跨膜转运吸收。因此，根据化合物所在的象限不同可预测化合物的可吸收性和化合物的理化性质，并进行结构修饰，进而获得期望的吸收特性。

另外，还可采用药物分子极性表面积（polarsurface area，PSA）作为药物吸收的预测方法。PSA 和分子量与 Caco-2 细胞试验获得的表观通透性具有良好相关性。

药物进入体内循环，需要在口服给药后经过胃部的低 pH 环境，进入十二指肠和小肠，由小肠上皮细胞吸收入血。目前常见的口服药物小肠吸收评价模型有 Caco-2 细胞系、MDCK 细胞系、PAM-PA 人工膜方法。其中 PAMPA 是基于被动扩散方式的吸收评价模型，属于高通量研究方法。

（二）代谢稳定性研究

药物进入体内后作为外来物经历由药物代谢酶所催生的生物转化。肝是体内最大的代谢器官，P450 酶是体内主要的代谢酶，CYPIA2、CYP2A6、CYP281、CYP2C9、CYP2C19、CYP2D6、CYP2E1、CYP3 A4 是与药物代谢有关的重要亚型。代谢稳定性是药物的一个重要特性，代谢不稳定的药物需要频繁给药才能保持有效的治疗浓度。

由于药物代谢存在种属差异，在药物研发阶段使用人体组织、细胞获得的结果与临床结果更接近。酶代谢稳定性研究使用的体外系统主要为人类肝微粒体、肝细胞。目前已知肝微粒体含有的 P450 酶及其比例与肝组织中的比例接近，肝微粒体易于保存，可进行高通量的酶稳定性研究。肝细胞中含有完整酶系，不需要添加辅助因子，但肝细胞保存时间短，来源受限。

（三）药物相互作用研究

为避免药物因药动学相互作用而撤回，在药物研发阶段应确定药物体内代谢的关键酶，评价待测药物与抑制药或诱导药之间的潜在相互作用。如果一个药物主要由 CYP3A4 代谢，则这个药物可能与 CYP3A4 抑制药如酮康唑、红霉素、伊曲康唑或诱导药如利福平、苯妥英间产生药物相互作用。药物相互作用研究可以使用提取的肝微粒体、重组表达的肝微粒体、肝细胞。重组表达的肝微粒体可用于确定药物代谢酶；肝微粒体和某-P450 同工酶抑制药合用可用于推测药物代谢酶。

如果一个化合物是药物代谢酶的抑制药,则可以与该酶的药物底物产生药物相互作用。使用肝微粒体和特殊的药物底物可以进行酶抑制研究,根据计算得到的 IC50 或 Ki 值,判断药物相互作用潜力。也可以使用重组表达的肝微粒体以及肝细胞进行药物相互作用研究。如果一个药物可诱导肝细胞过度表达某个代谢酶,则该药物与该药物代谢酶的底物存在药物相互作用。如已知 PXR 是介导 CYP3A4 基因表达的受体,药物与 PXR 结合会上调 CYP3A4 表达量,提示该药物是 CYP3A4 的诱导药。

另外,还需要关注药物转运蛋白所引起的药物相互作用；分析抑制机制,区分是竞争性酶抑制还是机制依赖性酶抑制。机制依赖性酶抑制引起的药物相互作用的发生率更高。

(四)体内药动学研究

体内药动学研究拥有体外研究所没有的血流、各种因子等影响因素,是新药研究中不可缺少的一项。创新性药物应首先选用 2 种或 2 种以上的动物,如小鼠、大鼠、兔、豚鼠、犬、小型猪和猴等进行药物体内代谢过程研究。其中一种为啮齿类动物,另一种为非啮齿类动物(如犬、小型猪或猴等),然后进行人体药动学研究。

由于药物代谢受多种因素干扰,存在明显的代谢种属差异性,因此,从动物获得的信息外推至人体具有风险性及欺骗性。人体药动学研究是创新药物临床药理学研究的重要一部分。从拟就的说明书分析而言,临床药理学研究目的不仅仅是为了描述药物的吸收、分布、代谢与排泄(ADME)特征,为整个临床试验结束时撰写产品说明书相应项目下的内容提供数据,更为重要的是为相应阶段的临床试验提供药动学支持,并作为重要数据与进行安全、有效性评价为目的的临床试验有机整合,从而发挥其在量化评价方面的重要作用。

一般而言,人体药动学研究应获取以下几个方面的数据：①药物或活性代谢物的药动学特征(ADME)数据；②药物剂量与血药浓度或靶位浓度的量效关系数据；③与适应证治疗相关的常见合并用药的相互作用数据；④性别或年龄对药动学参数的影响。其目的为量化评价耐受性试验结果提供支持,也为后续的临床试验提供包括推荐剂量在内的药动学方面的支持。临床药动学通过以下几种形式的研究来提供临床试验所需要的数据支持,包括单次给药研究、多次给药研究、食物影响、药物相互作用、不同人群等。研究人群应包括所有可能使用研究药物的适应证人群和健康受试者。患者人群包括一般患者和特殊人群。特殊人群包括孕妇、哺乳期妇女、儿童患者、老年患者及心、肝、肾等重要脏器功能不全的患者。

基于药物研发的复杂多样性,创新药物的药动学研发可以在任何临床试验阶段进行；药动学研究服从于研究药物的整体临床试验开发目标或具体临床试验的阶段性目标；任何以疗效和安全评价为目的的临床试验,都应该有清晰的药动学轮廓；药动学研究与临床试验整合,可以评价量化安全性和有效性；各个临床试验阶段的目标决定了各个阶段的药动学研究内容,由临床试验总体目标统领下的各个阶段的目标,为临床药动学研究的脉络或主线。如果研究药物拟最大限度地覆盖用药人群,所要进行的临床试验就要最大限度地纳入包括特殊人群在内的用药人群,所要进行的以安全、有效性评价为目的的临床试验都需要对上述人群的药动学研究支持,所以,在临床试验的较早阶段,需要收集包括特殊人群在内的药动学数据。此种临床试验研发周期长,成本高,风险大,但一旦开发成功,会有较大的市场收益。

四、药动学与药效学相关性研究

药物的监测和量化可发生于体外分子和细胞水平、体内外组织和器官水平或整体水平。即使同一种药物,不同水平用于测量效应的终点指标也可能不同。在整体水平,药物的药理学作用是多种药物效应与机体对这些药物效应生理反应的总和。一般认为,药物效应包括治疗效应和毒性效应,与药物血浓度有直接的关系。但由于血浆并非大多数药物发挥作用的场所,药物由中央室到周边室或效应室需要时间,或者某些药物到达效应部位很快,但起效很慢,使直接拟合血药浓度与效应曲线比较困难。因此,药物效应与血药浓度相比常存在一定的滞后,即效应变化滞后于浓度的变化,从而使血浆药动学预测的相关效应被延迟。

剂量或浓度效应关系研究有助于认识药物的作用靶点,选择剂量和设计给药方案,测定药物的效价和效能,阐明药物间的相互作用。任何新药临床前和临床评价,都包括在预期剂量范围内定量描绘量-效关系,分析药物的疗效和毒性反应。根据药效学和药动学知识制订合理的个体化药物治疗方案,包括合理的剂量选择,衡量风险/效应比等。某些情况下,将描述药物分布动力学某一特征的房室确认为药物作用部位,具有生物学上的可能性。如注射胰岛素后血糖利用的时程与三室胰岛素分布模型中慢平衡房室所预期胰岛素浓度是一致的。因为药物在此房室的动力学与骨骼肌组织间液中胰岛素的浓度相对应,因此,有理由使用药动学房室预测胰岛素的特定效应。

如果效应的终点指标(如血压变化)可连续测量,则剂量-效应关系可以进行量化;而对于全或无的终点,如存活与死亡,剂量-效应关系是质化的。量反应型剂量-效应关系在一定剂量范围内可以在单一生物学单位内进行测量,且药物剂量或浓度与效应强度相关。质反应型剂量-效应关系通过在一定剂量范围内对用药患者数量进行测定,每一水平剂量与全效应或无效应的发生频率相关。

为了更精确地描述药物剂量与药物效应之间的关系,Sheiner 等在经典药动学研究中加入效应室,利用血药浓度-时间-效应数据,经模型分析,拟合出血药浓度及其效应经时过程的曲线,推导出产生效应部位的药物浓度,定量地反映浓度与效应的关系,称为 PK/PD(pharmaco-kinetics/pharmaco-dynamics)模型。效应室(effect compartment)是描述效应部位药量变化规律的假想室,与中央室(血液室)相连接。为方便数学分析,假设效应室内药物不返回中央室,直接从效应室消除,因为从中央室转运到效应室的药量非常小,这样做不影响经典药动学模型的计算精度。目前还没有直接测定效应部位药物浓度的方法,一般以药物在体内达到平衡时的血药浓度代替,或使用 PK/PD 结合模型模拟计算。

(一)药效学模型

药效学模型将药物的药理作用与效应部位浓度从数字上联系起来。目前常用的药效学模型包括固定效应模型、线性/对数线性模型及最大效应模型。与药动学模型不同,药效学模型与时间无关。

1.固定效应模型

当药物效应是全或无的,如睡眠;或是连续状态的特定中断,如高血压患者的舒张压<90mmHg,即当药物浓度高于阈浓度时特定的药理作用就出现,当药物浓度低于阈浓度时就消失,可选用固定效应药效学模型。不同患者阈浓度不同,根据阈浓度分布情况,固定效应模型量化了特定的给药浓度产生全效应或无效应的可能性,主要用于临床剂量研究。如根据地高辛浓度和毒性关系研究,地高辛浓度为 3ng/ml 时毒性反应的发生率为 50%。固定效应模型是联系药物浓度和药理作用的简单模型。

2.线性/对数线性模型

某些药物效应与浓度呈直线关系,可用线性模型预测药物效应。

类似地,当药物效应强度与浓度对数呈直线关系,或者药物效应强度对数与浓度对数呈直线关系时,可用对数线性模型预测药物效应。

线性模型和对数线性模型是描述药物浓度和一定范围内效应关系的简单模型,只能预测 20%～80%Emax 之间的药物效应,当预测高于 80%Emax 或低于 20%Emax 的效应时将发生较大偏差。对于大部分药物,浓度与药效间关系的线性仅存在于中间范围,而在高或低浓度时,该模型不能准确预测药物效应。

3.最大效应模型(Emax 和 S 形 Emax)

某些药物效应随浓度呈饱和曲线增加,当药物不存在时,无药理效应;当药物浓度接近于某一极限水平时,再增加浓度,效应增加有限。此时,可用 S 形 Emax 模型将连续的效应和药物浓度联系起来。

该方程形式上与米氏方程相同,当药物浓度的大量增加仅引起效应的小量增加时,该模型不仅可预测一种药物所能达到的 Emax,还可预测没有药物存在时无效应的临床表现,显示了与临床常见效应相一致的结果。

最大效应模型描述了浓度和效应之间的双曲线型关系,即在未用药时没有效应,当浓度接近于无限大时出现最大效应 Emax,当浓度超过 EC_{50} 后,效应的升高幅度减小。

(二)PK/PD 结合模型

在非稳态情况下,血液浓度与效应部位浓度不存在平衡,药物进入作用部位需要一定时间,因此效应部位浓度与血液浓度相比存在一定的滞后,使直接拟合血浓度与效应十分困难。

Sheiner 等提出的效应室模型的方法较好地克服了这一困难,并得到了广泛的应用。效应室模型将经典的药动学模型加以扩展,提出一个假设的"效应室"。由中央室到效应室的药物转运速率是一级过程,但其速率常数 k_{1e} 远小于药动学模型中的其他速率常数,从而药物往效应室的转运量不会改变药动学模型原有的特性,可忽略不计,但药物从效应室消除则用第 2 个一级速率常数 ke0 表示。求出药动学参数后,给予 ke0 一个初始值,可采用一定数学模型,估算效应室浓度 Ce,结合效应观测值就可拟合出合适的效应模型,求出 ke0 值及效应模型参数。

Fuseau 和 Sheiner 提出非参数效应模型方法,可不必假设效应模型,效应室消除速率常数 ke0 通过拟合,使效应室预测浓度 C 与效应(E)的滞后环消失。ke0 为 Ce-E 曲线的上下支重叠为一支时 ke0 的优化值。另一扩展的非参数法,药动学和药效学指标都用非参数表示,在模型不确定时有独特的优点。

1.参数法

在非稳态下,根据外周室浓度-时间数据(Cp-t)求出药动学参数,只要引入效应室消除速率常数 ke0,就可估算出效应室浓度,然后选择合适的药效学模型。对药效学数据进行拟合,则可求出 ke0 及药效学模型参数。

2.非参数效应模型方法

若效应室药量忽略不计,则效应室浓度的变化是 ke0 及药动学参数的函数。

以 Ci 对 Ei 做图形成一滞后环,环在最大 C 处分为上升支和下降支。该法不需假设药效学模型,只是选择合适的 ke0 使 Ce 对 E 曲线的 2 支重叠。拟合好坏的依据(重叠)是由 Ce 对 E 作图所形成环的上升支和下降支的垂直距离。

给予 ke0 初值,由药动学参数和连接模型可得出预测的 Cei,与每个 Gei 相对应的效应预测值 Emax,由线性差值方法得出。对效应观测值与预测值差值的平方均值的极小化可求出 ke0。

其中 n 为浓度-效应对数,OF 为目标函数。曲线两支的距离通过对应的效应差值与实测值的差值求得。ke0 是对效应差值的最小二乘拟合值。

3.扩展的非参数

Jashvant 等进一步提出,不仅药效学模型适用于非参数法,而且浓度变化规律也可用非参数法(如差值)描述。由连接模型知,

非参数 PK/PD 模型法计算参数步骤:①给予 ke0 初始值;②差值求出 Cp(t)的变化规律;③数值积分得到 Cei(t),t;④差值得到 Eint,ti,同非参数药效模型方法;⑤计算垂直距离,同非参数药效模型方法;⑥选择 ke0 使垂直距离最小,求出 ke0。

以上 3 种方法各有优缺点,处理实际数据时可比较使用。如用非参数法求得 ke0 值作为初值,再用参数法进行拟合,求出一些有意义的药效学参数,如 EC50、Emax 等。但必须注意数据好坏直接影响处理结果的正确性,因此,数据的采集不仅必须兼顾药代动力学特征,而且必须兼顾其药效学特点。最好在药效上升和下降区域均有数据点(药物浓度的采集类似)。

尽管基于药物-受体相互作用的 PK/PD 模型有很大进展,但由于药物可与不同受体发生相互作用,引起不同的 PD 反应,使原发作用的效应-浓度关系变得模糊,干扰了模型的精确性。PK/PD 结合模型研究的药效指标必须符合以下标准:①药物效应指标最好能用定量参数描述,且有一定变化规律,这样以药物效应对药物浓度作图,可以得到浓度-效应曲线,从而得以用 PK/PD 理论分析两者之间的关系。②药物效应指标的变化对浓度相对敏感,这样允许

在相对窄的浓度范围内对浓度-效应关系有较全面的反映。③药物效应指标必须在个体间和个体内具有良好的重复性,不然药效测定方法误差会被错误地认为是个体间或个体内药效学的变异,造成不正确的结论。④同一个体的药物效应指标应能反复测量,不致因耐受性或学习效应(learning effect)产生而改变。这样不必在大量不同的个体中收集浓度-效应数据,只要在某一个体上就可以得到足够多的能反映浓度-效应关系的数据。⑤药物效应指标最好是客观的而不是主观的,如有些中枢神经系统(CNS)药物的效应,有时采用主观判断方法评价药效,但PK/PD研究原则上应采用客观的指标。⑥所选择的药物效应指标要有临床意义,而且可靠,最好可作为治疗的指针。如某些药物的脑电图(EEG)效应,如不与某些临床药效联系起来,则无实际参考价值。

某些情况下,可采用合适的替代指标评价药物治疗后的临床症状、体征或疗效。药效学研究水平的提高,可促进PK/PD结合模型研究。另外,某些药理反应如依赖、戒断和耐受性等受内环境稳定机制所调节,并非药物与受体结合所致,这些情况下,药物的输入速率可改变效应-浓度关系。因此,发展更为精细的、涉及各种作用机制的模型可能是发展趋势之一。

近年来人工神经网络已经在PK/PD研究中得到广泛应用。人工神经网络的特点在于不需要先假定一个特定的模型,而只需从提供的数据中建立输入与输出的关系,从而极大地简化了传统药动学数据分析所需的建模工作。Minor等的研究表明,人工神经网络能够将给药情况与PD、给药情况与PK、PD与PK或其他与治疗相关的因素直接关联起来,获得各要素之间的关系。

临床效应指标和替代指标的发展及规范化十分重要,药物治疗作用通常不是单一的,而是包含所有作用的总和,因此,临床效应采用药物的治疗效果评估最为合适。但多数PK/PD研究,效果难以定量,只能选择较易测定的替代指标。替代指标应能反映各种效应。但由于替代指标种类繁多,检测方法各异,尚难满足临床效果评价的要求,已成为PK/PD深入发展的限制因素。因此,迫切需要横向比较PK/PD研究结果,发现新的替代指标并使之规范化和标准化。数据库和计算机程序的深入开发与合理应用十分必要,提倡相互协作,分享已有的药理和临床试验数据,建立相应的数据库,以便有效分析新的假设和研究目标,建立新的模型,得出新的结果和概念。

第三节　群体药动学

近年来,随着新药研发成本、失败率的不断增加,新药研发周期的延长,新药研发的日益规范,以及人们对药物治疗效应与患者生理、病理等多种因素相关性的认识,充分利用新药研究及其临床应用所获得的数据,发现隐藏其中的科学规律,从而形成知识体系.进一步提高对药物总体特征的认识,并优化药物治疗方案,获得最佳治疗效应和最小毒性效应,就显得格外重要和必要。群体药动学(群体药代动力学,population pharmacokinetics,PPK)顺应这种需要产生,并作为一门新兴药学与数学学科间的边缘科学,获得迅速发展。目前,群体药动学已经形成独立的学科领域和完善的知识体系,在新药研发和优化临床药物治疗方案两大方面都起着不可或缺的重要作用。

一、群体药动学研究方法

(一)群体药动学的概念和发展历史

1.群体药动学的提出

群体药动学是在药动学发展的基础上提出的。为了清楚地了解药物的体内处置行为,并作为制订给药方案的依据,明确药物的安全性和有效性,就必须进行药动学的研究。药动学研究的基本方法已经渗入到生物药剂学、分析化学、临床药理学、药物治疗学等多学科领域,与这些学科密切相关,推动着各个学科的发展。

药动学研究旨在评价药物在体内的处置过程,使人们了解药物的吸收、分布、代谢和排泄规律。但同时也必须看到,药物体内的动态变化在不同疾病群体中存在很大差异。经典药动学研究采用个体全息法,即研究着眼于个体对象,试验设计是为了得到药物在个体对象中动态变化的详细数据,全程采血,即血样数据涵盖吸收、分布、代谢和排泄的全过程,通常 11~14 个血样点。但从临床治疗实际和医学伦理学出发,密集采血相对困难。传统方法频繁取血、严格取样时间的药动学研究不适于重病患者、儿童及老年人群。同时,经典药动学所获得的药动学参数是以个体为单位,得到某一个体的药动学参数,然后将其进行平均,从而得到最终的药动学参数的平均值和标准偏差。这种结果处理方法不可避免地产生一个问题,即在个体差异较大的情况下,某一个体的药动学行为对整体结果影响较大,使最终结果产生较大偏倚。这是因为研究样本数较少,一个样本在总体样本中所占的权重较大,某个个体的偏差对结果造成的误差不能轻易消除。因此,为了表征与描述来自各个受试者参数的离散程度与分布情况,确定能够代表特定群体的药动学特征结果,以及能研究相关影响因素对药动学的影响,就必须提出新的方法进行药动学研究。

2.群体药动学的定义

群体药动学是广义的名词,通常泛指定量药理学(pharmacometrics,PM),是应用数学和统计学模型方法探讨、描述和预测药物在特定群体中的药动学、药效学及生物标识物-效应关系的特征行为的一门科学。群体药动学是基于模型(Modeling)和仿真(Simulation)研究药物与机体作用的全新方法,将药动学/药效学模型与统计学模型相结合,研究特定剂量方案下药物在特定群体中的药动学/药效学的特征及变异性的大小,定量研究特定群体中药物浓度/效应的决定因素。

这里所谓"群体"是指根据研究目的所确定的研究对象或者患者的总体。由于所研究对象的健康、生理特征、营养、遗传等都存在差异,因此不同研究对象对于同一药物的体内处置过程可能存在较大的差别。群体药动学研究是针对某一特定群体,探讨和预测药物在该群体中的体内处置特征。那些影响药物体内药动学、药效学的因素,如年龄、体重、基因型、性别、疾病状态、药物—药物相互作用等,在群体药动学研究领域称之为"协变量(covariate)"。协变量的集合可以看作是不同的"亚群体"。例如,如果性别对药物的药动学行为产生影响,那么,男性和女性则应分别作为所研究特定群体中的亚群体。而多个协变量所造就的"亚群体"的叠加,实际上就接近个体。个体实际上就是多个特定协变量叠加的"亚群体"。例如 1 个体重 60kg、年龄 40 岁、CYP2C19 慢代谢的男性个体就是体重、年龄、基因型和性别这些群体药动学研究中协变量叠加的"亚群体"。当然,协变量越多、越具体,就越接近真实的个体。因此,群体药动学可用于优化个体化给药方案,即充分了解个体的这些协变量对药动学/药效学的影响,从而根据这些特征优化的药物治疗方案,达到最佳疗效和最少不良反应的目的。

3.群体药动学的发展历史

群体药动学起源于 20 世纪 70 年代,1977 年美国 Sheiner 教授首次提出应用群体模型估算临床试验数据中的群体参数。随着群体药动学模型的发展,相继提出应用稀疏数据,接着又提出估算药动学参数的变异。这些最初群体药动学模型概念首先大量应用于治疗药物监测(TDM)的临床数据,利用稀疏数据得到药动学的典型参数和变异值。20 世纪 80~90 年代,该方法逐步将 TDM 数据模型与 Bayesian 回归方法相结合,进行个体药动学参数的估算及个体给药方案的优化。

1982 年,群体药动学(定量药理学)定义首次在 Journal of Pharmacokinetics and Biopharmaceutics 杂志中提出,当时将定量药理学定义为"应用模型进行分析复杂药动学和生物药剂学特征的科学"。从那时起,群体药动学在药物研发和药物治疗中的作用逐渐被认识,越来越广泛地被认可和接受。大量相关研究的相继发表,更进一步地推动了该学科的发展。

模型仿真的应用是除了群体药动学模型之外的另一个促进群体药动学发展的因素。模型仿真于 1971 年由 Maxwell 等在 Clinical pharmacology and therapeutics 杂志中首次提出,但直到 1998 年 Hale 等才真正将模型仿真技术应用于临床试验模型数据的检验。这一应用极大地推动了群体药动学的学科发展。同年,美国食品和药品监督管理局(FDA)表现出对此技术的极大兴趣,认为模型仿真是进行临床试验设计非常有用的工具,并且将其用于评价不同试验设计间的优劣。自此模型仿真被广泛地应用于各期的临床试验过程,进一步促进了群体药动学的发展。

群体药动学学科的快速发展使得美国 FDA 和欧洲药品监督管理局(EMEA)相继出台指南将该方法用于药物研发。1998 年美国 FDA 药品评价中心的《儿童药动学研究指南》中提出除了进行传统的药动学研究外,还应进行群体药动学研究。1999 年,该机构提出的《肝功能不全患者药动学研究指南》中也提到相关问题。同年,FDA 颁布了《药物研发中群体药代动力学研究指南》,明确提出新药研发中如何进行群体药动学研究及报告的具体内容。2000 年,人用药品注册技术规定国际协调会议(ICH)推荐在儿童患者药物临床研究中应进行群体药动学研究。目前在美国和欧洲,群体药动学研究已为药物研发必不可少的部分。同时群体药动学研究方法也被广泛应用于临床药物治疗的各个方面,并发挥着日益重要的作用。

(二)群体药动学的研究内容

研究目的不同,群体药动学的研究内容也有所侧重。总体来说,群体药动学的研究内容如下。

（1）明确和预测药物在特定群体的药动学和药效学行为的典型特征。研究目标群体中药物的药动学和药效学的总体特征,通常应用典型患者来表示,称之为群体参数(population parameter)或者群体典型值(population typical value)。群体典型值表征目标群体的整体特征,用于表述整个群体的平均状态或者群体典型患者的特征。

（2）定量相关影响因素(协变量)对群体药动学和药效学的影响。协变量是指所有对药动学和药效学产生影响的因素,包括生理因素(如年龄、性别、种族、基因型、体重、体表面积、胖瘦等)、病理因素(如疾病状态、并发症、肝肾功能状况等)、药物-药物相互作用和药物-食物相互作用,以及其他因素(昼夜节律等)。协变量可以指证个体与群体的差别,前面提到个体是多个"亚群体"反复叠加的结果,而不同"亚群体"是不同协变量的集合。因此,定量研究协变量对群体药动学和药效学的影响可以将研究从群体水平拉近到个体水平,预测个体的药动学和药效学行为特征。

（3）估算药动学和药效学参数的随机变异。群体药动学中的随机变异包括个体间变异(inter-in-dividual variability,IIV 或者 Between-subject variability,BSV)、周期间变异(inter-occasion variability,IOV 或者 Between-occasion variability，BOV)和个体内变异(intra-individual variability)或称残差变异(Residual variability),与随机因素相关。这类因素确定存在,但却是未知和无法测量的。个体间变异是指不同个体间的差别大小,协变量是导致个体间变异的主要来源。周期间变异是指同一个体在不同试验周期中的差别,与试验设计相关。残差变异或者个体内变异是指同一个体在不同时间或者重复试验时依然存在的差别,与测定误差、模型偏倚或者剂量误差等相关。在群体药动学中,所有变异都用百分数(%)表示。

（4）充分发掘隐藏在临床数据中的科学规律,从而为药物研发和药物治疗决策提供充分合理的理论依据。药物研发和临床应用过程中会产生大量的数据,从传统药动学方法中获得的知识、信息非常有限。而基于大量临床数据的群体药动学、药效学模型、统计学模型、图形等方法的应用,可以充分发掘隐藏在临床数据中科学规律。越多的科学规律被认识,能更好地提高临床药物治疗。

(三)群体药动学的优势

与传统药动学相比,群体药动学的应用更加广泛,其优势主要如下。

（1）数据类型可以是富集数据,也可以是稀疏数据。这一优势特别适用于治疗药物监测数据,以及临床难以采样的特殊患者,包括儿童、孕妇、肿瘤患者等。稀疏数据同样可以作为有效信息纳入到药物研究中,提供药物的相关信息。

（2）可以进行多个临床试验数据的集合研究。具体到一个临床试验,其入选人群和样本量非常有限,因此,从中所获得的信息量也相应受到限制。群体药动学可以将多个不同试验设计的临床数据进行集合分析,获得远远超出单一临床试验的更为丰富的信息与知识,这是群体药动学最显著的特点与优势之一。

（3）可以对不同试验方案设计进行模型仿真,从而进行临床试验模拟。

(4)可以明确药动学/药效学的变异性,从而进行给药方案优化。

(5)可以通过群体模型进行试验方案的设计和剂量选择。

(6)可以进行药物-药物/食物相互作用研究,群体模型分析可以明确药物相互作用的机制。

(7)可以进行种属间外推,也可以明确不同种属间的差异大小。

(8)可充分发掘药物研发中各期临床试验的药动学/药效学科学规律。

(四)非线性混合效应模型(nonllnear mixed effect modeling,NONMEM)

群体药动学研究目前最为常用的是 NON-MEM 法,是在传统药动学研究方法的基础上,针对传统药动学研究方法的缺点进一步发展起来的。

1.传统药动学的研究方法

(1)简单合并数据法(naive pool data,NPD):简单合并数据法将所有个体的数据合并之后进行处理,假设这些数据均来自于同一个体,不考虑个体间的差异,均一对合并数据进行拟合,求出药物动力学参数。

简单合并数据法的最大特点是简单易行。只要实验设计合理,所有数据类型都可以应用。但是,这种方法的缺点也十分明显。首先,它无法区分个体间变异与随机效应。虽然在拟合过程中可以给出观测值与拟合值之间的残留误差及其分布特征,但是这种误差是协变量和随机效应之和,简单合并法不能将两者进一步区分。其次,数据合并后无法再求算每个个体的药动学特征,只能得到笼统的药动学参数,无法得到个体信息。

(2)简单平均数据法(naive average data,NAD):简单平均数据法是先将每个时间点的个体数据进行平均,然后再对数据进行拟合,求出药动学参数。在拟合中可以对各数据点以相应的标准差进行加权。这种方法要求个体之间的采样时间必须一致。与简单合并数据法相似,简单平均数据法的优点同样是简单。但是这种方法的缺点也很明显。第一,容易导出错误模型。单一个体的数据本来可应用单指数项公式模型进行拟合,但是平均之后可能会发现多指数项公式拟合的结果更好。第二,平均之后使数据平滑化,可能掩盖一些有意义的药物浓度-时间曲线特征(如肠肝循环等)。第三,因为所有个体的数据已经平均,所以无法具体分析不同亚群之间差异的特征。最后,与 NPD 方法一样,NAD 也无法区分个体间和个体内的随机差异,所得出的观测值与拟合值之间的差异来自于个体间和个体内等几个部分之和,无法进一步区分。

(3)标准两步法(standard two stage,STS):标准两步法是传统药动学中最常用的方法,分两步进行。第一步,对每一个体数据分别进行拟合,得出每一个体的药学参数;第二步,求算个体参数的平均值和方差,作为最终的群体参数。STS 要求每一个体必须全程采集样本,必须有各自的药物浓度-时间曲线。

STS 法应用简单,一般的药物动力学软件即可以完成。与 NPD 和 NAD 方法相比有优势,它可以得到每一个体的药动学参数。STS 法的局限性在于该方法必须先对所有个体应用相同的模型进行拟合。与 NPD 和 NAD 方法一样,STS 也无法区分个体间和个体内误差。

STS方法的局限只有在群体药动学方法时才能得以克服。另外,STS法过分地放大了个体数据对最终结果的影响,因为最终参数仅仅是所有个体参数的简单平均,如果出现个别异常数据对结果将产生非常大的偏差。因此,这种方法仅适用于个体间变异较小的情况。而随着残留误差值的增大,标准两步法给出的个体间差异也会出现偏大的倾向。这时就应当使用群体药动学的混合效应模型化方法进行分析。

2.传统药动学的缺点

传统药动学最主要的缺点归纳起来有以下4点。

(1)药动学研究必须密集采样。

(2)无法定量药动学参数的变异性(个体内和个体间变异)。

(3)无法进行不同人群或者给药方案间的外推和预测。

(4)无法进行复杂体系中药动学/药效学相互关系研究。

3.非线性混合效应模型法(NONMEM法)

NONMEM法解决了传统药动学研究方法的主要缺点,用FORTRAN语言编制。目前的最新版本为NONMEM 7。由于FORTRAN语言的不友好,因此通常需要其他程序作为辅助进行模型建立,最常用的包括Perl speak NONMEM(PsN)、Pdxpop、Pirana、Census等。

之所以称之为"混合效应模型"是因为在模型中同时用到固定效应模型和随机效应模型。固定效应指的是群体典型值的估算,包括协变量模型;而随机效应模型指的是估算变异性,包括个体间变异、周期间变异和个体内变异(残差变异)。

其中y_{ik}是第i个体在k周期的第j个观察点,y_{ijk}是个体药动学参数P_{ik}和独立变量x_{ijk}(通常为时间或者剂量)的函数。

个体药动学参数是群体典型值和随机效应参数的函数,通常认为个体药动学参数服从对数正态分布。

其中P_{ik}是个体i在k周期的个体药动学参数,θ_p是估算的群体典型值,η_i和k_i分别是个体间变异和周期间变异。变量η_i和k_i假设服从均值为0、方差分别为ω^2和π^2的正态分布。通常药动学和药效学参数被假设为对数正态分布,因此IIV和IOV在公式中表述为指数形式。

协变量是个体间变异的重要来源,可以解释部分个体间变异。群体典型值通常是协变量的函数,这就是说协变量的改变会影响药动学/药效学参数的典型值。如果表观分布容积(V)随着体重的增加而增加,那么药动学参数V就是体重的函数,至于具体函数表达方式,即模型化的过程,在后面的数据分析过程中将详细进行讲解。

个体内变异(残差变异)用来表述个体预测值与实际观察值之间的差异。残差变异通常由于测定误差、模型偏倚、给药或者采样误差造成。残差变异最常用的表达方式包括加法模型和比例模型两种形式。

其中y_{ijk}是第i个体在k周期的第j个观察点;$f(\cdots)$是个体药动学参数预测值,是P_{ik}和独立变量x_{ijk}(通常为时间或者剂量)的函数;ε_{ijk}是残差变异,用于描述个体预测值与实际观察值之间的差别,ε假设服从均值为0、方差为δ2的正态分布。

与传统药动学分析方法相比,群体药动学方法作为强有力的工具可以对不同来源的大规模数据进行分析,探讨它们间的相互关系。Sheiner 教授作为群体药动学理论的奠基人,在提出群体药动学方法时认为该方法体现了学习—验证的过程。随着群体药动学学科领域的不断深入,目前认为群体药动学研究过程是一个学习—验证—再学习—再验证的循环过程。新的知识和信息被加入群体模型,并用于验证以前知识的正确性,进一步优化模型,从而又获得新的知识。群体药动学模型建立的过程实际上是验证已知理论并获得新知识的过程,因此群体药动学研究不能简单地认为是数据处理,它已经是一个学科体系,一个系统研究过程。有些复杂模型需要几年时间去建立,从而发现新的、重大的科学规律。

(五)群体药动学研究过程

如前所述,群体药动学的数据分析不是普通意义上简单的数据分析,而是一个系统的研究过程,因此通常需要系统的研究计划。为了更有效率地提高群体药动学的研究过程(包括数据分析过程),需要系统地了解如何设计和进行群体药动学的研究。

1.确定研究目的

群体药动学研究最为重要的就是要明确研究目的,不同研究目的将导致研究方案设计及整个模型化过程不同。随着群体药动学研究目的的不同,模型建立的过程和重点有所不同。充分理解研究目的是进行群体药动学研究的重要前提,只有首先明确研究目的,才能进一步确立研究方案和接下来的数据分析计划。整个群体药动学研究将围绕研究目的分级展开。

2.设计研究方案

研究方案将根据研究目的和模型分析方法进行设计,简单来说研究方案必须使所选择的模型分析方法完全满足或达到研究目的。因此,研究方案设计必须确定哪些假设是可行的,哪些是不可行的,哪些信息是研究必须提供的,哪些信息是可以通过现有知识获得的,从而提高研究的效率和可行性。否则,有可能由于研究方案设计不恰当,无法获得有用信息,因而无法达到研究的目的。研究方案的设计可以借助很多理论和有用工具,群体药动学本身也是研究方案设计的有用工具之一,以往群体药动学的研究结果进行仿真可以帮助设计新的研究方案。

3.制订数据分析计划

美国 FDA《新药研发群体药动学指南》指出,必须明确给出群体药动学数据分析计划。数据分析计划可以包含在试验方案中,也可以作为独立文件提供。同时,指南明确指出数据分析计划在数据得到之前完成,也就是说数据分析计划并不要求一定在试验开始前得到,但由于数据分析计划主要描述具体如何进行数据分析,与研究目的紧密相关,因此通常在研究最初阶段就必须考虑。

4.收集数据

数据一定要准确、可靠,数据采集必须保证质量,否则将影响整个研究的质量。如果数据出现错误,将会导致严重甚至错误的结果。因此,数据收集的过程一定要对数据进行逐一核对,确保采集的数据是严格按照试验方案获得,如果出现偏离方案的情况,必须进行详细的记录。

5.建立数据库

NONMEM 法进行数据分析前,必须先将所收集数据建立符合 NONMEM 规定的数据库。这项工作看似简单,其实工作量比较大,往往容易出现错误。NONMEM 的数据库通常为.txt 或者.csv 文件,数据库中必须字段包括:患者 ID、剂量、给药时间、浓度或者药效指标、周期、是否定量下限数据、MDV(是否缺省数据)、EVID(NONMEM 指证数据运算类型的参数)。如果是药动学-药效学结合模型或者多种药物,还需要 CMT 字段,用于标识不同药物和数据类型。另外,其他协变量信息如果需要考察,如基因型、年龄、体重等,也必须包括在数据库中。完成数据库后,要确保所有录入信息准确无误,之后锁定数据库,接下来所有的数据分析就在这一数据库的基础上完成。

6.检视数据

群体药动学研究通常包含大量的数据,例如血、尿中药物浓度、代谢物浓度、药效指标、药物相互作用及大量的协变量信息。对这些庞大信息进行初步的分析和了解,对于群体药动学模型建立至关重要,可以大大节约时间,提高效率。数据检视可以采用列表、作图、初步的统计分组等方法。通过数据检视可以了解数据的基本情况,了解各变量、各因素之间可能存在的相互关系,为建立模型提供可行的思路。同时在数据的检视过程还可以发现部分异常数据(outlier),为下一步对这些数据的处理确定思路。针对低于定量下限或异常的数据,可以选用不同的方法进行分析处理,对结果的影响也有很大不同。

7.建立模型

通过对数据检视,可以对所研究数据有了初步的了解,为模型建立提供了可行的思路。模型建立的顺序依次是药动学/药效学基本结构模型的建立,固定效应(协变量或者相关因素)和随机误差模型的加入,求算群体参数和个体预测值,分析协变量与药动学和药效学参数之间的关系,并不断通过模型验证考察模型的准确度,最后得到最终模型。

模型建立的一般的原则是从简单模型出发,由简入繁逐步推进。任何模型都只是对真实情况的模拟和近似,没有一种模型是完全准确或绝对真实的。所谓的最佳模型只是更加接近真实,最能达到研究目的的模型。不同研究目的可能导致模型的差异。

NONMEM 法应用扩展的最小二乘法来定义目标函数值(objective function value,OFV)。目标函数用于表征模型拟合值与真实值之间的偏差,因此模型拟合过程实际上是寻求目标函数最小化的过程。模型优化过程需要注意 2 点:①避免目标函数局部最小化。目标函数有时候因为初值选择不合适,会达到一个局部的最小值,而不是真正的最小值。②过度引入不恰当的参数。参数的增加通常会降低目标函数,但不能单纯引入参数,而要判断是否有统计学意义。根据显著性水平,通常显著性水平定为 0.05,但对于衡量某些参数是否可以从模型方程中去除,也就是这一参数是否确实对模型有显著性影响,通常会将显著性水平定义在0.01。

模型参数的优化除了用 OFV 作为标准,还必须判断是否有生理学意义。因为模型仅仅只是数学表达方式,可以是任何形式,但它反映的是药物对机体或者机体对药物的反应,必须符合科学规律。同时随机误差的变化也可以判断参数的加入是否合理,不同参数的随机散点图也是非常重要的工具,如果散点图的分布存在偏态,则说明模型存在偏差。

最佳模型应当具有以下特征:由其生成的拟合值与所对应的观测值最为接近,即 OFV 最小。没有多余不符合生理和药物科学规律的参数,模型尽可能简单,并且可以解释。同时模型中不可测的、个体间随机误差和个体内随机误差在合理的范围内。也就是说模型中协变量为充分解释的个体间变异的来源。

(1)结构模型(structural model):结构模型通常分为吸收和处置模型。吸收模型包括零级、一级及渐变房室吸收模型等;处置模型对于药动学数据来说指的是一、二、三室等房室模型,对于药效学数据来说通常包括线性模型或 Sigmoid 模型等。

结构模型的建立可以通过前述的 NPD 法和 NAD 法初步获得,或通过文献报道获得,或通过目标函数的比较、数据拟合结果的图形及各参数的合理性(其可能的生理学、临床可接受的范围之内)进行选择和判断。

(2)随机误差模型(random error model):在结构模型建立的基础之上加入随机误差模型。引入随机误差模型有一点至关重要,那就是 NONMEM 法中假设数据符合对数正态分布。如果所研究的数据呈现偏态,就必须设法对数据进行矫正,使矫正后的数据达到对数正态分布。通常包括加法和比例 2 种模型,加法模型中变异不随群体典型值的变化而变化,与典型值的大小无关,变异为绝对值。而比例模型中的变异随群体典型值的变化而变化,与典型值大小相关,变异为相对值。如果模型拟合过程中应用对数数据,则只能用比例模型。

(3)协变量模型(covariate model):协变量模型的优化是群体模型建立过程中最为复杂和重要的部分,很多方法可以应用。Uppsala 大学专门有为期 1 周的针对协变量模型建立的课程,介绍各种优化协变量的方法。不同的数据类型可采用不同的工具进行研究,其中 PsN 中的 SCM 模块可以通过用户定义条件自动筛选协变量。但这些都只能作为工具,真正协变量模型的选择必须通过建模者丰富的临床药理学知识背景做支撑。

(4)模型参数的初始值(model initial parameter value):结构模型搭建起来后,必须赋予所有参数初始值,NONMEM 程序会以初始值为起点,不断拟合寻求拟合值与真实值的偏差最小,即目标函数最小的点。前面也提到在模型优化过程中需要避免目标函数局部最小化,这和参数初值有很大关系。非线性拟合是否成功,标准之一是看是否找到了一组适当的参数使得目标函数得以收敛。对于复杂模型的拟合,则不能保证每次都可以得到收敛的结果。导致模型无法收敛的因素很多,参数初始值是否处于适当的范围之内是其中很重要的一个。

文献值或已往的实验结果、单纯聚集数据分析法(naive pooled data analysis,NPD)、非房室模型法(non-compartmental analysis,NCA)、数据检视等方法可以帮助选择参数初值。NCA 不依赖于模型,因此人为因素的干扰较少。由 NCA 得出的药物消除半衰期、系统清除率和表观分布容积等参数均可为初始值的选择提供有力的帮助;通过数据检视可以初步判断参数是否存在相互关联以及变异度的大小。

8.模型验证

模型验证贯穿在模型建立的始终,用于评价现有模型的适宜性、准确性和稳定性。图形和统计学方法是最为广泛使用的模型验证的方法,尤其是图形工具是最强有力的工具,可以形象地告知模型预测能力。目前有很多常用的模型验证工具,其中一些依赖于模型仿真评价模型在不同方面的适宜性,但每一种方法都有其优点和不足的地方。国际上最认可的模型验证方法包括"模型拟合图形"(goodness of fit plots,GOFs)、"视觉预测检验"(visual predictive check,VPC)和"自举取样法"(bootstrap)。

GOFs包括群体预测值(PRED)和个体预测值(IPRED)与实际观察值的诊断曲线,以及个体权重残差(individual weighted residuals,IWRES)(IWRES-实际观察值-IPRED)和条件权重残差(conditional weighted residues,CWRES)的分布诊断曲线。同时,NONMEM 7还提出一种新的诊断曲线,即以正态分布预测分布误差(normalized prediction distribution error,NPDE)。这种误差不是真正意义的残差,但与数据的多级仿真相关,是比CWRES更加可靠的诊断方法。

VPC是公认的最为强大的模型验证工具,是基于模型仿真和图形判断模型仿真的数据是否分布在观察数据的可信置信区间内,因为该方法通过大量的仿真完成,因此可以准确判断模型的稳定性与适宜性。

Bootstrap是另一个用于模型验证的方法。它通过从原始数据中重新取样,比较参数的平均值、标准差和95%置信区间,验证所建立模型的稳定性和准确性。Bootstrap所需时间较长,通常用于最终模型的评价,很少用于模型优化过程。

9.仿真

模型建立标志着群体药动学研究已经完成了最重要的部分。接下来就是根据研究目的来进行模型仿真,从而达到最终的研究目的。例如在临床药物治疗中可以进行最优给药方案设计,在药物研发中可以为进一步研究设计剂量方案.以及时判断该药物是否有继续研究的前途等。这部分内容将在下面的小节中具体详细介绍其应用。

二、群体药动学与药物治疗方案设计

群体药动学可以用于优化药物治疗方案,从而提高临床药物治疗效果。群体药动学用于药物治疗方案设计主要包括治疗药物监测、药物—药物相互作用、不同疾病状态下的药物治疗(疾病模型)、特殊患者(如儿童、老年患者、肝肾功能不全患者)的药物治疗,其他如患者依从性研究、不同人群或种属间比较和外推等研究。

无论是以上哪种情况,哪种数据类型,通常进行群体药动学研究的目的是为了面对复杂的临床体系,进行最佳治疗方案设计。当然,具体到某一个药物,就会有更加明确和具体的目的,但通常都需要进行群体药动学的试验设计。

(一)群体药动学试验设计

通常需要根据试验目的进行试验设计。另外,临床实际有时候决定了所能采集数据的类型。很多临床数据是不连续数据,如麻醉水平分级,通常用不同评分表示。还有些数据是全或者无数据,用 0 或者 1 表示。针对不同数据会有不同的试验设计考虑,这里仅仅提供一些常规的试验设计方法。

1.样本采集

这里重点讨论稀疏数据,如果可以密集采样,按照药动学的特点进行全程采集。稀疏样本通常采集 2~4 个样本点,Ette 等针对取样时间进行了研究,对于静脉给药方式,以下原则可以参考。

(1)如果采集 2 个样本,那么第 1 个样本采集时间点越早越好,第 2 个样本在 1.4~3 倍消除半衰期的时间点采集较好。

(2)如果采集 3 个样本,那么第 1 个取样点和第 3 个取样点采用上述原则,第 2 个样本取样时间可以变动,不同患者在不同时间点采集优于同一时间点采集。

(3)如果采集 4 个样本,那么第 1 个取样点仍然是越早采集越好,第 2 个取样点通常在 1/3 的消除半衰期的时间点采集,第 3 个取样点在 0.7~2.5 倍半衰期的时间点采集,第 4 个取样点在 3 倍消除半衰期附近采集。

以上原则不是绝对不变的,根据研究的特点和目的不同可有所改变。上述这些原则来自于经验,如果需要精确的试验设计,可借助专业工具软件和方法实现,常用软件包括 PopDes、PFIMOPT(PFIM)、PopED、POPT 等。

2.样本量

群体药代动力学研究没有特定的规定需要多少样本量。样本量取决于数据的类型、药物药动学特点、研究目的和个体样本数。但普遍认为,样本量过少无法表征群体的特征,因此希望样本量越大越好,即使个别患者只有一个样本,也希望纳入研究中,因为患者人数越多越能更好地反映群体的总体特征。尤其对于协变量的分析,患者人数过少很难获得具有统计学意义的协变量。如果依据少数样本量进行试验方案的优化,就无法符合临床实际,使制订的给药方案与临床实际出现较大偏差。

3.药物治疗方案优化

群体药动学进行药物治疗方案优化时,需要按照前面所述的群体药动学研究方法,根据研究目的建立群体药动学模型。如果已有确定模型可以应用,可以将现有数据纳入模型,估算患者个体的药动学参数,从而根据患者药动学特点进行给药方案设计。如果没有确定模型可以应用,需要按照前面所述方法分别建立结构模型、随机误差模型和协变量模型,并通过模型优化,确定最终模型。

前面已经提到模型仿真是进行药物治疗方案优化的一个有力工具。通过模型仿真进行不同种属以及不同给药方案间的外推,预测不同给药方案下的药动学和药效学行为,从而判断何种药物治疗方案为最优,为临床复杂情况下药物治疗方案的制订提供理论依据。仿真可以根据不同的目的进行,选择不同的群体或者不同的给药方案,得到患者个体的药动学参数,例如曲线下面积(AUC)或者清除率(CL)等。可参考下面的应用举例了解群体药动学进行药物治疗方案设计的过程。

（二）应用举例

1.研究背景

利托那韦（ritonavir，RTV）和洛匹那韦（lopinavir，LPV）是儿童抗 HIV 治疗的一线药物。LPV 单独使用生物利用度低，无法达到有效的抗病毒浓度。RTV 是 CYP3A4 酶的抑制药，与 LPV 合用可以大大提高其生物利用度，达到临床治疗效果。对于合并结核感染的患者，临床需要同时给利福平（rifampicin，RIF）进行抗结核治疗。但 RIF 是 CYP3A4 酶的强诱导药，同时应用使 LPV 的 AUC 降低 75%。此时常规剂量的给药方案无法达到临床治疗效果。

2.研究目的

儿童 HIV 合并结核感染患者，临床需要同时给予 LPV、RTV 和 RIF，应该如何给药才能达到治疗效果？

3.研究方案

共 68 名儿童患者参与研究，年龄从 6 个月到 4.5 岁。部分患者给予 LPV 和 RTV，部分患者给予不同剂量的 LPV、RTV 和 RIF。每名患者采集 4～8 个血药浓度样本。

4.群体药动学研究

（1）群体药动学模型建立：本研究的目的是要研究存在复杂药物—药物相互作用情况下如何制订给药方案。因此，在模型建立时首先要明确 3 种药物间相互作用的定量关系，其次必须明确影响药物体内处置过程的协变量因素，再次明确研究群体的群体参数和个体数以及各种变异的大小，最后还需要明确药动学参数间是否存在相互关联，以及是否存在其他相关影响，如是否存在昼夜节律，是否存在肝肠循环等。

通过分析明确研究目的，需要针对研究数据建立模型。具体模型建立过程按照前面所述的结构模型-随机误差模型-协变量模型的顺序，通过模型验证工具不断优化模型。研究表明 LPV 符合一级吸收-房室消除模型，RTV 符合渐进吸收-房室消除模型。RIF 可使 LPV 的生物利用度降低 16.7%，RTV 的清除率降低 50%。随着 RTV 浓度的增加，LPV 的清除率降低。LPV 清除率与 RTV 浓度相关关系符合 Emax 模型，其中 EC50 为 0.0519mg/L。研究发现，LPV 和 RTV 的清除率存在线性正相关关系，即随着 LPV 的清除率增加，RTV 的清除率也随之增加，相关系数为 0.9。另外，LPV 和 RTV 的清除率与表观分布容积都随着体重的增加呈非线性增加。

得到最终模型后，明确了 LPV 和 RTV 的体内药动学行为，以及 LPV、RTV 和 RIF 之间药物-药物相互作用和所有药动学参数以及变异大小。这时就可以进行给药方案的设计与优化。

（2）给药方案优化：根据研究目的，我们希望所制订的 LPV/RTV 给药方案可以使 95% 的临床患者在合并 RIF 时能够达到有效浓度。按照这一目标，应用最终群体药动学模型进行模型仿真。选择 1000 个符合所研究群体的典型特征的患者进行仿真。因为本研究中发现体重显著影响药物的体内处置过程，不同体重患者所需临床剂量也不同，因此必须按照体重进行个体化给药方案设计。研究表明如果按照 LPV：RTV＝4：1 比例，每 12 小时给药，低体重儿童所需的剂量太高,临床极易发生不良反应,因此建议临床改为每8小时给药方案,适当降低给药剂量。而如果按照 LPV:RTV=1:1 比例,可以按照每12小时的方案给药。研究表明随着体重的增加,所需的单位千克体重剂量减少。

5.小结

本案例简单地展示了群体药动学研究的思路与步骤,案例中很多细节由于篇幅原因无法详细展开。但通过该案例,读者可以了解群体药动学研究的重要性和实用性。当然,本研究仅仅是群体药动学研究领域中非常小的一部分,它强大的功能和广泛的应用还需要读者在实践中不断体会和总结。

三、群体药动学与新药临床试验

群体药动学方法目前被公认是加快药物研发速度并进行有效决策的强大工具。群体药动学在新药研发过程中主要应用药动学模型、药效学模型、药动学-药效学结合模型及疾病进展模型描述药物与机体间的动态变化过程。整个群体药动学研究过程贯穿学习-验证-再学习的循环,被广泛应用于新药 I～IV 期临床试验及生物等效性研究,极大地推动了药物研发的进程。

(一)I 期临床研究

I 期临床研究包括确定药物的耐受剂量及单剂量和多剂量的药动学特征,从而初步认识药物的浓度-效应关系。I 期临床试验有时还研究食物和性别对药动学的影响,药物-药物相互作用以及特殊人群的药动学,例如肝、肾功能不全及儿童患者等。I 期研究可以应用传统的标准两步法和群体药动学方法进行分析。群体药动学可以提供标准两步法无法提供的重要信息。

I 期临床试验中最关键是确定起始药物剂量。起始剂量过高,容易出现不良反应;起始剂量过低,探索合适的剂量势必浪费过多时间和人力、物力。群体药动学模型可进行临床前数据的种属间外推,从而帮助确定 T 期临床研究的合适剂量。针对特殊患者的 I 期临床研究,群体药动学方法由于可以利用稀疏数据,从而提高了研究的可操作性和可行性。I 期临床试验数据的群体药代动力学-药效学模型可优化和确定 II 期临床试验的剂量和方案。

(二)II 期临床研究

II 期临床研究探索性确定药物的有效性和安全性。II 期临床需要回答下列问题,即药物是否有效,药物如何起作用,药物剂量-效应关系如何,不同人群药理作用是否存在差异。生物标识物在 II 期研究中起到非常重要的作用,生物标识物是非常好的早期疗效和毒性的指标,可以建立群体药代动力学/药效学模型对药物的疗效和毒性进行预测,从而进行药物研发决策。另外,II 期临床的数据可以与 I 期研究数据进行对比,为 III 期临床试验提供更加充分的信息。

(三)III 期临床研究

III 期临床中,群体药动学模型有助于确定最终临床给药剂量、适应证人群、疗程等。高质量 III 期临床研究的群体药代动力学模型可以作为新药申请的有效性和安全性的重要证据。FDA 也建议在 III 期临床中采集稀疏样本建立群体药动学-药效学模型,通过模型预测临床试验成功和失败概率,从而大大加快新药研发进程,节约临床试验的成本。

(四)Ⅳ期临床研究

这一阶段的临床研究往往与药物治疗相关。如前所述,群体药动学可用于评价药物-药物相互作用,优化药物治疗方案,评价临床治疗的疗效。另外,群体药动学还可以用于特殊患者的药物治疗方案优化。

(五)生物等效性研究

群体药动学研究方法可用于生物等效性研究。尤其适用于无法获得密集采样的患者人群,例如肿瘤患者或者儿童患者,这些患者中的药动学研究无法通过传统的药动学方法获得个体的 AUC 和 Cmax,但可以通过群体模型进行生物等效性评价。除此之外,群体药动学还可以用于评价不同人群间的"等效性",寻找不同人群间的相似与差异。另外,一些传统药动学方法无法完成的特殊的生物等效性研究也可以应用群体药动学进行。例如,某些情况下需要评价不同剂型的生物等效性情况,这时剂型作为一个协变量会影响药物的药动学和药效学行为。

虽然群体药动学有很多优点,但是群体药动学进行生物等效性研究也存在一定偏差。群体药动学模型的优劣与建模者的水平密切相关,任何模型上的偏倚可能会给结果造成偏差,因此带来一定程度的复杂性。

(六)疾病进展模型

疾病进展模型是近年来群体药动学领域较新的研究方向。其实早在 20 世纪 70 年代就有学者和临床医师试图研究疾病的自然发展状态对药物治疗的影响,只是当时还未发展到定量阶段。2004 年 FDA 提出疾病进展模型是进行药物研究的要素之一。疾病进展模型主要探讨疾病随着时间的自然变化趋势和过程。疾病状态可以通过某一生物标志物或者临床终点指标反映。疾病随着时间可能改善或者恶化,也有可能出现循环反复的状态,例如随季节周期性变化的抑郁症就是这种情况。疾病模型不考虑药物的治疗,仅仅单纯探讨疾病本身随时间的自然变化。因此,将疾病模型合并药物模型(药动学和药效学模型)就可以全面评价药物对疾病的治疗效应,预测疾病不同阶段药物治疗的效果,从而根据疾病进展进行治疗方案的调整。

疾病模型通常包括线性疾病进展模型、渐进疾病进展模型、动态成长疾病模型等。模型的定义需要根据疾病的特点,并且通过临床数据估算疾病进展的速度与程度。疾病模型与药动学和药效学模型相结合是更加复杂的课题,目前有很多针对此研究方向的文章发表。由于方法比较复杂,这里就不做展开讲解。

第四节 生物药剂学与生物利用度评价

药物制剂中活性成分应在预期时间内释放并被吸收、转运到作用部位,并达到预期的有效浓度才能产生最佳疗效。大多数药物须进入血液循环产生全身治疗效果,作用部位药物浓度和血液中药物浓度存在一定的比例关系,因此,可以通过测定血液中药物浓度来获得反映药物体内吸收程度和速度的主要药动学参数,间接预测药物制剂的临床治疗效果,以评价制剂的质量。允许这种预测的前提是制剂中活性成分进入体内的行为一致并且可重现。

生物利用度(bioavailability,BA)是反映药物活性成分吸收进入机体的程度和速度的指标。通过在不同时间点采集血样,测定血液中活性化合物或其活性代谢物含量获得系统暴露量的数据。因此,生物利用度数据既反映活性化合物从制剂中释放的过程,也反映其释放后进入血液循环系统前的代谢作用,是一系列作用的结果。以往发生的由于制剂生物利用度不同而导致的药物不良事件,使人们认识到确有必要对制剂中活性成分生物利用度的一致性或可重现性进行验证或评价,尤其是含有相同活性成分的仿制产品替代其原创药的研发和临床使用。鉴于药物浓度与治疗效果相关,假设同一受试者、相同的血药浓度-时间曲线意味着在作用部位能达到相同的药物浓度,并产生相同的疗效,那么,就可以药动学参数作为替代的终点指标建立等效性,即生物等效性(bioequivalence,BE)。

生物等效性用于区别药物的可处方性(prescribability)和可互换性(switch-ability)。可处方性指医师首次开处方给患者时,对药品一般的性能特征较为清楚,已经经过相关临床研究(包括生物等效性研究)验证了其有效性和安全性。可互换性是指在治疗过程中,医师要让某一患者从一种药转用另一种含相同活性成分制剂治疗的情况,此时医师可以肯定新用药品的安全性和有效性与被替换药有可比性。以上 2 种情况体现了不同的临床需求,但目标都是保障患者用药的安全有效性。

一、生物药剂学及其分类

(一)生物药剂学

20 世纪 50 年代初,人们普遍认为"化学结构决定药效",药剂学只是为改善外观、掩盖不良嗅味或便于服用。随着大量的临床实践,人们逐渐认识到剂型和生物因素对药效的影响。因此,研究药物在代谢过程的各种机制和理论及各种剂型和生物因素对药效的影响,对控制药物制剂的内在质量,确保最终药品的安全有效,提供新药开发和临床用药的严格评价,都具有重要的意义。

生物药剂学是 20 世纪 60 年代迅速发展起来的药剂学新分支,主要研究药物及其剂型在体内的吸收、分布、代谢与排泄过程,阐明药物的剂型因素、用药对象的生物因素与药效三者之间的关系。为正确评价药物制剂质量、设计合理的剂型和制备工艺及指导临床合理用药提供科学依据,以确保用药的有效性和安全性。对指导给药方案的设计,探讨人体生理及病理状态对药物体内过程的影响,疾病状态时的剂量调整,剂量与药理效应间的相互关系及对药物相互作用的评价等有着重要的作用。

但生物药剂学与药理学、生物化学的研究重点具有原则区别,既不是药理学研究对机体某些部位的作用方法和机制,也不是生物化学把药物如何参与机体复杂的生化过程作为中心内容。生物制剂学主要是研究药理上已证明有效的药物,当制成某种剂型,以某种途径给药后是否很好地吸收,从而及时分布到体内所需作用的组织及器官(或称靶器官或靶组织),在这个作用部位上只要有一定的浓度及在一定时间内维持该浓度,就能有效地发挥药理作用。

（二）生物药剂学的研究内容

生物药剂学的研究内容如下。

1. 剂型因素

研究药物剂型因素与效应间的关系。这里所指的剂型不仅指片剂、注射剂、软膏剂等剂型概念，还包括与剂型有关的各种因素，如药物的理化性质（粒径、晶型、溶解度、溶解速度、化学稳定性等）、制剂处方（原料、辅料、赋型剂的性质及用量）、制备工艺（操作条件）及处方中药物配伍及体内相互作用等。

2. 生物因素

研究机体的生物因素（年龄、种族、性别、遗传、生理及病理条件等）与效应间的关系。

3. 体内吸收机制

研究药物在体内的吸收、分布、代谢和排泄的机制对药物效应的影响，保证制剂有良好的生物利用度和安全有效。

（三）生物药剂学的科学意义

生物药剂学与生物化学、药理学、物理药学、药动学、药物治疗学等密切相关，并相互渗透、相互补充。生物药剂学与药动学的关系更为密切。

（四）药物的生物药剂学分类系统（biopharmaceutics classification system，BCS）

依据药物基本的生物药剂学性质-溶解性和肠道通透性特征，将其分成四种类型：Ⅰ型（高溶解性、高通透性）、Ⅱ型（低溶解度、高通透性）、Ⅲ型（高溶解性、低通透性）和Ⅳ型（低溶解性、低通透性）。药物的生物药剂学性质可用于预测药物在肠道的吸收，确定限速步骤，并根据这2个特征参数预测药物在体内体外的相关性。吸收数（An）、剂量数（Do）和溶出数（Dn）是药物理化性质和胃肠道生理因素的有机结合，可以用来定量描述药物吸收特征。

高溶解性药物指最高剂量规格的制剂能在 pH1.0～8.0 的 250ml 或更少体积的水溶液中溶解的药物。高渗透性药物指绝对生物利用度超过 85% 的药物。当根据质量平衡测定方法或与静脉对照剂量相比，人体吸收程度为 85% 或更高的活性药物成分被认为具有高渗透性。

Ⅰ型药物具有高溶解性、高通透性、溶出速度快等特点，表现为低 Do 值、高 Dn 值和高 An 值，吸收的主要限速步骤是胃排空速率；Ⅱ型药物具有低溶解度、高通透性和溶出速度慢等特点，但由于剂量、溶解度大小不一，表现为低 Dn 值、高 An 值，Do 值大小不一，主要限速步骤是药物的溶出；Ⅲ型药物具有溶解度大、通透性差和溶出速度快等特点，表现为低 Do 值、高 Dn 值、低 An 值，吸收的限速步骤是跨膜转运；Ⅳ型药物具溶出速度慢、通透性差等特点，但由于受剂量、溶解度差异影响，表现为低 Dn 值、低 An 值，Do 值大小不一，影响吸收的因素多种多样。

（五）药物生物药剂学分类系统的应用

了解药物的生物药剂学分类，有利于判断药物是否可以申请生物学实验豁免，可用于筛选候选药物，有效降低新药开发风险；可用于指导剂型设计、剂型选择，有针对地解决影响药物吸收的关键问题，有效地提高其生物利用度；有助于解释固体制剂溶出度试验与体内外相关的可能性;有助于预测并阐述药物与食物的相互作用等。

二、生物利用度和生物等效性评价方法

生物等效性研究是在试验制剂和参比制剂生物利用度比较基础上进行的等效性评价。目前推荐的生物等效性研究方法包括体内和体外的方法。按方法的优先考虑程度从高到低依次为:药动学研究方法、药效学研究方法、临床比较试验方法、体外研究方法。

1.药动学研究方法

即采用人体生物利用度比较研究的方法,为常用生物等效性试验研究方法。通过测量不同时间点的生物样本(如全血、血浆、血清或尿液)中药物浓度,获得药物浓度-时间曲线(concentration-time curve,C-T)反映药物从制剂中释放吸收到体循环中的动态过程。并经过适当的数据处理,得出与吸收程度和速度有关的药动学参数,如药物浓度-时间曲线下面积(AUC)、峰浓度(Cmax)、达峰时间(Tmax)等,通过对以上参数的统计学分析比较,判断两制剂是否生物等效。

2.药效学研究方法

药效学研究为在无可行的药动学研究方法进行生物等效性研究时(如无灵敏的血药浓度检测方法,或浓度和效应之间不存在线性相关,或口服极少吸收),可以考虑用明确的、可分级定量的、客观的人体药效学指标,通过效应-时间曲线(effect-time curve)与参比制剂比较确定生物等效性的研究方法。使用该方法同样应严格遵守临床试验相关管理规范,并经过充分的方法学确证。如降血糖药物伏格列波糖,属于α-葡萄糖苷酶抑制药,在肠道内抑制将双糖分解为单糖的双糖类水解酶(α-葡萄糖苷酶),因而延缓肠道内糖类吸收而达到降糖作用,从而改善餐后高血糖。可以血糖和胰岛素 AUC0-t 和 ΔCmax 评价伏格列波糖口服制剂的生物等效性。

3.临床试验方法

当无适宜的药物浓度检测方法,也缺乏明确的药效学指标时,也可以通过以参比制剂为对照的临床随机对照试验,以综合的疗效终点指标验证两制剂的等效性。然而,作为生物等效研究方法,对照的临床试验可能因为样本量不足(一般要求采用≥100 对病例)或检测指标不灵敏而缺乏足够的把握度检验差异。增加样本量或严格的临床研究实施过程一定程度上可以克服以上局限性。

4.体外研究方法

一般不提倡采用体外的方法确定生物等效性,因为体外并不能完全代替体内行为。但在某些情况下,如能提供充分依据,可以采用体外的方法间接证实两制剂的生物等效性。根据生物药剂学分类属于高溶解度、高渗透性、快速溶出的药物的口服制剂可以采用体外溶出度比较研究方法验证生物等效,对于难溶但高渗透性的药物,如已建立良好的体内外相关关系,也可采用体外溶出研究替代体内研究。

三、生物利用度和生物等效性研究的规范要求

规范要求应贯穿于试验设计、受试者筛选、过程监控、样本检测、数据处理等全过程,旨在减少或消除生物学因素和给药方法对生物利用度的影响。如受试者性别、年龄、体重应控制在

规定范围内,且应身体状况良好;严格的自身对照、随机分组的试验设计;为排除食物对试验结果的影响,若无特殊情况,采用空腹给药,对于不适宜空腹给药的,如非甾体抗炎药尼美舒利(空腹给药对胃黏膜刺激性很大,可以造成急性药物性胃炎,宜饭后服用)等,需要进食统一的试验餐;控制饮水量和饮用水水温以减少水量和水温对药物吸收的影响;含黄嘌呤类物质和乙醇饮料能影响胃肠道生理状态,烟草中尼古丁能影响胃蠕动,受试者应无烟酒嗜好,试验过程应禁烟、酒、茶和咖啡;避免受试者参加剧烈运动或静卧,因剧烈的活动可减少尿量,降低尿pH,影响药物的肾排泄,静卧则通过影响胃肠道运动而影响药物吸收。对检测方法也有严格要求,力求减少检测方法误差对结果造成的影响。

以药动学参数为终点指标的研究方法是目前普遍采用的生物等效性评价方法,完整的生物等效性研究包括试验设计、生物样本分析、统计分析、结果评价等,需严格遵守相关研究规范。

(一)试验设计要求

1.研究机构的基本条件

生物等效性研究属于新药临床试验的研究内容,研究机构须具备临床试验管理规范(GCP)要求的各项必要条件,并按规范要求进行试验。研究机构是国家食品药品监督管理总局(CFDA)认证的药物临床试验机构,具有独立的伦理委员会、良好的医疗监护条件、良好的分析测试条件和良好的数据分析处理条件。是多学科、多部门协同合作的临床研究工作,研究人员应包括获得 GCP 培训合格证书的临床药动学研究人员、临床医师、分析检验技术人员和护理人员等。试验方案必须经过独立的伦理委员会批准。试验前,应获得所有参加试验的受试者签署的书面知情同意书。

2.试验制剂和参比制剂(test and reference,T and R)

参比制剂的质量直接影响生物等效性试验结果的可靠性,一般应选择国内已经批准上市相同剂型中的原创药。若为完成特定研究目的,可选用相同药物的其他药剂学性质相近的上市剂型作为参比制剂,这类参比制剂亦应是已上市且质量合格产品。参比制剂和试验制剂含量差别不能超过 5%。因为有些情况下,即使试验制剂和参比制剂均在质量标准含量范围内,若两制剂实际含量分别处在标准范围的上限和下限,可能直接导致不等效结果。

试验制剂应为符合临床应用质量标准的中试生产规模的产品。应提供其体外溶出度、稳定性、含量或效价测定、批间一致性报告。某些药物尚需提供多晶型及光学异构体的资料。

试验制剂和参比制剂均应注明研制单位、批号、规格、保存条件、有效期。

试验结束后试验制剂和参比制剂应保留足够长时间直到产品批准上市,以备有关单位核查。

3.受试者的选择

(1)受试者入选条件:受试者选择应尽量减小个体间差异,以能检测出制剂间的差异。试验方案应明确入选和剔除条件。

一般为男性健康受试者。儿童用药因伦理学要求,一般以健康成年人作为受试者;特殊作用的药品,则应根据具体情况选择。选择健康女性受试者应避免怀孕可能性。如待测药物存在已知的不良反应,可能带来安全性担忧,则应选择目标适应证患者作为受试者。

年龄一般为 18～40 周岁,同一批受试者年龄不宜相差 10 岁以上。

体重不应低于 50kg。按体重指数(body massindex,BMI)＝体重(kg)/身高 2(m²)计算,应在标准体重范围内。同一批受试者体重(kg)不宜差距过大,因为受试者服用的药物剂量是相同的。

受试者应经过全面体格检查,身体健康,无心、肝、肾、消化道、神经系统、精神异常及代谢异常等病史,无过敏史,无直立性低血压史;体格检查显示血压、心率、心电图、呼吸状况、肝、肾功能和血常规无异常,以减少疾病对药物体内过程的干扰。根据药物类别和安全性,还应在试验前、试验期间、试验后进行特殊实验室项目的检查,如降糖药应检查血糖水平。

为避免其他药物干扰,试验前 2 周内及试验期间禁服任何其他药物。试验期间禁烟、酒及含咖啡因的饮料,或某些可能影响代谢的果汁等,以免干扰药物体内代谢。受试者应无烟、酒嗜好。如有吸烟史,在讨论结果时应考虑可能的影响。

如已知药物存在代谢酶、转运体的遗传多态性,可能导致代谢或转运的个体差异,应考虑受试者由于基因突变可能出现的安全性等问题。

(2)受试者例数:应符合统计学要求,对于目前的统计方法,18～24 例可满足大多数药物对样本量的要求,但对某些变异性大的药物则需要适当增加例数。

临床试验受试者例数由 3 个基本因素决定:①显著性水平,即 α 值大小,通常取 0.05 或 5%;②把握度,即 1-β 值大小,一般不小于 80%,其中 β 是犯第 Ⅱ 类错误的概率,也就是把实际有效误判为无效的概率;③变异性(CV%)和差别(θ),两药等效性检验中检测指标变异性和差别越大则所需受试者例数越多。但试验前并不知道 θ 和 CV%,只能根据参比制剂的参数估算或进行预试验。另外,生物利用度试验结束后,也可以根据 θ、CV% 和把握度等参数计算 N 值,并与试验所选择例数进行对比,检验试验所采用例数是否合适,应避免发生因例数过少得出假阴性的错误,即实为两制剂等效却误判为不等效。

(3)受试者分组:采用随机方法分组,组间应具有可比性。通常 2 组例数最好相等。

4.试验设计

由于生物利用度和生物等效性研究影响因素多,为使结果能真实揭示剂型因素间的差异,应尽量避免生物因素与给药方法对结果产生影响。试验设计的主要目的是消除个体差异与试验周期对结果的影响。

交叉试验设计是目前应用最多最广的方法,因为多数药物吸收和清除在个体之间均存在很大变异,个体间变异系数远大于个体内变异系数,因此生物等效性研究一般要求按自身交叉对照的方法设计。将受试对象随机分组,按一定顺序处理。一组受试者先服用试验制剂,后服用参比制剂;另一组受试者先服用参比制剂,后服用试验制剂。两顺序间应有足够长的间隔时间,为清洗期(Wash-out Period)。这样,对每位受试者都连续接受 2 次或更多次的处理,相当于自身对照,可以将制剂因素对药物吸收的影响与其他因素区分开来,从而减少不同试验周期和个体间差异对试验结果的影响。

根据试验制剂数量不同一般采用 2×2 交叉、3×3 交叉设计。如果是 2 种制剂比较,则采用双处理、双周期、两序列的交叉设计。如试验包括 3 个制剂(2 个试验制剂和 1 个参比制剂),宜采用 3 制剂 3 周期二重 3×3 拉丁方试验设计。

例如,制剂 T 欲进行生物等效性研究,所选参比制剂为 R,若受试者为 24 人,则将 24 例受试者随机分为 A、B2 组,每组 12 例受试者。每一受试者均接受 2 种制剂,从而可最大限度排除个体差异对试验结果的影响。

又如,有 T1 和 T22 个试验制剂欲同时进行生物等效性研究,所选参比制剂为 R.若受试者为 24 人,则将 24 名受试者随机分为 A、B、C、D、E、F 组,每组 4 名受试者,按表 4-8 安排,每一受试者均接受 3 种制剂的试验,从而可排除个体差异对结果的影响。3 种制剂组合成的 6 种顺序均在试验中出现,从而避免用药顺序对试验结果的影响。

各周期间应有足够的清洗期。清洗期可消除两制剂的互相干扰,避免上个周期内的处理影响到随后一周期的处理。清洗期一般不应<7 个消除半衰期。

但有些药物或其活性代谢物半衰期很长,难以按此方法设计实施,此情况下应采用平行试验设计,但样本量要适当增加。

对于某些高变异性药物(highly variable drug),根据具体情况,除采用增加例数的办法外,也可采用重复交叉设计,测定对同一受试者 2 次接受同一制剂时可能存在的个体内差异。

5.给药剂量

口服制剂的 BA 和 BE 研究,给药剂量一般应与临床单次用药剂量一致,不得超过临床推荐的单次最大剂量或已经证明的安全剂量;一般应服用相等剂量,需要服用不相等剂量时,应说明理由,并提供所用剂量范围内的线性药动学特征依据,并以剂量校正方式计算生物利用度。

普通制剂仅进行单剂量给药研究即可,但某些情况下,可能需要考虑进行多次给药研究,如受试药单次服用后原型药或活性代谢物浓度很低,难以用相应分析方法精密测定其血浆浓度;药物生物利用度有较大个体差异;药物吸收程度相差不大,但吸收速度有较大差异;缓控释制剂,应进行多次给药研究,按临床推荐的给药方案,至少连续 3 次测定谷浓度确定血药浓度达稳态后选择一个给药间隔取样,并据此计算药动学参数。

6.样本采集

取样点的设计有助于保证试验结果可靠性及药动学参数计算的合理性,通常应有预试验或国内外相关文献为依据。应用血药浓度测定法时,采血点应兼顾到吸收相、平衡相(峰浓度)和消除相,各时相及预计达峰时间前后应有足够采样点,使药物浓度-时间曲线能全面反映药物在体内处置的全过程。服药前应先取空白血样。总采样(不包括空白)不少于 12 个点,一般在吸收相部分取 2~3 个点,峰浓度附近至少需要 3 个点,消除相取 3~5 个点。应避免第 1 个点即为 Cmax,持续到药物原型或其活性代谢物的 3~5 个半衰期时,或血浆浓度为 Cmax 的 1/10~1/20,AUC0-t/AUC0-∞通常应>80%。半衰期长的药物,应尽可能持续到比较完整的吸收过程(因为末端消除对吸收过程的评价影响不大)。多次给药研究中,对于已知生物利用度受昼夜节律影响的药物,则应该连续24h取样。

当不能采用血浆浓度测定方法进行生物等效性评价时,若其原型或活性代谢物主要由尿排泄(大于给药剂量的70%),则可以考虑尿药法,以尿液中药物的累积排泄量反映药物摄入量。试验药品和试验方案应符合生物利用度测定要求。尿样采用分段收集法,其收集频度、间隔时间应满足估算受试药原型或活性代谢物经尿排泄的程度。但该方法不能反映药物吸收速度,产生误差的因素较多,一般不提倡采用。

某些药物在体内迅速代谢,无法测定生物样品中原型药物,也可测定生物样品中主要代谢物浓度,进行生物利用度和生物等效性研究。

7.研究过程的质量控制

整个研究过程应当标准化,以使除制剂因素外,其他各种因素引起的体内药物释放、吸收差异减至最小,包括受试者进食、饮水、活动都应控制。受试者服药后避免剧烈活动。受试者禁食过夜(10h以上),于次日早晨空腹服用试验制剂或参比制剂,200～250ml温开水送服。服药2h后方可饮水,4h后进统一标准餐。受试者于服药后,按要求在不同时间采集肘静脉血。根据需要取血浆、血清或全血,并冷冻储存,备测。

生物等效性首选在禁食状态下进行,但对于空腹给药生物利用度非常低、易出现胃肠道功能紊乱等强烈不良反应的药物,可改为餐后给药。

试验应在Ⅰ期临床试验病房进行。受试者应得到医护人员的监护。试验期间发生任何不良反应,均应及时处理和记录,必要时停止试验。

8.药动学参数计算

一般采用非房室数学模型分析方法估算药动学参数。采用房室模型方法,不同软件药动学参数可能有较大差异。研究者可根据具体情况选择,但所用软件必须经确证并在研究报告中注明。生物等效性研究中,主要测量参数 C_{max} 和 T_{max} 均以实测值表示,AUC_{0-t} 以梯形法计算,以减少数据处理程序的影响。

(二)生物样本分析方法的建立和确证

生物样品一般指全血、血清、血浆、尿液或其他组织,具有取样量少、药物浓度低、内源性杂质多(如无机盐、脂质、蛋白质、代谢物)及个体差异大等特点,必须根据待测物的结构、生物介质和预期的浓度范围,建立适宜的生物样品定量分析方法,并对方法进行确证。

1.常用分析方法

生物样品中药物及其代谢产物定量分析方法的专属性和灵敏度,是生物利用度和生物等效性试验成功的关键。首选色谱法,如 HPLC、GC 及 GC-MS、LC-MS、LC-MS-MS 联用技术,一般采用内标法定量。

必要时也可采用其他方法,如免疫学方法,包括放射免疫分析法、酶免疫分析法、荧光免疫分析法等,多用于蛋白质多肽类物质检测;微生物学方法,主要用于抗生素类药物的定量测定。

2.方法学确证(method validation)

应建立可靠和可重现的定量分析方法,并进行充分的方法确证。

(1)特异性:指样品中存在干扰成分的情况下,分析方法能够准确、专一地测定分析物的能力。必须提供证明所测定物质是受试药品的原型药物或特定活性代谢物,生物样品所含内源性物质和相应代谢物、降解产物不得干扰样品的测定。应确定保证分析方法特异性的最佳检测条件。色谱法至少要考察6个来自不同个体的空白生物样品色谱图、空白生物样品外加对照物质色谱图(注明浓度)及用药后生物样品色谱图,以反映分析方法的特异性。对于复方制剂,特异性研究有助于排除相互间干扰。对于以软电离质谱为基础的检测方法(LC-MS、LC-MS-MS)应考察分析过程中的基质效应,如离子抑制效应等。

(2)标准曲线和定量范围:标准曲线反映所测定物质浓度与仪器响应值之间的关系,一般用回归分析方法(如用加权最小二乘法)所得的回归方程评价。应提供标准曲线的线性方程和相关系数,说明其线性相关程度。标准曲线高低浓度范围为定量范围,在定量范围内浓度测定结果应达到试验要求的精密度和准确度。

标准样品配制应使用与待测样品相同的生物介质,不同生物样品应制备各自的标准曲线,用于建立标准曲线的标准浓度个数取决于分析物可能的浓度范围和分析物/响应值关系的特性。至少采用6个浓度建立标准曲线,非线性相关的药物可能需要更多浓度点。定量范围要覆盖全部待测生物样品浓度范围,不得用定量范围外推的方法求算未知样品浓度。建立标准曲线时应随行空白生物样品,但计算时不包括该点,仅用于评价有无干扰存在。

如果标准曲线各浓度点实测值与标示值之间的偏差在可接受的范围内,则可判定标准曲线合格。可接受范围一般规定为最低浓度点的偏差在±20%以内,其余浓度点的偏差在±15%以内。只有合格的标准曲线才能对待测样品进行定量计算。线性范围较宽情形,推荐采用加权法计算标准曲线,以增加低浓度点计算值的准确性。偏差的计算公式如下:

$$偏差 = \frac{实测值-标示值}{标示值} \times 100\%$$

(3)定量下限LLOQ:是标准曲线上的最低浓度点,表示测定样品中符合准确度和精密度要求的最低药物浓度。LLOQ应能满足测定3~5个消除半衰期或能检测出1/10~1/20 Cmax时的药物浓度。准确度应在真实浓度的80%~120%范围内,相对标准差(RSD)应<20%,且应至少由5个标准样品测试结果证明。

(4)精密度与准确度:精密度是指在确定的分析条件下,相同介质中相同浓度样品的一系列测量值的分散程度。通常用质控样品的批内和批间RSD考察方法的精密度。一般RSD应<15%,LLOQ附近应<20%。

准确度是指在确定的分析条件下,测得的生物样品浓度与真实浓度的接近程度(即质控样品的实测浓度与真实浓度的偏差),重复测定已知浓度分析物样品可获得准确度。一般应在85%~115%范围内,LLOQ附近应在80%~120%范围内。

一般要求选择高、中、低3个浓度的质控样品同时进行方法的精密度和准确度考察。低浓度选择在LLOQ的3倍以内,高浓度接近于标准曲线上限,中间选一个浓度。批内精密度,每一浓度至少制备并测定 5 个样品。批间精密度应至少在不同天连续制备并测定 3 个合格的分析批,至少 45 个样品。

(5)样品稳定性:根据具体情况,对含药生物样品在室温、冷冻或冻融条件下以及不同存放时间进行稳定性考察,以确定生物样品的存放条件和时间。还应注意考察储备液的稳定性及样品处理后的溶液中分析物的稳定性,以保证检测结果的准确性和重现性。

(6)提取回收率:从生物样本基质中回收得到分析物的响应值除以纯标准品产生的响应值即为分析物的提取回收率。也可以说是供试生物样品中提取出来供分析分析物的比例。应考察高、中、低 3 个浓度的提取回收率,其结果应一致、精密和可重现。

(7)基质效应:当使用质谱方法时,应考察基质效应。使用至少 6 批基质,如果适用,应包括溶血的或来自受试患者人群的样品基质。

每批基质,应通过计算基质存在下的峰面积(由分析加入最高 3 倍于 LLOQ 浓度的空白基质提取后测得),与基质不存在下的峰面积(分析物的纯溶液)比值,计算每一分析物和内标的基质因子(MF)。或通过分析物 MF 除以内标 MF,计算经内标归一化的 MF。6 批基质计算的内标归一化的 CV 不得>15%。如果不适用上述方式,例如采用在线样品预处理的情况,则应通过分析至少 6 批基质,加入最高 3 倍于 LLOQ 的浓度,3 次测定获得批间的变异。确证报告应包括分析物和内标的峰面积,以及每一样品的计算浓度。该浓度总体 CV 不得>15%,平均浓度应在标示浓度的 15%范围内。应每批基质报告该平均浓度;对于任何一批基质,如果该均值与标示浓度的偏差>20%,都应进一步考察可能存在的基质效应。

如果给予受试者一种注射剂型,含有已知能产生基质效应的药用辅料,例如聚乙二醇或聚山梨醇酯,则应在空白基质效应之外,用含有这些辅料的基质研究基质效应。用于这一评价的基质应从给予该辅料的受试者处获得,除非已经证明该辅料不被代谢或不在体内转化。

(8)稀释效应:样品稀释不应影响准确度和精密度。应该通过向基质中加入分析物至高于定量上限(upper limit of quantification,ULOQ)浓度,并用空白基质稀释该样品(每个稀释因子至少 5 个测定值),证明稀释的可靠性。准确度和精密度应在设定的标准之内,即在±15%之内。稀释的可靠性应覆盖试验样品所用的稀释倍数。

(9)残留效应:应在方法建立中考察残留并使之最小。残留可能不影响准确度和精密度。应通过在注射高浓度样品或校正标样后,注射空白样品确证残留。如果残留不可避免,则应考虑应用这些措施,在方法确证时检验并在试验样品分析时采取特殊措施。这可能包括在可能的高浓度样品后注射空白样品,然后分析下一个试验样品。

应避免样品随机化,因为样品随机化可能干扰残留效应的检测和评估。

(10)质量控制:只有在以上生物样本分析方法确证完成后方可开始测定未知样品。在测定生物样品中的药物浓度时应进行质量控制,以保证所建立的方法在实际应用中的可靠性。推荐由独立的人员配制不同浓度的质控样品对分析方法进行考核。

每个未知样品一般测定 1 次,必要时可进行复测。生物等效性试验中,来自同一个体的生物样品最好在同一批中测定。每个分析批次的生物样品测定时应建立新的标准曲线,并随行测定高、中、低 3 个浓度的质控样品。每个浓度多重样本,并应均匀分布在未知样品测试顺序中。当一个分析批中未知样品数目较多时,应增加各浓度质控样品数,使质控样品数不少于未知样品总数的 5％,且不得少于 6 个。质控样品测定结果的偏差一般应＜15％,低浓度点偏差一般应＜20％,最多允许 1/3 的质控样品结果超过上述限度,但不能出现在同一浓度质控样品中。如质控样品测定结果不符合上述要求,则该分析批样品测试结果作废。

(11)测试结果的取舍:浓度高于定量上限的样品,应采用相应的空白递质稀释后重新测定。对于浓度低于定量下限的样品,在进行药动学分析时,达到 Cmax 以前采集的样品应以零值计算,达到 Cmax 以后采集的样品应以无法定量(not detectable,ND)计算,以减小零值对 AUC 计算的影响。

(12)复测:存在下列情况,如由于校正标样和(或)oc 样品的准确度和精密度不符合接受标准,导致一个分析批被拒绝;试验样品中内标的响应与校正标样和 QC 样品的内标响应差异显著,且事先在 SOP 中规定了该标准;进样不当或仪器功能异常;测得浓度高于 ULOQ,或低于该分析批的 LLOQ,且该批的最低浓度标样从校正曲线中被拒绝,导致比其他分析批的 LLOQ 高;在给药前样品或安慰剂样品中测得样品分析物;以及色谱图不佳时,可对试验样品进行复测。

通常,由于药动学理由重新分析试验样品是不能接受的,因为这可能使该试验的结果受到影响或产生偏差。但是,可以考虑将重新分析作为实验室考察的一部分,以鉴别导致不正常结果的可能原因,并防止再次发生类似问题。

在仪器故障的情况下,如果已经在方法确证时证明了重新进样的重现性和进样器内分析物稳定性,则可以重新进样。如果仅仅由于校正标样或 QC 样品测定失败,而没有鉴定任何分析上的原因,不能接受。

上述分析方法确证主要针对色谱法,很多参数和原则也适用于微生物学或免疫学分析法,但方法确证应考虑其特殊之处。微生物学或免疫学分析的标准曲线本质上是非线性的,应尽可能采用比化学分析更多的浓度点建立标准曲线。结果的准确度是关键的因素,如果重复测定能够改善准确度,则应在方法确证和未知样品测定中采用同样的步骤。

微生物学或免疫学分析方法确证实验应包括在几天内进行的 6 个分析批,每个分析批应包括 4 个浓度(LLOQ,低、中,高浓度)的质控双样品。

(三)数据处理及统计分析

1.数据表达方式

生物利用度和生物等效性研究应提供所有受试者各个时间点试验制剂和参比制剂的药物浓度测定数据、每一时间点的平均浓度(Mean)及其标准差(SD)和相对标准差(RSD),提供每个受试者药物浓度-时间曲线(C-T 曲线)和平均 C-T 曲线及 C-T 曲线各个时间点的标准差。不得随意剔除任何数据。脱落者的数据不可用其他数据替代。

2.药动学参数

(1)单次给药:提供所有受试者服用受试制剂和参比制剂的 AUC_{0-t}、$IAUC_{0-\infty}$、C_{max}、T_{max}、

$t_{1/2}$、CL、Vd、F 等参数及其平均值和标准差。

C_{max} 和 T_{max} 均以实测值表示。AUC_{0-t} 以梯形法计算；$AUC_{0-\infty}$ 按公式计算：$AUC_{0-\infty}=AUC_{0-t}+Ct/\lambda z$（t 为最后一次可实测血药浓度的采样时间；C1 为水次可测定样本药物浓度；λz 为对数浓度-时间曲线末端直线部分求得的末端消除速率常数，根据对数浓度-时间曲线末端直线部分的斜率求得；t1/2 用公式 t1/2＝0.693/λz 计算）。

以各个受试者试验制剂（T）和参比制剂（R）的 AUC0-t 按下式分别计算其相对生物利用度（F）值：

试验制剂和参比制剂剂量相同时：

$$F＝AUCT/AUCR×100\%$$

试验制剂和参比制剂剂量不同时，若受试药物具备线性药动学特征，可按下式以剂量予以校正：

$$F=\frac{AUC_T×D_R}{AUC_R×D_T}×100\%$$（式中 AUCT、AUCR 分别为 T 和 R 的 AUC；DR、DT 分别为 T 和 R 的剂量）。

代谢产物数据：对于前体药物，或由于药物在体内代谢极快，无法测定血中原型药物，可采用相应的活性代谢物进行生物利用度和生物等效性研究。

生物利用度计算以 AUC0-t 为主，参考 AUC0-∞。

（2）多次给药：经等间隔（τ）给药至稳态后，在某一给药间隔时间内，多次采集样品，分析药物浓度。应提供试验制剂和参比制剂的 3 次谷浓度数据（Cmin），达稳态后的 AUCss、Css-max、Css-min、Tss-max、t1/2、F、DF 等参数。

3.统计分析方法

（1）对数转换：药动学参数 AUC_{0-t} 和 C_{max} 在进行等效性检验前必须作对数转换。数据有偏倚时对数转换可校正其对称性。此外，统计中数据对比宜用比值法而不用差值法，对数转换可实现将均值之比置信区间转换为对数形式的均值之差的计算。

（2）等效判断标准：主要药动学参数经对数转换后以多因素方差分析（ANOVA）进行显著性检验，然后用双单侧 t 检验和计算 90% 置信区间的统计分析方法评价和判断制剂间的生物等效性。

（3）方差分析：方差检验是显著性检验，设定的无效假设是两药无差异，检验方式为是与否，在 $P<0.05$ 时认为两者差异有统计学意义，但不一定不等效；$P>0.05$ 时认为两药差异无统计学意义，但 $P>0.05$ 并不能认为两者相等或相近。生物等效性试验，采用多因素方差分析（ANOVA）进行统计分析，以判断药物制剂间、个体间、周期间和服药顺序间的差异。生物等效性试验，方差分析可提示误差来源，为双单侧 t 检验计算提供误差值（MSE）。

当方差分析得到显著性周期效应的结果时，应有一个清醒的认识。常规的双处理、双周期交叉设计的主要问题是一些效应可能会模糊不清，如真实的周期效应、不等性残留效应和处理与周期的交互作用。纯粹的周期效应不会使生物等效性的决定发生偏差，但不等效残留效应则可使等效性的估计值发生偏差。处理与周期的交互作用会使两组间药动学参数差值的解释产生困难。如果周期效应方差分析存在显著性,则很难仅从数据本身发现导致其产生的真正原因。

双单侧t检验及$(1\sim2\alpha)\%$置信区间法是目前生物等效检验的唯一标准。双向单侧t检验是等效性检验,设定的无效假设是两药不等效,试验制剂在参比制剂一定范围之外,在$P<0.05$时说明试验制剂没有超过规定的参比制剂的高限和低限,拒绝无效假设,可认为两制剂生物等效。

$(1\sim2\alpha)\%$置信区间是双单侧t检验另一种表达方式。其基本原理是在高、低2个方向对试验制剂的参数均值与高低界值之间的差异分别作单侧t检验,若试验制剂均数在高方向没有大于等于参比制剂均数的125%$(P<0.05)$,在低方向没有小于等于参比制剂均数的80%$(P<0.05)$,即在两个方向的单侧t检验,均能以95%的置信区间确认没有超出规定范围,则可认为试验制剂与参比制剂生物等效。

等效判断标准,双单侧t检验及$(1\sim2\alpha)\%$置信区间法是目前生物等效检验的唯一标准。一般规定,经对数转换后试验制剂的AUC0-t在参比制剂的80%~125%范围,试验制剂的Cmax在参比制剂的70%~143%范围。根据双单侧检验的统计量,同时求得$(1\sim2\alpha)\%$置信区间,如在规定范围内,即可有$1\sim2\alpha$的概率判断两制剂生物等效。

如有必要时,应对Tmax进行非参数法检验,如无差异,可以认定试验制剂与参比制剂生物等效。

关于等效范围,目前各国设定的标准不完全相同。FDA、EMEA、日本厚生省和WHO都以AUC和Cmax90%置信区间落在80.00%~125.00%范围作为生物等效性判定标准,并且对于AUC的等效性判定标准比较严格,通常只能缩小范围,如某些治疗窗窄的药物,EMEA建议可以缩小范围至90.00%~111.11%。相对而言,Cmax的等效性判定标准具有一定的灵活性,如加拿大药品监管机构只要求Cmax均值的比值落在80%~125%即可;EMEA和WHO则提出,对于某些特殊药物,如高变异药物,即药动学参数的个体内差异在30%以上的药物,可根据情况适当扩大等效性判定标准的范围,如EMEA建议对于个体内变异为35%的药物,等效性判定标准可扩大到77.23%~129.48%,当个体内变异为40%时,该范围可扩大至74.62%~134.02%,当个体内变异为50%或以上则可以扩大至69.84%~143.19%,但需提供证据证明。Cmax差异的增大不会引起不良反应的显著增加,也不会显著影响疗效。此外Cmax等效性判定标准范围的扩大必须在BE试验开始前设定,并提供相应的证据,而不能在试验结束后根据试验结果更改。日本厚生省则建议,如果扩大Cmax的等效性判定标准范围,必须满足以下3个条件:①受试者人数不低于20例,或在增加受试者人数之后总人数不低于30例;②Cmax均值的对数差值在0.9~1.1 log之间;③对于体外溶出试验,在任何的试验条件下,当参比制剂体外溶出为30%、50%和80%时,试验制剂和参比制剂溶出度差值均在10%以内。

4.不良反应或不良事件的描述

不良事件是受试者在接受一种药物后出现的不良的医学变化,并不一定与药物有因果关系。无论这些不良的变化是否与药物有关,都应视为不良事件。研究人员在设计方案中应对不良事件应做出明确的定义,并说明不良事件严重程度的判断标准,以及判断不良事件与试验药物关系的分类标准。

(1)不良事件的严重程度:不良事件的严重程度可根据下列标准来判断。①轻度,很容易耐受的症状和体征;②中度,症状或体征引起不适,影响日常活动;③重度,致残,不能从事日常生活或工作。

(2)不良事件与药物的相关性,一般在临床试验中,不良事件与药物的相关性分为5种。

(3)发生不良事件应采取的措施:发生不良事件时,临床研究医师应根据病情及时处理,必要时启动受试者急救预案。对不良事件采取的措施主要包括:未采取治疗措施;调整试验用药剂量/暂时中断研究;由不良事件发生永久性停用试验用药物;服用伴随药物;采用非药物治疗;住院/延长住院时间。研究者必须如实填写不良事件记录表.记录不良事件及所有相关症状的描述;不良事件发生的时间及持续时间;不良事件的严重程度;因不良事件所做的检查和治疗;不良事件的最终结果;并判断不良事件是否与试验用药有关。

试验过程中如发生需住院治疗、延长住院时间、伤残、影响工作能力、危及生命或死亡、导致先天畸形等事件,即为严重不良事件。遇有严重不良事件,临床研究医师必须在第一时间(2h内)向项目负责人和药物临床试验机构办公室报告,药物临床试验机构办公室应在24h内向省食品药品监督管理部门、伦理委员会、申办单位报告。在原始资料中应记录何时、以何种方式(如电话、传真或书面)、向谁报告了严重不良事件。

发生严重不良事件时,需立即查明所服药品的种类。如为盲法由研究单位的负责研究者拆阅,即称为紧急揭盲,一旦揭盲,该患者将被终止试验,并作为脱落病例处理,同时将处理结果通知临床监察员。研究人员还应在病例报告表(case report form,CRF)中详细记录揭盲的理由、日期并签字。

(四)生物等效性评价

生物等效性是指一种药物的不同制剂在相同的实验条件下,给予相同剂量,其吸收程度和吸收速度无明显差异。故实验制剂与参比制剂的生物等效性评价,包括药物吸收程度和吸收速度的评价,反映吸收程度和速度的药动学参数 AUC0-t、Cmax 和 Tmax 是否符合前述等效标准的评价。

目前比较肯定 AUC 对药物吸收程度的衡量作用,而 Cmax、Tmax 与取样时间有关,用于衡量吸收速率有时尚欠准确,如不适于具有多峰现象及个体变异大的制剂的评价。因此,若出现不等效情况,需做进一步具体分析。

一般要求 AUC 90%可信区间在80%～125%范围内,但对于治疗窗窄的药物,应适当缩小,而在极少数情况下,如果经临床证实合理,则可适当放宽。Cmax 也是如此。一般在释放快慢与临床效应和安全性密切相关时才需要对 Tmax 统计评价,其等效范围可根据临床要求确定。如非参数方法检验显示两处理间 Tmax 存在显著差异得出两制剂不等效的结论时,可从以下2方面考虑,非参数方法检验效能较 t 检验或 F 检验可能稍低,或一般的等效性检验主要还是对 AUC 和 Cmax 的检验,对于 Tmax,则应运用医学专业知识判断其在等效性检验中的权重。

试验制剂生物利用度高于参比制剂,即所谓超生物利用(super bioavailability),可以考虑参比制剂本身为生物利用度低的产品,因而试验制剂表现出相对较高的生物利用度;或参比制剂质量符合要求,试验制剂确实超生物利用度。可降低剂量做进一步研究,摸索等效的给药剂量。

生物等效性结果的评价应结合研究目的进行,或作为提供两制剂可替换使用的依据,或用于确定新剂型的临床使用剂量。但生物利用度和生物等效性研究只是验证制剂质量的手段之一,对仿制药而言,仅仅是其上市前的最后一个研究阶段。是否与原创药生物等效,重要的是从处方筛选、生产工艺条件及质量考察着手,仔细分析原创药的专利文献和其他有关资料,以避免不等效发生。

(五)群体生物等效性和个体生物等效性

目前多采用平均生物等效性(average bioequivalence,ABE)评价方法,药物生物等效性的统计推断以试验制剂和参比制剂生物利用度参数平均值为考察指标,通过样本均数推断总体均数是否等效。由于平均生物等效性只考虑参数平均值,而未考虑变异及分布,不能保证个体间生物利用度相近,低变异和高变异药物设置的生物等效性标准一样。因此,有人提出群体生物等效性(population bioequivalence,PBE)和个体生物等效性(individual bioequivalence,IBE)的概念。

PBE 评价的目的是为了获得某仿制药应用于群体的效果,不但对被比较制剂均值的差别进行检验,还要对被比较制剂的群体变异进行比较。IBE 评价除比较均值的差别外,也比较个体内变异、个体和制剂间的交互作用,从而判断患者改用另一制剂后是否可获得相同效应。从等效的程度来讲,IBE 最强,PBE 其次,ABE 最弱。从应用的角度来讲,2 个具有个体生物等效性的药物具有可互换性,即某患者在服用某药物一段时间后,如果改用另一个与之具有个体等效性的药物,可以得到同样的效果;而具有群体生物等效性的药物,具有可处方性,即医师在给患者初次处方时可以任意选择,对于该类患者群体效应相同。

目前开展 PBE 和 IBE 评价经验有限,且大多采用 ABE 评价方法即可满足要求,因此暂无要求。建议结合申报品种,参照相关文献选择适宜的生物等效评价方法。

四、特殊制剂的生物利用度和生物等效性研究

(一)口服缓(控)释制剂

缓(控)释制剂因采用新技术改变了其体内释放吸收过程,因此必须进行生物利用度比较研究以证实其缓(控)释特征,但试验设计和评价与普通制剂不同。一般要求在单次给药和多次给药达稳态两种条件下进行。由于缓(控)释制剂释放时间长,可能受食物影响大,必要时还应考虑食物对吸收的影响。缓(控)释制剂的生物等效性试验应在至少 3 种溶出递质的体外溶出行为同等性研究的基础上进行。

1.单次给药双周期交叉试验

旨在比较受试者于空腹状态下服用缓(控)释试验制剂与参比制剂的吸收速度和吸收程度的生物等效性,确认试验制剂的缓(控)释药动学特征。试验设计受试者要求与选择标准同普通制剂,给药方式应与临床推荐用法用量一致。

(1)参比制剂:若国内已有相同产品上市,应选用该缓(控)释制剂相同的国内上市的原创药或主导产品;若系创新的缓(控)释制剂,则选择该药物已上市同类普通制剂的原创药或主导产品。

(2)数据处理:各受试者试验制剂与参比制剂的不同时间点生物样品药物浓度,以列表和曲线图表示;计算各受试者的药动学参数并计算均值与标准差,即 AUC_{0-t}、$AUC_{0-\infty}$、C_{max}、T_{max}、F 值,并尽可能提供如平均滞留时间(MRT)等体现缓(控)释特征的参数;临床报告、副作用和不良反应与普通制剂要求相同。

(3)结果评价:缓(控)释试验制剂单次给药的相对生物利用度估算同普通制剂。如为(控)释试验制剂与缓(控)释参比制剂比较,如果 AUC、C_{max} T_{max} 均符合生物等效性统计学要求,可认定两制剂于单次给药条件下生物等效。若为缓(控)释试验制剂与普通制剂比较,AUC符合生物等效性要求,则认为吸收程度生物等效;而 C_{max} 明显降低,T_{max} 明显延迟,统计分析结果至少有 1 项指标生物不等效时,则表明该试验制剂具缓释或控释动力学特征。

2.多次给药双周期交叉试验

旨在比较试验制剂与参比制剂多次连续用药达稳态时药物吸收程度、稳态血浓度和波动情况。

(1)受试者要求与选择标准。同单次给药。可选择单剂量试验的受试者。受试者至少为18—24 例,必要时可适当增加。

(2)采用随机交叉试验设计方法,多次服用试验制剂和参比制剂。按临床推荐的给药方案连续服药达 7 个消除半衰期后,通过连续测定至少 3 次谷浓度(谷浓度采样时间应安排在不同日的同一时间),以证实受试者血药浓度已达稳态。达稳态后参照单次给药采样时间点设计,完成末次给药完整血药浓度-时间曲线。

以普通制剂为参比制剂时,普通制剂与缓(控)释制剂应分别按推荐临床用药方法给药,如普通制剂每日 2 次,缓(控)释制剂每日 1 次,达到稳态后,缓(控)释制剂选末次给药,参照单次给药采样时间点采集血样本,然后计算各参数,而普通制剂则按临床用法给药,按 2 次给药的药时曲线确定的时间点采集样本,测得的 AUC 是实际 2 次给药的总和,稳态峰浓度、达峰时间及谷浓度可用 2 次给药的平均值。如采用剂量调整公式计算AUC(如以 1 次给药 AUC 的2 倍计),则测得的 AUC 值不能准确反映实际 AUC 值。

每日 1 次给药的制剂,受试者应在空腹 10h 后晨间服药,服药后继续禁食 2～4h;每日 2次给药的制剂,首次给药应空腹 10h 后,服药后继续禁食 2～4h,第 2 次给药应在餐前或餐后2h,服药后继续禁食 2h。每次用 200～250ml 温开水送服,一般要求服药 1～2h 后,方可再饮水。

(3)提供各受试者缓(控)释试验制剂与参比制剂不同时间点的血药浓度数据及均数和标准差。

各受试者末次给药前至少连续 3 次测定的谷浓度(C_{min})。

各受试者在血药浓度达稳态后末次给药的血药浓度-时间曲线。稳态峰浓度($C_{ss,max}$)、达峰时间(T_{max})及谷浓度($C_{ss,min}$)的实测值。并计算末次剂量服药前与达 τ 时间点实测 $C_{\tau min}$ 的平均值。各受试者的稳态药时曲线下面积(AUC_{ss})、平均稳态血药浓度(C_{av}),$C_{av}=AUC_{ss}/\tau$,式中 AUC_{ss} 系稳态条件下用药间隔期 0-τ 时间的 AUC,τ 是用药间隔时间。

各受试者血药浓度波动度(DF),$DF=(C_{max}-C_{min})/C_{ax}\times100\%$

C_{max} 为稳态给药期间最后一个给药剂量的实测药物峰浓度值;C_{min} 为稳态给药期间最后一个给药剂量的实测谷浓度值。参比制剂为相同剂型的缓(控)释制剂时,则试验制剂的 DF/τ 值应不大于参比制剂的 DF/τ 值的 143%;参比制剂为普通制剂时,试验制剂的 DF/τ 值应显著小于普通制剂。

(4)结果评价同缓(控)释制剂的单次给药试验。

当缓释制剂与普通制剂比较时,波动系数的评价应结合缓释制剂本身的特点。对于不同的缓(控)释剂型,如结肠定位片、延迟释放片等,还应考虑剂型的特殊性,增加相应考察指标以体现剂型特点。

(二)特殊活性成分制剂

如活性成分为蛋白质多肽、激素、维生素、电解质等,由于存在内源性物质干扰及体内降解,生物样本分析方法的建立与验证尤为重要。

(三)复方制剂

复方化学药品制剂生物等效性研究,某一成分的体内行为不能说明其他成分的体内行为,故原则上应证实每一有效成分的生物等效性。试验设计应尽量兼顾各个成分的特点。

五、影响生物利用度评价的因素

(一)生物利用度影响因素

口服或其他非血管内给药的制剂,其活性成分的吸收受多种因素的影响,可以概括为药物因素和生理因素 2 方面。

1.药物因素

(1)药物的溶解度、通透性、溶出速度:如前所述,高溶解性、高通透性药物,为一般情况下可良好吸收的化合物;低溶解性、高通透性药物,溶出速度为吸收限制因素;高溶解性、低通透性药物,渗透速度为吸收限制因素;低溶解性、低通透性药物,口服生物利用度很差。

(2)药物的解离度与脂溶性:消化道上皮细胞膜具有脂膜特性,有利于非离子性的有机弱酸和有机弱碱吸收,而不利于离子型药物的吸收。非离子型与离子型的比例与环境 pH 有关。同时,吸收速率又与油/水分配系数有关,脂溶性愈强吸收愈好。

(3)晶型:化学结构相同的药物,可因结晶条件不同而得到不同的晶型。不同晶型的同一药物物理性质如密度、熔点、溶解度和溶出速度均有不同,因而可呈现不同的吸收特点,导致生物利用度的不同。

(4)化学稳定性:药物不仅在储藏期应有足够的稳定性,且应在胃肠液中保持稳定,因为胃肠液中的消化酶或 pH 的作用可导致某些药物的活性减低或失效。

(5)制剂处方工艺:口服固体制剂(片剂)在体内通常要经过崩解、释放、溶出、生物膜吸收、转运至血液或作用部位等的复杂过程,制剂中的赋形剂、黏合剂、崩解剂、润滑剂、包衣材料、溶剂、助悬剂以及制备工艺等都可能影响这一过程。因此,即使不同厂家生产的相同制剂,也可能因为制剂处方工艺不同而导致不同的溶出速率和生物利用度。因此,生物利用度是保证药品内在质量的重要指标,而生物等效性则是保证含同一药物的不同制剂质量一致性的主要依据。

2.生理因素

(1)消化道环境因素:药物口服后通过胃肠道时,不同表面特性的解剖区域及其内容物可能影响药物的吸收速率,如胃肠道 pH、胃排空速率、肠蠕动和肠道菌群等。

(2)肠道代谢酶和肝首关效应:正常小肠上皮存在各种转运系统和代谢酶,因此药物经过小肠吸收后,在进入全身循环之前已经被部分代谢转化。另外,肝首过效应也是影响循环吸收量的因素。

小肠上皮的代谢、载体体介导的转运、P-糖蛋白对药物分子的泵出,是一个饱和过程。联合用药时,因为有可能存在药物竞争酶、载体或 P-糖蛋白泵的作用,所以,可能存在与单独给药时的生物利用度的差异。因此,药物间,或药物与食物间的相互作用也是影响生物利用度的重要因素。

(二)生物利用度评价方法影响因素

1.采样点设计

生物利用度试验中,采样点的分布应覆盖药物的吸收相、分布相和消除相,通常血药浓度-时间曲线峰前部至少取 4 个点,后部至少取 6 个和 6 个以上的点,总采样点数不少于 12 个点。如果早期采样的次数不够多,药物浓度-时间曲线上的第一点有时候就是最高点。为了避免这个问题,可进行预试验,在给药后 5～15min 采集一个样本,然后在给药后的 1h 内再多次采样(如 2～5 次),以避免较早出现的峰浓度,导致生物利用度评价结果不准确。

2.试验过程中的饮食控制

食物可延迟胃排空,刺激胆汁流量,食物的营养成分、热量、食物的体积和温度能改变胃肠道的生理环境,由此影响药物在胃肠道内的滞留时间、溶解度、渗透性和生物利用度。通常情况下,高脂、高热量食物更容易影响胃肠道的生理功能,结果导致药物或制剂的生物利用度发生较大的改变。建议在食物影响生物利用度及饮食条件下生物等效性研究中采用高热量和高脂肪食物。建议食物影响下的 BA 和饮食条件下的 BE 研究采用预期能最大影响胃肠道生理功能的食物,达到系统中可利用的药物受到的影响最大化。建议试验餐为高脂(约占总热量的50%)、高热量 3347.2～4184J(800～1000cal)餐。这种试验餐约 627.6J(150cal)的蛋白质、1046J(250cal)的糖类和 2092～2510J(500～600cal)的脂肪组成(如 2 个黄油煎蛋、2 片熏肉、

2 片夹黄油的面包、4 盎司马铃薯泥、8 盎司全脂牛奶）。报告中应写明试验餐的热量组成。如果热量组成与上述明显不同,应提供科学的合理的解释。对于 FDA 补充申请(ANDAs)的探索性或证明性研究,食物影响的 BA 研究,公认可以采用不同组成的试验餐。但其中应该有一种试验餐属于上述的高热高脂餐。

制剂和食物同服,可以通过影响药物本身或制剂改变制剂的生物利用度。高溶解性和渗透性药物(BCS Class Ⅰ)制成的迅速溶解的速释制剂,由于药物吸收不受 pH 和吸收位置的影响,食物的影响很小,溶解度变化也不敏感。然而,这类药物在胃肠道中首关效应大、吸收广泛、发生络合反应的、不稳定的药物,食物对生物利用度还是有影响。在有些情况下,辅料、辅料之间相互作用及食物诱导的消化道生理变化也能促进食物对生物利用度的影响。食物通过延迟胃排空和肠道内滞留时间影响药物 Cmax 和 Tmax。然而我们希望在生物等效性研究时,食物的这种影响在试验制剂和参比制剂之间是相似的。速释制剂(BCS Class Ⅱ、Ⅲ、Ⅳ)和缓控释制剂,食物的影响可能由更复杂的综合因素引起,从而影响体内药物的溶解和吸收。因此,应在药物研发早期进行食物对生物利用度的影响研究。

3.药物个体内变异

当某一药物的个体内变异系数(以 AUC 和 Cmax 计算的个体内变异系数)≥30%时,称之为高变异型药物(highly variable drug)。这类药物,采用通常的 18～24 例交叉设计和等效性判断标准进行生物等效性评价时,由于个体内差异加大,使得把握度降低,极可能导致发生统计学上的 Ⅱ 类错误,造成结果是将实际与参比制剂生物等效的试验制剂判断为生物不等效。

以变异度为 30% 的药物为例,采用两制剂、两周期、双交叉试验设计进行生物等效性检验时,样本含量至少应为 40 例,其等效性评价结论才可以达到 80% 的把握度,欲达到 90% 的把握度,则需要至少 54 例。增加样本量是解决高变异药物生物等效性评价最直接有效的方法,但同时也使试验成本大大增加,试验的操作难度增大,并且存在伦理学和试验管理等问题。如采用重复双交叉试验设计,选择 22～28 例健康受试者进行生物等效性评价,可获得满意的把握度,但试验周期的延长同样存在易造成试验成本增加、试验难以管理及数据脱落等问题。另外,不增加样本量的方法一直是大家更为关注的目标,放宽等效性判断的限值就是这样实际有效的方法,FDA 有关专家将该方法又分为静态放宽、固定样本量的放宽及比例标化平均生物等效性等几种方式。其中比例标化平均生物等效性,是根据参比制剂的个体内变异,成比例放宽等效性判断的限值,这种方法具有更强的科学性和可操作性。

如阿戈美拉汀口服给药吸收迅速(Tmax 中位数为 0.75～1.5h),肠道吸收良好(>80%)。但该药在人体内经历较强的首关代谢,其绝对生物利用度很低,为 3%～4%,且变异很大。由于首关代谢差异较大,阿戈美拉汀不同试验口服给药后药物暴露 AUC 变异系数(CV)为 100%～150%。个体间变异是主要来源,但个体内变异也非常大,其绝对生物利用度的个体间和个体内变异系数分别为 157% 和 104%。这种情况下,可先采用参比制剂进行一个小规模的重复交叉试验(至少 12 例),以获得该药物准确可靠的个体内变异系数,然后根据该数据进行受试者例数的估算。按照 Chow 等人的计算方法,采用交叉试验设计,当药物个体内变异系数为 30％时，如果两制剂的差异为 5％，至少需要 38 例受试者才能获得 80％的把握度；个体内变异系数为 40％时，至少需要 68 例 1 个体内变异系数为 50％时，至少需要 106 例。阿戈美拉汀 AUC 和 Cmax 的个体内变异系数可能要远高于 30％，要获得 80％的把握度，需要较大的受试者例数。

4. 药物半衰期

某些药物生物半衰期很长，在实际的临床试验中，需要耗费较长的试验时间、经费、人力、物力，同时，受试者的饮食、活动、身体指标、有无服用其他药物等各种不确定性，也导致试验期间的质量控制难以保证。加拿大、美国等将超过 24h 的药物列为长消除半衰期药物，中国、欧盟对此没有明确规定，一般超过 24h 或者 72h 的药物都被视作长消除半衰期药物。常见的长消除半衰期药物有沙利度胺、顺铂、美沙酮、胺碘酮(乙胺碘呋酮)等，主要为抗癌药以及单克隆抗体。

在大多数等效性检验中，一般均采用交叉设计的方法，即每个患者或研究对象轮流接受每一种处理方法。但长半衰期药物生物等效性研究可采用平行设计，因平行设计较交叉设计增大了个体间变异，给试验带来的偏倚，因此应采用更加严格的受试者人选条件，如年龄、性别、体重、疾病史、体检等，以保证组间有非常良好的可比性。并将样本量加大到交叉设计要求的 2 倍。采样点设计若延续到大部分的消除相会导致实际操作上的困难，甚至难以执行。而从理论上而言，因为 BE 研究主要是为了考证两制剂吸收程度和速度是否一致，末端消除相对制剂吸收过程的评价影响不大，故一般认为此类药物尽可能取样持续到足以比较整个吸收过程即可。

某些情况下也可采用交叉设计，如左甲状腺素的血浆半衰期为 144～148h，治疗指数较窄，为保证仿制药物与上市药物的可替换性，FDA 仍建议采用交叉设计的方法，并提出以下几点要求：①清洗期至少为 35d；②选用至少 24 名健康志愿者；③血药浓度采集时间至少为 48h，以保证准确反映制剂体内血药浓度-时间模式，准确计算生物利用度数据。由此例可见，尽管清洗期长达 35d 导致试验实施难度加大，但为控制风险，仍建议使用交叉设计的方法。

5. 内源性物质

机体内源性物质存在特殊性，如基线水平的周期性波动和(或)反馈调节等，对于这类物质生物等效性的评价具有更大挑战性。放射性核素标记药物在技术上为内源性物质药物的测定提供了可能，但由于存在伦理等诸多问题而无法推广。内源性物质药物在进行生物等效性评价时，应尽可能最大限度地减少非药物因素的影响，如对该物质浓度的监测并稳定其基线水平(体内或体外)，数据处理要求进行个体化及周期特异性基线校正。如钾不仅是内源性物质，而且食物中所含的钾也会干扰试验结果的正确评价。因此，除了一些生物等效性试验的常规要求外，特别强调了特定时期(试验前和周期间)对尿钾水平的监测以稳定基线水平；并对试验期间食物中钾、钠等摄入和饮水做了定量要求，以便最大限度地减少非药物因素的影响；数据处理则要求进行基线校正(个体化并且周期特异的基线较正，即每个周期的数值减去周期前的基线水平值)。

第三章 治疗药物监测与个体化药物治疗

第一节 治疗药物监测

一、治疗药物监测的概念与发展

药物经血管外给药后,通常情况下经过吸收进入血液循环系统后被转运至身体的各个部位。进入循环系统的药物主要包括游离型和蛋白结合型两种形式,且以动态平衡方式存在。游离型的药物在特定作用部位与相应的受体结合而产生相应的药理效应,以抗菌药为例,游离型的抗菌药在感染部位与敏感致病菌发生作用,从而抑制或杀灭致病菌发挥抗感染的作用。

药理学研究证实,药物在作用部位需达到一定的浓度才能发挥药理效应,而超过一定的浓度后会产生不良反应。多数药物药理作用强度的强弱与分布于相应部位的药物浓度,及其药物与受体结合持续的时间相关。从理论上讲,测定药物作用部位的浓度能更真实地体现药物作用的强度。但是要测定特定部位组织中的药物浓度既存在技术上的困难,同时在实际应用中也没有此必要。药物在体内组织间的分布及药物与受体的结合是一个遵循质量作用定律的动态平衡过程,即药物可以通过血液的运输作用使药物在体内组织间的分布呈动态平衡状态。通过测定药物在血液的浓度,可以间接地反映出作用部位的药物浓度变化,血药浓度与药理效应强度之间呈相关性。由于受到多种因素的影响,一些药物的使用剂量与药理作用强度之间的相关性较差,而测定血药浓度则能比较真实、准确地反映药物的药理作用强度。

临床药物治疗中,为了达到治疗的目标和尽可能减少药物的不良反应,希望有方便、有效的方法帮助制订合理的用药方案。在数以千计的药物中,绝大多数药物可以根据药品说明书或专业协会的用药指南制订给药方案,并在临床治疗中获得满意的效果。这些药物可以根据生化指标或临床指征的变化,评估用药效果,并以此作为用药方案的调整依据。例如,抗高血压药物用药后血压的变化、抗凝血功能药物用药后凝血功能的变化等,都可以作为医师调整用药方案的依据。

但是,与上述药物不同,有一些药物在体内的处置过程易受多种因素影响。这些药物按照推荐剂量用药后,不同患者因个体间差异可能会产生不同的治疗效果:一些患者可能达到治疗的目标,另一些患者却不能达到治疗效果,有些则可能出现毒性反应。对于这些个体差异大、血药浓度与药理效应间存在良好相关性的药物,通过测定药物的血药浓度可以对药物治疗目标做出科学、合理的评价,目前,通过测定治疗指数小(有效浓度范围窄)的药物的血药浓度,并结合其药动学参数制订相应的用药方案,已在临床实践中被广泛认可。

国际药物监测与临床毒理学协会采纳的治疗药物监测（therapeutic drug monitoring，TDM）定义是：TDM 是通过实验室测定某药物的参数，并对其做出适当的解释从而影响用药行为的过程。通常情况下，TDM 是测定某种生物基质内外源性物质即药物的数量。特殊情况下，如患者因病理或生理原因致使体内内源性物质缺乏进而采用替代疗法时，TDM 也可用于测定体内的内源性物质。

TDM 的任务就是以药动学和药效学基础理论为指导，运用灵敏、准确的现代分析技术，快速地测定血液或其他生物基质内的药物浓度，研究药物浓度与疗效和毒副反应间的关系，结合先进的计算机应用程序，制订或调整给药方案。通过 TDM，可极大改善药物的治疗效果，避免或降低不良反应的发生，帮助患者实现给药方案的个体化。

TDM 始于 20 世纪 70 年代，最初仅对少数几种抗癫痫药的血药浓度进行测定。TDM 发展至今，国内外已开展了对强心苷类、抗心律失常药、三环类抗抑郁药、抗菌药、免疫抑制药等多个种类药物的 TDM。近年来，人们新开展了对使用蛋白酶抑制药和非核酸反转录酶抑制药治疗的获得性免疫缺陷综合征患者的 TDM，并获得了满意的效果。TDM 的发展，伴随着不断创新的分析技术、理论的成功应用而不断发展，如商业化的免疫分析测定方法可满足大批量、快速、准确地测定血药浓度的要求，促进了 TDM 的工作得以在更广范围的医院内开展。色谱技术与串联质谱技术检测在 TDM 中的应用，极大拓展了 TDM 的药物种类。

二、治疗药物监测的临床意义与应用

（一）TDM 的临床意义

药物要达到一定的浓度才能发挥治疗作用，此浓度即为最低有效浓度；而超过一定的浓度则会出现不良反应，出现不良反应的浓度即为最低中毒浓度；最低有效浓度和最低中毒浓度之间的浓度范围称之为有效浓度范围（亦称治疗窗）。在有效浓度范围时，药物才可发挥安全、有效的作用。

1990 年，Ried 等学者发表了对 14 项 TDM 研究的荟萃分析文章得出结论：与未接受 TDM 的患者比较，接受 TDM 的患者发生药物不良反应的概率显著降低。目前使用的所有药物中，只有为数不多的药物需要进行常规的 TDM。对于绝大多数有效浓度范围较宽的药物，在临床应用中并不需要进行常规 TDM。由于开展 TDM 工作，需投入较多的设备，运行费用较高，若无选择地实施 TDM，会为患者增加更大的经济负担。目前，尚缺乏有关 TDM 的药物经济学研究。因此，掌握对患者实施 TDM 的适应证是非常重要的。

（二）TDM 的临床应用及实施 TDM 药物的特点

（1）有效浓度范围窄的药物，如强心苷类。

（2）药物浓度个体差异大的药物，如三环类抗抑郁药。

（3）非线性药动学特性的药物，如苯妥英钠（phenytoin sodium，PHT）、水杨酸和茶碱。

（4）经肝、肾代谢或排泄的药物，当肝、肾功能受损时，如茶碱、氨基糖苷类。

（5）怀疑肠胃功能受损而可能影响吸收的口服药物。

（6）怀疑药物治疗过程中疗效未达治疗目的或出现不良反应且与药物浓度相关时，包括患者的用药依从性、耐药性产生、药物相互作用等情况。

（7）怀疑药物中毒，尤其是疾病的特征与药物的中毒症状难以辨别时，如 PHT 中毒引起的抽搐与癫痫发作不易区分时。

临床需要常规进行 TDM 的药物，详见表 3-1。

表 3-1　临床常规进行 TDM 的药物

类型	药物名称
强心苷	地高辛、洋地黄毒苷
抗心律失常药	利多卡因、普鲁卡因胺、奎尼丁
抗癫痫药	苯妥英钠、苯巴比妥、丙戊酸钠、卡马西平
三环类抗抑郁药	阿米替林、去甲替林、丙米嗪
抗躁狂药	锂盐
抗哮喘药	茶碱
抗菌药	氨基糖苷类、糖肽类
抗肿瘤药	甲氨蝶呤
免疫抑制药	环孢素、他克莫司、西罗莫司

（三）TDM 药物浓度的测定

进行血药浓度测定，需要明确测定的是游离型药物浓度或是血液中药物的总浓度。多数情况下，游离型药物浓度可以根据药物总浓度推算。但在一些特定的病理生理状态下，如尿毒症、肝疾病或血清蛋白显著减少时，此时药物总浓度可能仍在有效浓度范围内，但游离型药物浓度会显著升高，易发生药物不良反应。对于老年患者，由于其体内血清蛋白含量降低，也可导致体内游离型药物浓度升高。若药物的蛋白结合率低于 80%，可以不考虑对其游离型药物浓度进行测定，地高辛除外（其蛋白结合率仅为 25%）。游离型药物浓度的测定已在临床陆续开展，尤以抗惊厥药物的游离型药物浓度测定结果已逐渐被临床认可。

白蛋白、α1-酸性糖蛋白是血清中主要的药物结合蛋白。引起 α1-酸性糖蛋白浓度升高的病理因素包括肾衰竭、感染、炎症、急性心肌梗死、恶性肿瘤和高血压等；肝硬化时，α1-酸性糖蛋白浓度减低。引起白蛋白浓度降低导致游离型药物浓度增加的因素包括：尿毒症、怀孕、外伤、肝疾病、甲状腺功能亢进症、营养不良和高龄（>75 岁）等。

（四）影响药物浓度的因素

药物在相同剂量下产生不同药物浓度的因素，主要如下。

（1）剂型、生产工艺和药物原料制备工艺等不同（包括结晶溶媒、原料晶型），均可导致药物生物利用度的差异。

（2）患者性别、年龄、种族和遗传等因素，如不同种族或个体间细胞色素 P450 遗传表达的差异，继而导致的药物浓度差异。

（3）患者的肝、肾、胃肠、甲状腺功能发生变化以及患有心血管疾病等，都可影响药物在体内的吸收、分布、代谢和排泄过程,如妇女妊娠期内很多药物的药动学参数均可发生改变。

(4)饮食、饮酒、吸烟等,均可引起药物的药动学参数变化。

除上述因素外,尚有多种因素可影响药物的血药浓度。进行 TDM 时,如果不综合考虑各种因素对药物浓度的影响,仅简单地将药物浓度测定结果与文献报道或资料记载的有效浓度比较就进行用药方案的调整,TDM 就难以体现其真正的价值。

三、治疗药物监测的分析方法

(一)测定样本的特点和分析方法的要求

获得特定组织中的药物浓度,不仅是判断用药方案是否达到治疗目的的指标,也是调整用药方案的重要参数。多数情况下,血浆或血清中药物浓度与药物的作用强度有良好的相关性,测定血浆或血清中的药物浓度即可满足临床 TDM 的要求。在特殊情况下,需要测定全血药物浓度。某些药物,也可测定唾液药物浓度。

1.生物样本的特点

生物样本的主要特点就是干扰杂质多,大量的内源性物质、药物代谢产物和(或)联合用药等均可能干扰对目标药物的测定。因此,进行药物浓度测定,生物样本一般均需先经过提取、纯化等前处理过程。

(1)采集样本量少,同一取样时间点的样本不可再次获得。因此,在进行生物样本测定时需严格遵循分析方法的标准操作规程(standard operation practice,SOP),尽可能排除可导致生物样本测试失败的因素,提高生物样本测试的成功率。

(2)样本中药物浓度较低,要求分析方法具备较高的灵敏度。特殊情况下,尚需要对样本提取后进行浓集,以提高分析方法的灵敏度,满足样本测试需求。

2.分析方法的要求

(1)分析仪器的灵敏度要求高,检测限(limit of detection,LOD)要达到 μg、ng 级甚至 pg级。根据药物浓度测定范围及药物的特性,选择具有不同灵敏度的分析方法。

(2)分析方法应有较高的专一性(选择性),测定的药物受到其他杂质干扰尽可能小、交叉反应性低,测得的浓度与真实值之间的误差应在允许范围内。

(3)分析方法应经过方法学评价或验证,在灵敏度、精密度、准确度、稳定性和回收率等方面,均应符合 TDM 的相关规定。

(4)分析仪器设备要求高。药物浓度的分析方法应准确可靠、简便快速,测定结果能在相应的给药间隔内及时反馈给临床。因此.TDM 实验室应配备高灵敏度、高选择性、高自动化的分析仪器和相应的辅助设备。

(5)进行较复杂样品前处理以及相关操作,应由受过标准、规范培训的专业人员完成有关分析工作。

(二)TDM 常用的分析方法

目前,用于 TDM 的生物样本分析方法主要包括光谱法、色谱法和免疫分析法(immuno-assay,IA)三大类。

1.光谱法

(1)紫外-可见分光光度法(ultraviolet and visi-ble spectrophotometry,UV-VIS)

①基本原理:根据比尔-朗伯定律,一束单色光通过溶液后,光强度的降低与入射光强度和溶液的厚度和光路中吸光微粒的数目成正比,用方程式表示为:

透光率 $T=I/I_0=10^{-ECL}$ 或吸收度 $A=-\log T=ECL$

I_0 为入射光强度,I 为透射光强度,E 为摩尔吸收系数,L 为溶液厚度(cm),C 为溶液的浓度。波长不同,物质的吸收系数亦不同。所以,比尔一朗伯定律只适用于单色光的照射。UV-VIS法可用于波长在 $200\sim800$nm 范围内有吸收的药物测定,属于吸收光谱法。UV-VIS法具有灵敏度较高、设备投入成本较低、仪器操作简便、易掌握等特点,灵敏度可以达到 μg 级。

②比尔定律的偏离:根据比尔定律,当溶液厚度 L 固定时,测得的吸收度 A 和浓度 C 之间应成线性关系,此线性必须通过原点。当这种线性关系失常时,如 A-C 直线发生弯曲或不通过原点,这些现象都称为比尔定律的偏离。被测物的浓度过高、被测物在溶液中发生缔合、离解或溶剂化等化学反应、谱带宽度过大、pH 改变以及杂质存在等都能造成比尔定律的偏离。

③LOD、准确度和专一性

LOD:大多数商品化的分光光度计,1%吸收($T=0.99$,$A=0.004$)是接近于可检出信号的极限。

准确度:当透光率 $T=0.368$($A=0.434$)时,UV-VIS法测定的浓度相对误差为最小值,而在透光率高或低的范围两端误差迅速增大。一般应使透光度读数在 $20\%\sim70\%$ 范围内较为适宜。

专一性:UV-VIS法不具备分离杂质的能力,专一性较差。应用 UV-VIS 法测定药物浓度时,须进行去杂质前处理。

(2)荧光分光光度法

①荧光定量基础:荧光物质被紫外可见光照射时会发射出荧光,当浓度很低时,溶液中发射的荧光强度与荧光物质的浓度呈线性关系。两者间的关系式可以由比尔定律进行推导,即:$F=kC$,其中 F 为溶液的荧光强度,k 为常数,C 为溶液中荧光物质的浓度;荧光物质有激发光谱和发射光谱(荧光光谱),是荧光物质分子的 2 个特征谱。

②分子结构与荧光特性:物质发射荧光应同时具备两个条件,即较强的 UV-VIS 吸收和一定的荧光效率(Φ)。药物的分子结构与产生荧光相关。

长共轭结构:产生荧光的药物分子都有长共轭 π 键,π 键共轭体系越长,荧光效率 Φ 越大,所需激发光及产生发射光的波长也越往长移。

分子刚性和共面性:在 π 键共轭长度相同的分子中,分子的刚性和共面性越大,荧光效率越大,荧光波长越长。

取代基:-OR、-NH$_2$、-NR$_2$ 等电负性小的基团可以增加分子 π 电子共轭程度,提高荧光效率;-COOH、-NO$_2$、-NO、卤素等电负性较大的基团可以减弱分子 π 电子共轭程度,荧光效率降低甚至荧光淬灭;而烷烃取代基对荧光影响不明显。

③影响荧光强度的外部因素:溶剂极性和纯度、温度、pH、散射光。

④灵敏度和专一性:由于荧光分光光度法与 UV-VIS 法对浓度的测量方式不同,荧光分光光度法的灵敏度通常要比相应的 UV-VIS 法灵敏度高约 2 个数量级。

(3)原子吸收光谱法:原子吸收光谱法是根据待测元素处于蒸汽状态时,基态原子对从辐射源发出的特征波长电磁辐射的吸收程度,测定样品中该元素含量的一种方法。该法的特点是准确度高、灵敏度高(可达 ng 甚至 pg 级)、选择性好、分析速度快,主要用于含金属元素药物(如碳酸锂)的浓度测定。

2.色谱法

(1)基本原理:当流动相连续不断地流经固定相时,被分离的各种组分在流动相和固定相间会出现反复地分配平衡过程,组分不断地被流动相携带而迁移。要求各组分在两相间的分配性能(亲和力)要有差异,各组分被流动相迁移的速率也有差异,经过一定距离的固定相后,各组分能够被分离并按照一定的时间顺序被洗脱出色谱柱。

选择适当的检测器对被分离的组分进行检测,可以对组分进行定量。组分与两相间的色谱法是一种同时具有分离和分析能力的技术。除了分配色谱外,还有其他分离机制的色谱,如吸附色谱、离子交换色谱、凝胶色谱等。

①色谱参数。色谱峰、正常色谱峰、拖尾峰、前延峰、保留时间、死时间、调整保留时间、保留体积、死体积、调整保留体积、峰宽、半峰宽、对称因子、柱效、理论塔板数、理论塔板高度、分离度、容量因子、峰高和峰面积等。

②塔板理论。塔板理论是根据精馏塔分离组分的原理,把 1 根色谱柱假设成由许多板高相等的塔板组成。在每一塔板内,样品组分在相对移动的流动相与固定相之间迅速达到分配平衡,并随流动相转移至下一塔板,再次达到新的分配平衡。样品组分经过色谱柱内的数千甚至上万塔板多次分配平衡后,即使组分间存在分配系数的微小差异,各组分在色谱柱内的迁移速度也会存在明显的差异。分配系数小的组分在柱内停留时间短,先流出色谱柱;分配系数大的组分在柱内停留时间长,后流出色谱柱。

塔板理论用近似热力学理论成功地解释了色谱峰形(呈正态分布)、峰高、柱效等。但是,由于真实的色谱柱中并不存在一片片相互隔离的塔板,塔板理论的前提假设与实际情况并不完全相符。因此,塔板理论不能解释柱效与流动相流速之间的关系,不能提出改善柱效的方法。

③Van Deemter 方程:该方程是在塔板理论的基础上提出的色谱动力学理论,又称为气相色谱速率理论方程式。该方程综合考虑了影响塔板高度的动力学因素,导出了塔板高度 H 与载气速度 u 的关系式,即 Van Deemter 方程:

$$H = A + B/u + Cu (H 为板高)$$

当 u 一定时,A、B 和 C3 个常数越小,峰越锐,柱效越高;反之,则峰越宽,柱效降低。用 VanDeemter 方程式可解释板高-流速曲线,低速时(0-u 最佳),u 越小,B/u 越大,Cu 越小(可忽略),B/u 占主导,增加,H 降低,柱效高;高速时(U>u 最佳),u 越大,Cu 越大,B/u 越小,Cu

主导,u 增加,H 增加,柱效降低。A 项称为多径项,B/u 项称为纵向扩散项或分子扩散项,Cu 项称为传质阻力项。

④Giddings 方程:由于液相色谱和气相色谱所使用的流动相(液体与气体)性质的差异很大,因此气相色谱的速率理论方程式并不能完全适用于液相色谱。主要差别表现在纵向扩散项(B/u)及传质阻抗项(Cu)上,液相色谱速率方程式(Giddings)如下:

$$H = H_c + H_d + H_m + H_{sm} + H_s$$

或 $H = A + B/u + C_m u + C_{sm} u + C_s u$

A 为涡流扩散项,B/u 为分子扩散项(或称纵向扩散项),Cmu 为流动的流动相传质项,Csmu 为静态的流动相传质项,Csu 为固定相传质项。与 VanDeemter 方程式相比,多了静态的流动相传质阻抗 Csmu。其他各项的含义虽然与 Van Deemter 方程式相同,但内容不同。

一般情况下,高效液相色谱法(high performance liquid chromatography,HPLC)的分子扩散项 B/u 可忽略不计。因此,Giddings 方程式可简化为:$H = H_c + H_m + H_{sm} + H_s$ 或 $H = A + C_m u + C_{sm} u + C_s u$。

色谱柱的塔板高度 H 由涡流扩散项(Hc)、流动相传质阻力项(Hm)、静态的流动相传质阻力项(Hsm)及固定相传质阻力项(Hs)所组成。当流动相流速较高时,可近似认为板高 H 与流动相流速 u 呈线性关系,u 增大,H 增高,柱效降低。

(2)气相色谱法(gas chromatography,GC)

①仪器组成:载气、进样系统、色谱柱、检测器、数据处理工作站等。

②GC 的特点:分离效能高,在较短的时间内能够同时分离和测定极为复杂的混合物;高选择性,能分离分析性质极为相近的物质;高灵敏度,LOD 可达 $10^{-13} \sim 10^{-11}$ g;分析速度快,复杂组分分离一般仅需数分钟到数十分钟即可完成;该法应用范围广,在一定色谱温度下,具有一定的蒸气压且热稳定性良好的物质,原则上均可用 GC 法进行分析。对于热不稳定和挥发性低的物质,可以通过化学衍生化方法制成热稳定和高挥发性的衍生物后进行分析。

③载气种类及其流速的选择:GC 的流动相是由具有化学惰性的气体构成,其选择范围有限,常用的有 N_2、H_2、Ar 和 He 气。目前,使用最普遍的是 N_2。使用 H_2 作载气时,确保安全至关重要。选择载气时,应综合考虑检测器的要求、载气性质及载气对柱效的影响。氢火焰离子化检测器(flame ionization detector,FID)、火焰光度检测器(flame photometric detector,FPD)和电子捕获检测器(electron capture detector,ECD)常用 N_2 作为载气。当采用载气小流速时,应采用相对分子质量较大的载气如 N_2 和 Ar 等(组分的纵向扩散小);而当需要流速较大时,宜用相对分子质量较小的载气如 Hz 和 He(组分传质阻力小),以提高柱效。

④柱温的选择:柱温是气相色谱最重要的选择条件之一,直接影响柱效、分离度、灵敏度和稳定性。最佳柱温的确定需通过预试验来选择,选择的原则是既能使各组分分离,又不使峰形扩张、拖尾。柱温的考虑,一般选择各组分沸点的平均温度或更低一些。对于宽沸程(沸程>100℃)的样品,宜采用程序升温色谱法。

⑤GC 填充柱:由柱管和固定相组成。一般填充柱的柱管多用 2～6mm 管径的不锈钢或

硬质玻璃制成,呈螺旋管状。管内填充固体固定相,或涂渍固定液(液体固定相)的载体填料。

载体:也称担体。把固定液涂在载体表面上,形成一层均匀的薄膜,就构成色谱柱填料。载体应具有表面惰性好、热稳定性好,无吸附活性,无催化作用,孔结构合适,比表面积适当,机械强度高等特性。

固定液:固定液一般是一些高沸点的液体,在操作温度下为液态,在室温时为固态或液态。固定液应是在操作温度下流失慢、选择性好、稳定性好、黏度小、凝固点低。

⑥进样条件:气相色谱进样要求速度必须快,以保证样品能立即汽化并被带入柱中。若进样时间过长,则样品原始宽度变大,色谱峰扩张。进样量的选择,应控制在柱容量允许范围及检测器线性检测范围之内。液体试样的常规进样量为 $0.1\sim1\mu l$,最大不超过 $4\mu l$ 气体试样的常规进样量为 $0.1\sim10ml$。当进样量太少时,检测器不易检测,增大分析误差;若进样量太多,则柱效下降,同时柱超负荷过大,使分离效果变差,拖延流出时间。毛细管色谱进样时,多采用分流技术。在色谱仪进样口气化温度一般较柱温高,为 $30\sim70℃$。

⑦检测器:根据检测器的响应特性,GC 检测器可分为浓度型检测器和质量型检测器两大类。

浓度型检测器:响应信号与载气中组分的瞬间浓度呈线性关系,峰面积与载气流速成反比,如 ECD 和氮磷检测器(nitrogen phosphorus detector,NPD)。经浓度型检测器检测后的样品结构不被破坏。

质量型检测器:响应信号与单位时间内进入检测器组分的质量呈线性关系,与组分在载气中的浓度无关,因此峰面积不受载气流速影响,如 FID、FPD 和质谱检测器(mass spectrum detector,MSD)。经质量型检测器检测后的样品结构已被破坏。

药物浓度测定常用的检测器包括:FID、ECD、NPD 和 MSD 等检测器。

FID:FID 是利用 H_2 在 O_o 中燃烧产生火焰,组分在火焰中产生的离子在电场作用下形成离子流而加以检测。在氢氧火焰中能电离的有机药物及其代谢物都能被检测,而无机物和某些有机物不响应或响应很小。被测组分的提取物残渣用二硫化碳溶解后进样,可以避免溶剂峰的干扰。其特点是死体积小,灵敏度高(有效检测浓度在 $100ng/ml$ 以上,最低检出量达 $1ng$),稳定性好,响应快,线性范围宽。内源性物质也能被检测,样品需要做前处理,待测组分与干扰峰应有良好的分离度。

ECD:具有灵敏度高、选择性好、对电负性物质特别敏感等特点。它只对具有电负性的物质如含卤素、S、P、O 和 N 的物质有响应,而且电负性越强,检测器的灵敏度越高;高灵敏度表现在能检出 $10\sim14g/ml$ 物质。含有卤素、-$CONH_2$、-CN、-ONO、NO_2 等电负性基团的药物及其代谢物可用 ECD 检测。但是,ECD 对载气纯度要求高,需要使用高纯度 H_2(99.99%),否则载气中的 O_2、H_2O 及其他高电负性杂质会降低检测灵敏度。ECD 线性范围窄,进样量不宜太大。

NPD:NPD 是在 FID 基础上发展起来的,它与 FID 的不同在于增加了一个热离子源(由铷盐珠构成),其用微氢焰。在热离子源通电加热的条件下,含氮和含磷化合物的离子化效率大为提高,故可选择性地检测这 2 类化合物。对含氮或磷的药物及其代谢物检测灵敏度可达到 10~12g。与 FID 相比,NPD 对含氮或磷有机药物的灵敏度分别提高 50 倍和 500 倍。

MSD:GC 采用 MSD 作为检测器即为气相色谱-质谱联用技术(gas chromatography-mass spec-trometry,GC-MS)。GC 具有很高的分离能力并将不同组分进行分离,而 MSD 具有极高的检测灵敏和极强的定性分析能力。因此,两者结合后,不仅可以对分离出来的组分进行定量分析,而且可以对组分做定性分析,特别是 GC-MS 还克服了 GC 在无纯物质做对照品时难以定性的缺点。

⑧定量方法:内标法是药物浓度测定中 GC 和 HPLC 常用的定量方法。

(3)HPLC

①仪器组成:高压泵、进样器、色谱柱、检测器和色谱工作站等。

②HPLC 的特点:HPLC 可在室温操作,可收集分离的组分,分辨能力高,分离能力强,结构相近的化合物可被分离,固定相和流动相选择范围广。GC 的流动相只有 N$_2$、H$_2$、Ar 和 He 等几种气体可供选择,范围很窄,GC 分离能力的提高主要通过固定相选择和柱温调节来达到。HPLC 对组分没有较高的热稳定要求,只要组分间具有分配性质的适当差异,具备合适的检测器,都可以被检测,更适合于药物浓度的分析测定。采用 HPLC 法测定药物浓度,分析时间短,专一性高、检测器种类多,结果重现性好,多数药物可以采用柱切换技术对血浆做简单处理后就能直接进样分析,能满足 TDM 的及时性和准确性的要求。此外,HPLC 的自动化程度较高,多配备了自动进样器,省时省力。近年来,HPLC 色谱工作站的快速发展,也使得数据处理更加快捷和准确。

③液-液分配色谱法:按照固定相与流动相的极性差别,液-液分配色谱法可分为正相色谱法与反相色谱法。过去是通过物理方法将固定液涂渍在载体上制备固定相,但是这种固定相的固定液容易流失。而现在用化学方法制备的键合固定相,保留了液-液分配色谱的分离机制,固定相稳定、不易流失,已取代了传统的物理固定相。但是由于载体表面在化学键合后仍有部分残留活性基团(如硅羟基),在样品分离时仍有部分吸附机制,因此会对组分(特别是弱碱性药物)的色谱峰造成拖尾。此时,可在流动相中加入少量色谱改性剂(如有机胺类)可使峰形得到改善。

正相色谱法:流动相的极性小于固定相极性的分配色谱法称为正相色谱法。因为固定相的极性大,流动相极性小,在做正相洗脱时,样品中极性小的组分保留时间短,先出峰;而极性大的组分保留时间长,后出峰。正相色谱法主要用于极性物质的分离。

反相色谱法:流动相的极性大于固定相极性的分配色谱法称为反相色谱法。进行反相洗脱时,样品中极性大的组分先出峰,极性小的组分后出峰。反相色谱法主要用于极性小或非极性物质的分离。

常用的极性键合相主要有-CN、-NH$_2$ 和二醇基(DIOL)键合相,包括 YWG-CN、YWG-NH$_2$、Mi-croPak CN、μBondPak CN、μBondPak NH$_2$、Li-Chrosorb NH$_2$、LiChrosorb DIOL 等,主要用于正相色谱的分离。

非极性键合相主要有各种烷基键合相(如 C2、C6、C8、C16 和 Cla 等)和苯基(phenyl)键合相,十八烷基硅烷键合相(Octadecylsilane,ODS)应用最为广泛。非极性键合相通常用于反相色谱法。非极性键合相的烷基链长可影响样品容量、保留值和分离度。样品容量随烷基链长增长而增大,且长链烷基可使溶质的保留值增大,并常可改善分离的选择性;但短链烷基键合相具有较高的覆盖度,分离极性化合物时可得到对称性较好的色谱峰,苯基键合相的性质与短链烷基键合相相似。目前,常用的非极性键合相有 μBondPak C18、LiChrosorb RP-18、Li-Chrosorb RP-8、LiChrosorpher RP-18、LiChro-sorpher RP-8、Zorbax ODS、Hypersil ODS、YWG-C18 H27、μBondPak Phenyl 等。

④固定相的选择:分离中等极性和极性较强的化合物可选择极性键合相,分离非极性和极性较弱的化合物可选择非极性键合相,离子型或可离子化的化合物如能选择合适的离子对试剂,也可用非极性键合相分离,即离子对色谱。ODS 是应用最为广泛的非极性键合相,它对于各种类型的化合物都有很强的适应能力。短链烷基键合相则适用于极性化合物的分离,而苯基键合相适用于分离芳香化合物。

⑤流动相的选择:正相键合相色谱的流动相常选用烷烃,加适量极性调整剂(如四氢呋喃),即可实现很好的分离效果。反相键合相色谱的流动相通常由水和极性有机溶剂组成,如水-甲醇、水-乙腈,水-四氢呋喃等。有机溶剂的性质及其与水的混合比例对组分的保留值和分离度有显著影响。一般情况下,水-甲醇系统能满足多数样品的分离要求,且流动相的黏度小、价格低,是反相键合相色谱最常用的流动相。水-乙腈系统也是常用的流动相,乙腈可在近紫外区(185～205nm)处对样品进行检测而甲醇则不能。对于含极性差别较大组分的样品,可采用梯度洗脱方法进行分离。

流动相的 pH 及离子强度对色谱的分离影响较大。大多数烷基键合以硅胶为载体,pH 太高或太低都会引起键合相的水解。因此,流动相的 pH 应控制在 2～8 范围。采用反相键合相色谱法分离弱酸($3 \leqslant pKa \leqslant 7$)或弱碱($7 \leqslant pKa \leqslant 8$)样品时,通过调节流动相的 pH,以抑制样品组分的解离,增加组分在固定相上的保留,改善峰形。对于弱酸,当 pH 远远小于弱酸的 pKa 时,弱酸主要以分子形式存在,流动相的 pH 越小,组分的 k 值越大;对于弱碱,情况相反。为了达到所需 pH 的流动相,常将基础水溶剂配制成一定 pH 的缓冲液使用。常用于配制缓冲液的试剂包括磷酸及磷酸盐、醋酸及醋酸盐、有机胺等。

常用溶剂的极性的从大到小排列顺序如下:水、甲酰胺、乙腈、甲醇、乙醇、丙醇、丙酮、二氧六环、四氢呋喃、甲乙酮、正丁醇、乙酸乙酯、乙醚、异丙醚、二氯甲烷、氯仿、溴乙烷、苯、氯丙烷、甲苯、四氯化碳、二硫化碳、环己烷、正己烷、庚烷。

⑥色谱柱:由柱管和填料组成,一般由长度为 10～30cm,内径为 2～6mm 的不锈钢制成,采用匀浆高压填装。色谱柱多为商品化产品,也可以实验室自制。当生物样品残渣溶解物中的沉淀性杂质较多时,样品进样后易在色谱柱顶端沉积,降低柱效和堵塞色谱柱。因此,常在进样器与色谱柱间装一个填料与色谱柱完全相同的预柱(保护柱),起保护色谱柱的作用。

⑦进样器:绝大多数仪器采用六通进样阀,多数检测器厂家已配备了自动进样器。

⑧常用检测器：主要有紫外检测器、荧光检测器、ECD 和 MSD 等。

紫外检测器（ultraviolet detector,UVD）：UVD 是药物浓度测定中应用最广泛的检测器，是 HPLC 仪器的基本配置检测器。当被测样品组分具有紫外可见波长吸收时，可选择 UVD 进行检测。UVD 检测器具有很高的灵敏度，对环境温度及流速波动不太敏感，适用于梯度洗脱操作。

目前，常用的 UVD 有可调波长紫外检测器（variable wavelength UVD,VW-UVD）和二极管阵列紫外检测器（diode array detector,DAD）。早期 UVD 还包括单波长紫外检测器（single wave-length UVD,SW-UVD）。DAD 的发展和应用已有 20 多年的历史，DAD 是先让所有波长的光都通过流动池，然后通过一系列分光技术，使所有波长的光在光电二极管阵列接收器上被检，并在极短时间内收集不同波长的光强度，并将扫描结果输入色谱工作站。因此，可以得到时间、光强度和波长的三维谱图。DAD 可以进行色谱峰纯度的鉴定和紫外光谱定性，色谱图则可用于定量分析。DAD 检测器的灵敏度比通常的 UVD 约低一个数量级，如果单纯用于含量测定，则选择 UVD 更好。

荧光检测器（fluorophotometric detector,FD）：FD 比 UVD 有更高的灵敏度和选择性，其灵敏度达到 10^{-10} g/ml。FD 只适用于能产生荧光或能生成荧光衍生物的药物。对于那些无荧光的药物，可利用柱前或柱后衍生化的方法生成有荧光的衍生物，然后再进行测定。

ECD：ECD 是将电化学中的氧化还原反应，应用于洗脱液中痕量电活性组分的测定，其检测限可达 10^{-12} g/ml。ECD 要求所用的流动相必须具有一定电导率，一般为盐类或有机溶剂与水的混合液。与 FD 比较，ECD 具有宽的线性范围及高的灵敏度，可用于色谱行为相似而电化学性质不同的化合物的测定，具有更好的专属性。

MSD：HPLC-MS 或 HPLC-MS/MS 联用是将 HPLC 的在线分离能力与 MS 的高选择性、高灵敏度的检测能力相结合，可以同时得到化合物的保留时间、分子量及特征结构碎片等丰富的信息，是组分复杂样品和微量样品最有力的分离、分析手段。将高流量的液相色谱和高真空的质谱体系进行连接，曾是实现液质联用技术发展的关键，而电喷雾技术和大气压化学电离技术的完善成熟使液质联用技术得到了快速的发展。MSD 作为 HPLC 的检测器，是 HPLC 的高端配置，具有高灵敏性、高准确性、高选择性、分析检测范围宽的特点。目前，由于液质联用技术所需的设备费用较高，在 TDM 日常使用中受到了一定限制。

3.免疫分析法（immunoassay,IA）

（1）原理及分类：IA 是以抗原一抗体特异性反应为基础的一种分析技术，利用抗原和抗体间的高特异性、高亲和性及高灵敏度结合的特点，使待测物质能在复杂组分中被检测出来。免疫分析技术包括放射免疫分析、酶免疫分析、荧光免疫分析、化学发光免疫分析及电化学发光免疫分析等。

（2）荧光偏振免疫分析法（fluorescence polari-zation immunoassay,FPIA）：FPIA 的基本原理是将荧光素衍生物（通常为荧光素异硫氰酸盐）通过化学方法结合到药物分子上形成荧光素标记药物。当选择 485nm 的激发光照射时，荧光素标记的药物能发射出 525～550nm 的偏振荧光。偏振荧光的强度与荧光素标记的药物受激发时分子转动的速度成反比,大分子药物旋转慢,发出的偏振荧光强;小分子药物旋转快,发出的偏振荧光弱。

FPIA 法是一种以竞争法为机制的均相免疫分析法,用荧光素标记的药物(D-F,即标记抗原)、未被标记的待测药物(D,即未标记抗原)与特异性抗体(Ab)竞争性结合,形成荧光素标记药物-抗体(D-F-Ab)复合物和药物-抗体(D-Ab)复合物。在测定时,商业化的试剂盒中荧光素标记的药物是已知的,若待测 D 浓度低,多数 D-F 与 Ab 结合,形成的 D-F-Ab 多,D-F-Ab 复合物分子大旋转慢,发出的偏振荧光强;若待测 D 浓度高,多数 Ab 与 D 形成的 D-F 复合物,而与 D-F 形成的 D-F-Ab 复合物少,D-F 分子小旋转快,发出的偏振荧光弱。FPIA 不直接采用荧光强度做标准曲线,而是采用对测得的偏振荧光经过计算后得出的偏振度(P)做标准曲线。P 与样品中药物的浓度成反比关系。

FPIA 法具有样品处理简便、检测快速、灵敏度高、便于自动化操作、无放射性污染等优点,已广泛用于 PHT、万古霉素(vancomycin,Van)、环孢素(ciclosporin,Cs)和地高辛(digoxin,DIG)等药物的测定。FPIA 法的缺点是仪器设备昂贵,依赖进口,药品试剂盒专属性强,必须针对待测药物开发相应的抗体试剂盒,且其特异性易受代谢物的干扰。

(三)样本的前处理

大多数药物分析前都需对生物样本作适当的前处理,目的是除去样本中含有的大量内源性物质、代谢物等杂质;当生物样本中的待测物浓度较低时,生物样本需经过浓集并提取出低浓度的药物或代谢物,以达到分析方法的灵敏度要求。

1.液-液萃取法(liquid-liquid extraction,LLE)

LLE 是通过合适的有机溶剂将被测药物提取出来。供 GC 和 HPLC 分析的提取液,还需进一步浓集。常用的浓集方法是在热浴条件下,用惰性的 N2 吹干提取液,将残渣用少量的溶剂涡旋溶解,取适量溶解液进行分析。样品提取试管一般为具塞圆底试管,溶剂蒸发用试管为尖底锥形试管。多数药物具有亲脂性,而大多数内源性杂质、代谢物极性较强,具有水溶性,选择适当的有机溶剂提取一次即可除去大部分杂质。溶剂的性质与纯度,可影响提取的效率和选择性。

选择溶剂时首先要了解药物与溶剂的化学结构及其性质。第一,溶剂应沸点低、易挥干和浓集;第二,溶剂与水不相混溶,无毒且不易燃烧;第三,溶剂不易形成乳化(如水相中加入适量固体 NaCl,可减轻乳化);第四,溶剂应具有较高的化学稳定性和惰性;第五,溶剂的使用不可影响检测器的检测。

影响提取率的因素包括:①有机溶剂的最佳用量;②样本水相的 pH:一般是碱性药物在碱性 pH、酸性药物在酸性 pH 递质中提取。多数药物是亲脂性的碱性物质,而内源性物质多是酸性,在碱性条件下用有机溶剂提取时内源性杂质不会被提取出来;③提取次数,对样品一般只做 1 次提取;当提取的有机相杂质较多,干扰测定时,才对提取后的有机相做再次纯化处理;④有机溶剂易挥发和有毒,要注意人员防护和环保设施。

2.固相萃取法(solid phase extraction,SPE)

SPE 的原理与色谱柱的分离原理一致,SPE 柱相当于 1 根小型色谱柱,可根据色谱分离的原理和提取需求选择不同类型的商品化 SPE 柱。SPE 提取效率高,引入杂质少,可对批量样品进行提取,操作省时,避免了 LLE 中常见的乳化现象。与 LLE 比较,SPE 存在着价格较贵、操作技术要求高、批与批间结果有差异等缺点。此外,SPE 柱的提取条件尚需进一步优化。

(四)分析方法验证

药物浓度测定的结果是否准确、可信,是 TDM 的前提条件。因此,测定药物浓度之前要对所用分析方法的特异性、精密度、准确度、回收率、定量限(limit of quantification,LOQ)、LOD 和稳定性等方面进行验证。

特异性(又称为专一性或选择性):用于验证分析方法可排除其他共存杂质的干扰而准确、专属地测定被测组分的能力。样品中所含有的内源性物质或其他代谢产物及伍用药物对测定药物干扰越小,特异性越高。

标准曲线与线性范围:标准曲线反映检测信号与浓度之间的相关性。标准曲线应至少包括 5 个浓度(通常为 5～8 个浓度,但不包括零点)。最高浓度应高于 Cmax,最低浓度应为方法的 LOQ,并应低于 Cmin 的 5%～10%。相关系数应接近 1。

准确度:指分析方法测得的样品中待测药物的浓度与其真实浓度的接近程度,一般用相对回收率或相对误差表示。

精密度:分析方法测定相同浓度的一系列样品测定值的分散程度,用相对标准差表示(relative standard deviation,RSD)。通常,需将精密度与准确度同时进行评价。对精密度的评价,包括日内精密度(批内精密度)和日间精密度(批间精密度)的评价,包括对高、中和低的 3 个浓度点进行评价。浓度为 μg/ml 级水平时,RSD 应≤10%;浓度为 ng/ml 级水平时,RSD 应≤15%;浓度位于 Loo 附近时,RSD 应≤20%。

LOQ:在准确度与精密度符合要求时,标准曲线的最低点浓度。该方法能够准确测定生物样品中药物的最低浓度。

LOD:指可在噪声水平下识别生物样品中药物的最低浓度,通常将信噪比 S/N＝3 时的样品浓度作为 LOD。一般情况下,多取 S/N＝10 时的样品浓度作为 LOD 的估计值。

稳定性:生物样品一般仅能作 1 次的测定。对于大批量生物样品的测定,常需较长时间完成。因此,必须考察分析方法的稳定性。稳定性包括方法稳定性和生物样品稳定性两部分内容。

回收率:回收率包括绝对回收率(提取回收率)和相对回收率(方法回收率)。对回收率的考察,应分为高、中和低 3 个浓度点。绝对回收率一般要求在 50%～80%。对于相对回收率而言,高、中浓度点的相对回收率应在 85%～115%,低浓度点应在 80%～120%。

质量控制:在药物浓度测定过程中需对分析数据的质量进行必要的监控。质控样品的浓度范围应包含高、中和低至少 3 个浓度点,并与待测样品同时测定,用随行标准曲线计算。测定药物浓度时,按一定的间隔插入质控样品。当质控样品的测定结果落在允许的变异范围时,该批次的测定结果才可接受。

四、治疗药物监测的工作流程

治疗药物监测(therapeutic drug monitoring,TDM)的实施,应有助于临床医师对当前的用药方案进行调整、改善患者的治疗效果。因此,在决定对某种药物提出 TDM 申请前,应根据 TDM 的特征对该药物进行全面、科学的评估。因此,不仅实施 TDM 工作的药学人员应充分掌握 TDM 的相关知识,也要为临床医师提供专业的培训以便他们能更好地把握 TDM 的标准。TDM 的工作流程一般包括申请、样本的采集、药物浓度的测定、数据处理和结果解释等几部分。

(一)TDM 申请的提出

临床医师根据患者用药后的临床指征,确定是否进行 TDM,并填写 TDM 申请表。TDM 申请表内,应包括有助于 TDM 结果解释的相关信息,包括采集生物样本的具体时间、用药时间、给药方案(剂量、剂型及用药持续时间)、患者一般情况(性别、年龄、种族、共患疾病等)、合并用药、提出 TDM 的临床指征、药物的药动学特征及治疗浓度范围等。

(二)样本的采集

应采集能提供临床意义测定结果的生物样本。采集样本时,需注意 2 个环节,分别为采集样本种类和取样的时间。

1.样本种类

根据不同药物的 TDM 要求,用于测定药物浓度的生物样本会有所差异。通常情况下,测定的样本主要是血浆(血清),有时也用全血。血浆和血清的药物浓度通常都可以相互比较,但在取样时要考虑到抗凝剂或试管辅助材料对药物浓度的影响。对于 CsA 浓度的测定,由于其在红细胞与血浆间的分配方式易受温度影响,为了排除人为等干扰因素的影响并得到准确的测定结果,需要测定 CsA 的全血药物浓度。对于小儿患者而言,当采集静脉血液样本有困难时,可采集毛细血管血样进行血药浓度测定。在一些特殊情况下,也可以测定唾液、脑脊液等其他生物样本中的药物浓度,如测定唾液中 PHT 的游离浓度可以代替其血液中的浓度。

2.取样时间

在常规用药方案中,多选择药物浓度达稳态后进行采样(至少在给药后的 5 个半衰期)。在给予负荷剂量时,稳态浓度(steady state concentration,Css)可提前达到。但是,对于具有较长半衰期的药物,为了避免代谢或排泄功能受损的特殊患者,按照医嘱的初始方案用药后可能出现的药物毒副反应,TDM 应该在药物达到 Css 之前即可进行,如胺碘酮、哌克昔林(心舒宁)等。患者治疗过程中,如果怀疑药物有毒性反应或未达治疗目标,也应及时地进行 TDM。对于口服药物,应该采集消除相的血样,而不是吸收相或分布相时的血样。通常情况下,应采集给药间隔的末期血样,即测定谷浓度。但对于抗菌药而言,也可结合临床实际情况在静脉注射后一定时间测定药物的峰浓度。对于长半衰期(24h 或以上)的药物,可以选择在分布相后的早期采集样本,如 DIG 则可安排在口服后的 6~8h 进行 TDM。

（三）药物浓度的测定

选择何种分析方法进行 TDM，主要取决于生物样本的种类、性质及测定的浓度范围。准确的药物浓度测定，还需在具有临床意义的时间范围内完成。为了获得准确、可靠、及时的药物浓度测定结果，相关管理部门应对从事 TDM 的实验室进行认证和授权，以保证 TDM 的顺利进行并满足临床需求。TDM 实验室的基本要求，应包括以下内容。

1.标准、规范化的操作规程

开展 TDM 的实验室，需建立标准、规范化的操作规程，确保能方便获取 TDM 申请中缺失的信息，以及对 TDM 结果进行合适的临床解释所需的信息（即用药方案、血样采集时间）。

2.记录

每一次测定的精密度、准确度、灵敏度及专一性（选择性）都应记录在案，并定期进行评估。

3.外部质量评价

如果可能，应采用外部质量保证体系对检测方法进行评价。

4.内部质量评价

如果药物的测定方法未包含在外部质量保证体系中，可采用内部质量控制评价，但是内部质量控制的样本应由其他的工作人员从参照标准系列中独立地配制，而不应由测定药物浓度的具体操作者配制；每一个样品测定周期内，应与适合数量的校验标准和质控样本同时进行。

5.结果审核

高年资人员应根据临床的申请对 TDM 的结果进行核实。

6.结果发放

TDM 结果的发放和解释应该在具有临床意义的时间间隔内完成。理想的 TDM 服务是，药物浓度测定结果的反馈意见应在医师为患者实施下一次药物治疗之前得到。目前，由于很多药物浓度测定都是在预定时间进行的成批次检测，尚不能做到样本的随到随检。因此，仍存在 TDM 结果在给药间隔期间不能及时获得的情况。

（四）数据处理与结果解释

1.数据处理

TDM 的数据处理，即包括根据药物浓度测定结果进行模型拟合、药动学参数的估算，进行合理用药方案设计。

2.结果解释

对 TDM 结果进行合理的临床解释，可以提升开展 TDM 的价值，也是实现从单纯的药物浓度测定发展至 TDM 服务所必须具备的。对于结果的解释，要将药物浓度与临床反应、患者个体症状、给药方案、临床提出 TDM 的指征以及药物的药动学特性相结合。以 DIG 为例，对 DIG 的药物浓度结果解释应根据患者的肌酐和血钾浓度、酸中毒出现或联合使用药物间的相互作用，以及患者的临床状态综合做出。结果解释及用药建议，最好由资深且富有经验的人员来完成，TDM 的意见应尽可能快地反馈给提出申请的医师。如果药物浓度超过有效浓度范围，应及时向医师发出警告将有助于快速干预处于发生药物不良反应风险的患者。

五、治疗药物监测的注意事项

(一)提供准确、可靠的治疗药物监测(TDM)结果

TDM 中药物浓度的准确测定是关键环节,只有准确可靠的药物浓度结果才能为临床给药提供正确的建议,错误的结果不仅不能为临床带来益处,甚至可能错误指导临床用药,给患者带来伤害。除了分析设备要处于完好的工作状态外,操作人员也要熟练掌握测试方法,并能及时发现和解决测试工作中出现的偏差。

(二)有效浓度范围

有效浓度范围是一个统计学的结论,大多数患者在此范围内能达到治疗的目标,但是并不意味着每一个患者的有效浓度范围都与此一致。理论上,也并不存在对每一个人都通用的有效浓度范围。

(三)TDM 结果的正确解释

对 TDM 结果的解释能否给临床带来益处,不仅与临床相关因素有关,与药师的专业知识水平也密切相关,因此要重视药师队伍素质的培养和能力的提高。

第二节　常见药物的治疗药物监测

一、抗癫痫药物

癫痫是以一种大脑神经元反复、异常同步放电所引起的短暂中枢神经系统功能失常为特征的脑部疾病,具有突然发生、反复发作的特点。在缺乏有效病因治疗(某些继发性癫痫除外)的情况下,抗癫痫药物仍是控制癫痫发作的首选方案,约 80% 癫痫患者的发作可通过服用有效的抗癫痫药物控制。目前,临床常用的传统抗癫痫药物包括卡马西平(carbamazepine,CBZ)、丙戊酸(Valproic Acid,VPA)、PHT 和苯巴比妥等。由于抗癫痫的治疗用药周期长,药物有效浓度与中毒浓度接近,药效学和药动学的个体差异大,使得临床上仅凭经验用药的治疗效果往往不够理想。因此,对抗癫痫药物进行治疗药物监测(TDM),根据药物浓度测定结果对患者进行个体化治疗,可显著改善抗癫痫药物的治疗效果,

进行抗癫痫药物的 TDM 时,生物样本的采集时间及是否存在联合用药是影响抗癫痫药物浓度的重要因素。许多抗癫痫药物为肝药酶诱导药(苯巴比妥、扑米酮、PHT 及 CBZ)或抑制药(VPA),当以上药物联合用药时,可导致药物自身效应减弱或加强。临床上治疗癫痫多主张单一用药,只有当单药难以控制时,才采取联合使用抗癫痫药物治疗。抗癫痫药物的剂型和生物利用度、患者的生理和病理特点等因素,也影响抗癫痫药物的体内浓度。

近年来,新型抗癫痫药物如非氨酯、加巴喷丁、拉莫三嗪、托吡酯、替加宾、左乙拉西坦、奥卡西平和唑尼沙胺等陆续应用于临床。与传统抗癫痫药物比较,新型抗癫痫药物具有治疗指数高,药物相互作用少等优点,故其临床应用不断增加,新型抗癫痫药物的药动学特点,见表5-2。有关新型抗癫痫药物是否需要进行 TDM,尚存在争议。根据临床需要,对新型抗癫痫药

物开展 TDM,仍是有助于患者个体化治疗的有益选择。

随着基因组学、分子生物学等的快速发展,基因多态性与抗癫痫药物的药效、不良反应相关性的研究日益受到重视,但结果存在争议。未来,根据 TDM 结果并结合患者的遗传特征指导患者进行抗癫痫药物的合理用药,将成为实现抗癫痫药物个体化用药的重要途径。

(一)VPA

VPA 是临床常用的广谱抗癫痫药物及治疗癫痫全面发作的首选药物,也可用于癫痫的部分发作和热性惊厥等的治疗。单独应用 VPA 治疗癫痫时,总有效率约为 80%。VPA 的可能作用机制是通过增加脑内抑制性神经递质氨酪酸(γ-氨基丁酸,γ-amino butyric acid,GABA)的含量,降低神经元兴奋性,稳定神经元细胞膜。此外,VPA 还可抑制 Na^+ 通道,减弱 T 型 Ca^{2+} 电流,抑制起源于背侧丘脑的 3Hz 异常放电。VPA 的治疗指数低、安全范围窄,药动学和药效学的个体差异较大,药效、不良反应和浓度密切相关。当给予 VPA 常规给药剂量时,约有 50% 左右患者的血药浓度低于或超出有效浓度范围。VPA 的不良反应主要表现为嗜睡、共济失调、恶心、呕吐、肝功能损害等,VPA 减量后,多数不良反应可逆。为有效控制癫痫发作,降低 VPA 的不良反应,应从小剂量开始并定期测定 VPA 浓度,检查患者的肝、肾功能等指标,及时调整给药方案。

表 3-2　新型抗癫痫药物的药动学参数

药品名称	T_{max}(h)	Vd(L/kg)	$t_{1/2}$(h)	范围(μmal/L)
氯硝西泮	1~4	3.0	20~40	60~250
奥卡西平	1~2	0.82	2	50~140
非氨酯	2~6	0.75	14~23	120~400
加巴喷丁	2~3	0.85	5~9	20~100
拉莫三嗪	1~3	1.0	15~60	8~80
托吡酯	1~4	0.65	12~30	6~70
氨己烯酸	0.5~2	0.8	5~74	6~278
唑尼沙胺	2~5	1.5	50~70	45~180

1.VPA 的药动学

VPA 口服吸收快而完全,服药后 1~2h 血药浓度即可达峰值。食物可延缓其吸收,缓释片达峰时间延长。半衰期为 7~10h。VPA 的生物利用度较高,接近 100%。当 VPA 的血药浓度约为 50mg/L 时,其血浆蛋白结合率约 94%;当 VPA 血药浓度约为 100mg/L 时,其血浆蛋白结合率下降为 80%~85%;随着 VPA 血药浓度的增高,其游离型浓度增加,从而使得进入脑组织的 VPA 浓度升高(脑积液内的 VPA 浓度为血浆中浓度的 10%~20%)。

VPA 主要分布在细胞外液、肝、肾、肠和脑组织等部位。在人体内,该药部分由肝代谢,包括与葡萄糖醛酸结合及发生某些氧化反应;VPA 主要经肾排出,少量可随粪便排出或呼出。VPA 可通过胎盘组织,能分泌入乳汁。VPA 的体内浓度可受多种药物的影响,与肝药酶诱导药等药物联合用药时,肝药酶诱导药可加快 VPA 的代谢,导致其浓度降低,降幅可高达 50% 左右。不同口服剂型的 VPA,其药动学参数除生物利用度基本相同外,半衰期和清除率等参数差异较大。因此,当患者改换不同厂家、不同剂型的 VPA 制剂时,应及时测定 VPA 的血药浓度并据此调整给药方案。

VPA 浓度的测定多采用 HPLC 和 FPIA 法,2 种方法的精密度和准确度均能满足需求。HPLC 法专属性强,重现性好,测定周期长;FPIA 法自动化程度高,样本用量少,不需预处理,但可受血清高三酰甘油的影响。

2.VPA 的 TDM

VPA 有效血药浓度范围为 50~100mg/L。当 VPA 血药浓度超过 120mg/L 时,可出现明显不良反应。当 VPA 浓度低于 50mg/L 时,癫痫控制率<50%,当 VPA 浓度位于有效浓度范围时,癫痫控制率可达 80% 以上。故为提高 VPA 的抗癫痫效果,宜调整其剂量使其达到有效浓度范围。测定 VPA 血药浓度时,正确的采集血样时间应为患者服药后 3~4d,VPA 血药浓度达稳态后。

一般情况下,无特殊标注时,TDM 测定的均为 VPA 蛋白结合型药物浓度。当患者的肝、肾功能正常且采用单一的 VPA 进行抗癫痫治疗时,不需测定 VPA 游离型浓度。但当有下列情况时,需测定 VPA 的游离型浓度:第一,患者每日服用的 VPA 总剂量>60mg/kg;第二,患者 VPA 的血药浓度<50mg/L 且癫痫未发作,医师考虑是否增加 VPA 剂量;第三,患者每日服用 VPA 的剂量<60mg/kg,出现毒性反应症状;第四,特殊人群患者(如孕妇等)接受多种抗癫痫药物治疗时。

(二)CBZ

CBZ 为苯噻嗪衍生物,又名酰胺咪嗪,是杂环类广谱抗癫痫药物。目前,CBZ 仍是癫痫复杂部分性发作(也称精神运动型发作)的首选药物。CBZ 可通过抑制细胞膜对 Na^+ 和 Ca^{2+} 的通透性,使细胞的兴奋性降低。此外,CBZ 可增强 GABA 的抑制功能,阻止脑部异常电位活动向周围脑组织的扩散,进而抑制癫痫的发作。CBZ 的体内吸收不规则,个体差异大,治疗窗窄,仅凭经验以常规剂量用药则难以有效控制癫痫。CBZ 的常见不良反应包括肝、肾损害及嗜睡、共济失调等,当 CBZ 的血药浓度>15mg/L 时,易发生严重的中毒症状如抽搐等,与癫痫发作症状难以区分。为获得最佳的治疗效果,并减少不良反应的产生,临床应用 CBZ 时需常规进行 TDM,以帮助实现 CBZ 给药方案的个体化。

1.CBZ 的药动学

CBZ 口服吸收缓慢且不规则,服药后 4~8h 血药浓度达峰值。CBZ 的半衰期约为 36h,血浆蛋白结合率 65%~85%。CBZ 的清除率与体重有关,随着体重的增加,CBZ 的清除率以非线性方式增加,联合应用 VPA 对 CBZ 的清除率无影响。长期服药时 CBZ 对肝药酶的自身诱导作用,使 CBZ 半衰期降低,为 12~17h。CBZ 经肝代谢,主要代谢产物为 10,11-环氧化卡马西平(10,11-epoxide carbamazepine,CBZ-E),占原药的 20%~40%。CBZ-E 虽具有抗惊厥作用,但不良反应较严重。CBZ-E 可由环氧化物水解酶进一步代谢,此水解酶可被 VPA 抑制,也可先天缺乏。因此,有些患者可表现为 CBZ 血药浓度并未超出有效浓度范围,却发生了毒性反应。尤其是患者同时合并使用 VPA 时,该现象明显增加。

目前,国内外对 CBZ 浓度的测定方法主要包括 FPIA、HPLC 和 LS-MS 法等。CBZ 大样本的测定多采用 FPIA 法,FPIA 法测定 CBZ 的结果略高于 HPLC 法。采用 HPLC 或 FPIA 法测定 CBZ 浓度时,CBZ-E 与 CBZ 具有交叉反应性,CBZ-E 可干扰 CBZ 的测定。随着 CBZ-E 的浓度升高,交叉反应性降低。

2.CBZ 的 TDM

CBZ 的有效血药浓度范围为 4～12mg/L。单独应用 CBZ 治疗癫痫时,应选择从小剂量开始。在进行 TDM 情况下,结合患者的临床表现,逐步增加 CBZ 的剂量至有效浓度。当患者的 CBZ 血药浓度已达到有效血药浓度的上限,而癫痫仍未得到有效控制时,可考虑更换其他抗癫痫药物或联合其他抗癫痫药物治疗。CBZ 可诱导自身代谢,长期应用其半衰期可显著降低。一般服药后 2 周,CBZ 的血药浓度可达稳态。服药后 3～4 周,CBZ 的自身诱导可达最大程度,血药浓度可能会有所下降。此时,尤其需测定 CBZ 的血药浓度,确定是否需要调整 CBZ 的给药方案。

CBZ 的脑内浓度接近血中游离型浓度,但测定 CBZ 的脑中浓度或血中游离型浓度,技术要求高,开展难度大。研究显示,唾液中的蛋白含量极少,其所含药物浓度与血中游离型药物浓度几乎相同。此外,唾液样本还具有无创伤性、经济、易于采集等优点。CBZ 唾液浓度与血药浓度具有相关性,唾液/血清药物浓度比值约为 25%。虽然该比值国内外人群中略有差异,但均不受性别、年龄影响。通过测定 CBZ 的唾液浓度,可间接反映血中游离型浓度。

(三)PHT

PHT 是临床上常用的抗癫痫药物,主要用于治疗复杂部分发作(颞叶癫痫、精神运动型发作)、单纯部分性发作(局限性发作)、全身强直-阵挛性发作和癫痫持续状态,可作为癫痫大发作和局限性发作的首选药物。因 PHT 具有治疗窗窄、个体差异大、中毒症状与剂量不足症状相似、毒性反应与体内浓度密切相关、具有非线性药动学特征等特点,为提高 PHT 的临床疗效和安全性,需要对其进行 TDM。

1.PHT 的药动学

PHT 口服吸收较慢且不规则,需要连续多次服药才能有效。成年人口服 PHT 的剂量约为每日 300mg,需连续服用 1～2 周后,PHT 的血药浓度方可达到稳态。口服单剂量的 PHT,4～12h 后,血药浓度可达峰值。PHT 的生物利用度约为 80%,血浆蛋白结合率约为 90%。PHT 易透过血-脑屏障,脑中浓度可比血中高 2～3 倍。口服 PHT 的半衰期约为 22h,但个体差异较大(7～42h)。长期服用 PHT 后,半衰期可延长至 15～95h。PHT 无自身诱导作用,主要经肝代谢,经肾排泄,代谢产物无活性。

PHT 的药动学特点与剂量有关,剂量与血药浓度间呈非线性动力学的特点。当 PHT 的体内浓度较低时,按一级动力学消除;当 PHT 浓度升高,肝代谢呈饱和状态时,按零级动力学消除,半衰期显著延长。此时,PHT 的剂量稍有增加,即可导致 PHT 血药浓度的异常升高,发生中毒反应。PHT 的个体药动学参数可受多种因素影响,如年龄、肝肾功能、联合用药、妊娠等。随着年龄增加,PHT 的蛋白结合率降低,血中游离型药物浓度升高。65 岁以上患者,可比 45 岁以下患者的蛋白结合率减少 2%～20%,老年人服用 PHT 时应适当减量。

目前,测定 PHT 浓度的方法主要有分光光度法、酶免疫法、HPLC 和 FPIA 等。采用 HPLC 法和 FPIA 法分别对服用 PHT 的患者的同一血样进行血药浓度测定,2 种方法间具有良好的相关性,结果无统计学差异。

2.PHT 的 TDM

随着 PHT 血药浓度的增加,癫痫发作的频率减少。当 PHT 血药浓度达 10mg/L 时,癫痫的发作次数可明显降低。PHT 的有效血药浓度范围为 10～20mg/L,在此范围内,PHT 的治疗有效率约为 80%。当 PHT 的血药浓度＞25mg/L 时,多数患者可出现眼震;随着 PHT 血药浓度的继续升高,患者可相继出现共济失调、说话不清、视物模糊、意识障碍及精神症状,并可出现肢体多动、无力及眼肌麻痹等症状和体征。

二、免疫抑制药

免疫抑制药的应用,显著地提高了器官移植患者的生存率,改善了患者的生活质量,对于器官或组织移植工作的开展起到了巨大的推动作用,具有划时代的意义。免疫抑制药的代表性药物主要包括钙神经蛋白抑制药(CsA 和他克莫司)、抗代谢药物(霉酚酸酯)和雷帕霉素靶蛋白抑制药(西罗莫司)等。上述药物均存在口服生物利用度低、药动学个体差异大、治疗指数低、有效浓度范围窄等缺陷。因此,通过测定患者生物样品中上述药物或其活性代谢产物的浓度并调整给药方案,可最大限度发挥药物的治疗效果并降低不良反应的发生。目前,临床应用最为广泛的免疫抑制药为 CsA 和他克莫司。

(一)CsA

CsA 为高脂溶性肽类大分子药物,可通过对免疫应答过程多环节的作用,选择性抑制辅助性 T 淋巴细胞(TH)的增生及功能。CsA 还可选择性及可逆性地改变淋巴细胞功能,抑制淋巴细胞在抗原或分裂原刺激下的分化、增生,抑制其分泌白介素及肿瘤细胞坏死因子等细胞因子,抑制 NK 细胞的杀伤活力等。目前,CsA 主要用于器官移植后的抗排斥反应及多种自身免疫性疾病的治疗。

与其他种类的免疫抑制药比较,CsA 的不良反应少,但患者应用时仍存在发生肝、肾损害和震颤、高血压等不良反应的可能性。CsA 的安全范围窄,治疗作用和不良反应与体内浓度密切相关。器官移植患者在应用 CsA 治疗时,多需长期用药。以肝或肾移植的患者为例,在服用 CsA 时,CsA 不足(器官排斥)或过量(不良反应)的反应难以区别。鉴于上述原因,CsA 需进行 TDM。

1.CsA 的药动学

CsA 的体内过程随移植器官的种类不同而变化。肌内注射 CsA 的吸收不规则;口服给药 CsA 的吸收慢而不完全,约 4h 达峰浓度,半衰期为 10～30h。CsA 的生物利用度也随移植器官的不同而有差异,大多为 20％～50％,血浆蛋白结合率为 90％。CsA 主要在肝由 CYP3A 酶代谢,大部分从胆汁排出,经尿排出者仅为 10％,仅有 0.1％为原型药物。由于 CsA 在血液中几乎全部与蛋白结合,因此 TDM 多主张作全血浓度测定。CsA 浓度测定的方法主要有色谱法和 IA,2 种方法的灵敏度、线性范围、重复性均可满足要求。

2.CsA 的 TDM

由于 CsA 的个体差异较大,不同病种或术后的不同阶段,剂量和浓度不完全相关。此外,CsA 的浓度并非完全由用药剂量和个体差异决定,还受合并用药和肝、肾功能等多种因素影响。上述原因,使得目前尚无一个统一的 CsA 有效血药浓度范围指导临床用药。

长期以来,人们一直使用谷浓度(C0)进行 CsA 的 TDM。从理论上讲,当谷浓度大于有效浓度低限,则不会发生排斥反应。基于上述观点,CsA 进入临床至今,国内外多个研究机构均依据 CsA 的谷浓度调整 CsA 的治疗方案。CsA 的有效血药谷浓度范围为 100～400ng/ml。口服后 3～4d,CsA 的血药浓度可达稳态,此时即可进行常规的 CsA 谷浓度测定。测定频率多为术后 1 周起,3 个月内每周测定 1～2 次,3 个月后每月测定 1 次,长期生存者可 6 个月或 1 年测定 1 次。目前认为,器官移植患者只要不发生排斥反应,CsA 的血药浓度应控制在较低水平。尤其对于长期应用 CsA 的患者,CsA 的血药浓度应维持在 100ng/ml 左右。此时,既能达到满意的免疫抑制效果,又能减少不良反应的发生。

近年来,随着对 CsA 药动学研究的深入,人们发现 CsA 的 Co 和急性排斥反应的发生率、移植物的丧失率可能并无显著的相关性,并不是一个很好的可预测临床预后情况的指标。与 C0 比较,CsA 的 AUC 与临床预后的相关性则较高,可准确预测预后情况。欲获得 AUC 的数值,需要频繁采集血样。患者的依从性、烦琐的操作和高额的测定费用等因素,均限制了 CsA 的 AUC 在临床的应用。有研究者在患者服用 CsA 后 2h 和 6h 分别采血,获得 CsA 的简化 AUC。将 CsA 的简化 AUC 与一个给药周期内、多点采血后获得的全程 AUC 数值进行对比,CsA 的简化 AUC 与全程 AUC 之间差异较小,可作为临床调整 CsA 的给药方案。此外,患者服用 CsA 后 2h 的血药浓度(C2)也是一个可反应达峰浓度变化,且与 AUC 有较好相关性,准确预测预后反应的指标。CsA 的 C2 参考值,见表 5-3。

(二)他克莫司

他克莫司(Tacrolimus)是一大环内酯类免疫抑制药,作用机制与 CsA 相似。在体内,他克莫司可与淋巴细胞内的结合蛋白形成复合物,并进一步与 Ca^{2+}、钙调素、钙调磷酸酶结合,抑制后者的活性。此外,他克莫司还可阻断对早期淋巴细胞基因表达必需的去磷酸化过程,进而抑制 T 细胞特异性的转录因子的活化及白介素类细胞因子的合成,呈现双重的免疫抑制作用。他克莫司对免疫功能的抑制作用比 CsA 强约 100 倍,主要用于肝、肾等器官移植后的免疫排斥抑制治疗。他克莫司的药动学个体差异较大,治疗窗窄,用药剂量与血药浓度间相关性差。当他克莫司的血药浓度高于有效浓度范围时,患者可发生神经毒性、肾毒性和出现糖代谢异常等。因此,器官移植患者服用他克莫司治疗后,需要进行他克莫司的 TDM。

表 3-3　CsA 的 C₂ 参考值

术后时间（月数）	肝移植（ng/ml）	肾移植（ng/ml）
0～6	1000	1700
6～12	800	1200
＞12	600	

1.他克莫司的药动学

他克莫司口服吸收不完全,生物利用度仅为 25%。口服给药的达峰时间为 1～3h,半衰期约为 2h,血浆蛋白结合率为 99%。他克莫司大部分在肝被 CYP3A 酶代谢,通过肾排泄的原型药物不足 1%。他克莫司浓度测定的方法主要为色谱法(单用或与质谱联用)和 FPIA。

2.他克莫司的 TDM

他克莫司的有效血药浓度范围可根据全血的谷值浓度确定(表 3-4)。因移植器官、移植后时间不同,他克莫司的有效血药浓度范围略有差异。他克莫司的 TDM,推荐在移植后 2～3d 开始。移植后前 2 周,每周应测定 3～7 次。以后,可根据患者的情况逐步延长测定间隔。在器官移植后的前期,他克莫司的全血谷浓度应维持在 10～20ng/ml。当他克莫司的谷浓度＜ 10ng/ml 时,患者发生急性排斥的危险性增加;当他克莫司谷浓度＞ 20ng/ml 时,患者出现毒性反应的可能性升高。

表 3-4　他克莫司的有效血药浓度参考范围

术后时间（月）	肝移植（ng/ml）	肾移植（ng/ml）	心脏移植（ng/ml）
0～1	10～15	15～20	15～20
1～3	10～12	10～15	10～15
3～6	7～10	8～12	8～12
＞6	5～7	5～8	5～8

三、抗肿瘤药物

大多数的抗肿瘤药物具有治疗指数低、毒性大、药动学参数个体差异大的特点。此外,肿瘤患者治疗时,其体内抗肿瘤药物浓度的个体差异也是导致抗肿瘤药物治疗耐药的重要因素之一。理论上,抗肿瘤药物是进行 TDM 的合适药物。

TDM 最基本的条件是药物浓度和效应具有相关性。与其他常规的 TDM 药物比较,抗肿瘤药物的浓度-效应关系更为复杂。一些细胞周期非特异性抗肿瘤药物,其药效与浓度具有相关性(剂量依赖性);而与细胞周期非特异性药物不同,一些抗代谢药则需在体内转化为活性代谢物,且作用一定时间后才能对敏感的肿瘤细胞发挥抗肿瘤作用(时间依赖性)。此外,由于大多数肿瘤患者治疗时常需进行抗肿瘤药物的联合化疗,药物间的相互作用及肿瘤细胞本身的特性,也增加了确定抗肿瘤药物浓度一效应关系的难度。对于大多数抗肿瘤药物,TDM 反应的仅是药物浓度—不良反应间的关系；基于提高抗肿瘤药物治疗效果的 TDM，仅对于少数几种抗肿瘤药物可行。目前，几种常用的抗肿瘤药物的药动学和药效学关系已基本明确，其药动学参数可以指导临床个体化给药，这些抗肿瘤药物包括：甲氨蝶呤（methotrexale，MTX）、氟尿嘧啶（flu-orouracil，FU）、紫杉醇（paclitaxel，PTX）和白消安（busulfan，Bu）等。

传统治疗肿瘤的化疗方案是根据肿瘤的临床分型或分期进行经验用药。随着医学的发展，除了环境、生活习惯等因素，个体间的遗传特征差异也是造成抗肿瘤药物个体差异的主要因素。分子靶向抗肿瘤药物的发现，对于很多恶性肿瘤的治疗产生了革命性的意义。因此，实现抗肿瘤药物的个体化治疗不仅意味着依托 TDM 的个体化抗肿瘤药物治疗方案，更应包括以患者肿瘤细胞为特征的药物基因组学信息。有关抗肿瘤药物治疗的药物基因组学资料，已被国内外多个临床治疗指南列入参考。

（一）MTX

MTX 是细胞周期特异性抗代谢类药物，主要作用于 S 期，抑制二氢叶酸还原酶，使二氢叶酸不能被还原成具有生理活性的四氢叶酸，导致 DNA 的生物合成受到明显抑制。目前，MTX 已成为应用于白血病、淋巴瘤、头颈部肿瘤、骨肉瘤及多种自身免疫性疾病最为广泛的一种抗代谢药物。

采用大剂量的 MTX 治疗，可显著降低儿童急性淋巴白血病、髓外白血病的发生率，提高患者的总体无病生存率。MTX 导致的不良反应发生率和严重程度与 MTX 的体内浓度和作用时间相关。目前，大剂量 MTX 的药动学与其治疗实体瘤疗效间的关系尚未得到循证医学的证实，暂不能依据 MTX 的 TDM 结果对实体瘤的治疗提出有效建议。小剂量的 MTX 在治疗侵袭性葡萄胎时，测定其血药浓度意义不大，且不需要亚叶酸钙（calcium folinate，CF）解救。MTX 的血药浓度很低时，仍需关注其所致的不良反应。

1.MTX 的药动学

静脉滴注 MTX 的体内过程符合二室开放模型，MTX 的分布相半衰期（t1/2α）为 1.2～3.0h。给药结束后，MTX 由中央室向周边室快速转运，但后期排泄变缓。给予小剂量 MTX 时，分布相半衰期和消除相半衰期（t1/2β）均相应延长。MTX 浓度常用的测定方法包括 FPIA 和 HPLC 法，FPIA 法简便快捷、灵敏度高，但特异性略差。MTX 的代谢产物 7-羟基-MTX 可干扰 MTX 的测定，导致结果偏高。

2.MTX 的 TDM

当 MTX 血药浓度 C24h＞10mmol/L、C48h＞1.0mmol/L、C72h＞0.1mmol/L 时，可出现不可逆的不良反应。MTX 的疗效主要依赖于 C24h，细胞内维持一定的 MTX 浓度，是 MTX 发挥治疗作用的重要条件。MTX 的不良反应则与其在体内的排泄情况即 C48h 和 C72h 密切相关。在尽可能提高 MTX 的血药浓度并延长其作用时间的同时，应适时适量地给予 CF 解救。临床采用大剂量 MTX 治疗时，CF 解救以 6～8 次以上为合理。目前，国内外普遍采用的柏林-法兰克福-明斯特协作组 86 解救方案。应用 CF 解救时，一般应解救至 MTX 的血药浓度低于 0.1mmol/L。

（二）FU

FU 在体内转化为 FU 脱氧核苷,是一种广谱、高效的抗代谢药物,对细胞增生各期都有显著的杀伤作用,尤其是 S 期。目前,FU 是国内外应用最为广泛的化疗药物之一,尤其是治疗消化道肿瘤的首选药物。FU 治疗时,可发生严重不良反应,以骨髓和消化道不良反应居多。FU 的个体差异较大,浓度与毒性反应间具有相关性。对 FU 进行 TDM 并据此调整给药方案,可显著提高其抗肿瘤治疗的安全性和有效性。

1.FU 的药动学

FU 主要在肝代谢,大部分代谢产物经胆汁排出。患者肝功能异常时,可导致其代谢及排泄慢,造成体内蓄积、浓度升高。FU 有多种给药方式,静脉滴注 FU 的体内过程符合二室模型,半衰期较短,消除较快。FU 对癌组织具有高度亲和力,癌组织内的 FU 浓度明显高于血浓度。FU 浓度常用的测定方法包括 HPLC 和 HPLC-MS/MS 等。

2.FU 的 TDM

目前,有关 FU 有效浓度范围的报道较少。仅有的研究显示,直肠癌患者静脉滴注 FU,$Cl20b > 1.5mmol/L$ 时,可发生严重的骨髓抑制;头颈肿瘤患者,单个治疗周期的总 $AUC > 30000mg/(L \cdot h)$ 时,可作为预测不良反应发生的指标。

（三）PTX

PTX 是一种从紫杉属短叶苏木酚的树皮中分离,并具有潜在细胞复制作用的抑制剂。PTX 作用于肿瘤细胞后,肿瘤细胞内可积聚大量的微管,这些微管干扰肿瘤细胞的正常功能、阻断肿瘤细胞的正常分裂。目前,PTX 是一类临床上用于治疗晚期卵巢癌、乳腺癌最好的药物之一。此外,PTX 还对非小细胞肺癌、前列腺癌、头颈部肿瘤、类风湿关节炎等具有良好的疗效。PTX 的剂量限制性毒性主要表现为骨髓抑制和周围神经毒性。

1.PTX 的药动学

注射 PTX $175 \sim 275mg/m^2$ 后,其血中药物分布呈双相性。半衰期约为 0.3h。注射 PTX $135 \sim 350mg/m^2$ 后,其平均 Css 可高于体外药效作用浓度。PTX 的蛋白结合率高达 95％～97％,不易透过血-脑脊液屏障。PTX 主要由肝代谢并经胆汁排出,从肾排出仅为 10％,尿中无代谢产物。PTX 的大分子结构、肝代谢等药理学特征,使它成为可腹腔内注射使用的最佳抗肿瘤药物。目前,PTX 浓度常用的测定方法包括 HPLC 和 HPLC-MS/MS 等。

2.PTX 的 TDM

PTX 的有效血药浓度范围为 $0.01 \sim 0.10mmol/L$。PTX 所致的中性粒细胞减少,与该药血药浓度超过 $0.1mmol/L$ 的维持时间显著相关。

（四）Bu

造血干细胞移植(hematopoietic stem cell transplantation,HSCT)是血液病治疗的重要进展,大剂量抗肿瘤药物化疗并结合 HSCT 已成为根治部分恶性及遗传性血液病的有效手段。白消安(Bu)是双甲基磺酸酯类烷化药,具有明显的骨髓毒性,可杀灭骨髓中的造血祖细胞和多能干细胞。Bu 常与环磷酰胺、氟达拉滨等组成联合方案,用于 HSCT 治疗恶性血液病的移植前预处理。Bu 的体内暴露量,与预处理方案的疗效和不良反应有密切相关性。口服或静脉注射 Bu 后,个体间 Bu 的浓度和药动学参数差异较大。目前,国内外多数移植中心均推荐使用大剂量 Bu 进行预处理的患者,需进行 Bu 的 TDM。

1.Bu 的药动学

Bu 口服给药的体内过程符合一室开放模型,吸收较快,达峰时间为 1.5～2.5h。Bu 的主要药动学参数 AUC、达峰浓度、清除率、分布容积和半衰期等的变化均与患者的临床诊断存在相关性。静脉用 Bu 制剂的药动学个体差异小于口服 Bu 制剂,静脉注射 Bu 0.8mg/kg 与口服 Bu 1.0mg/kg 的 AUC 相似。体重是影响静脉用 Bu 清除率和分布容积的主要因素,年龄对静脉用 Bu 的药动学特征无明显影响。目前,临床常用的 Bu 浓度分析方法是 HPLC 和 HPLC-MS/MS 法。

2.Bu 的 TDM

国际上众多 HSCT 移植中心多以口服给药 Bu 的 Css600～900mg/L[相当于 AUC0～6h 875～1315mmol/(L·min)],静脉给药 Bu 的 AUC0～6h 900～1500mmol/(L·min)(相当于 Css660～1025mg/L)作为 Bu 的 TDM 目标。

四、抗精神病药物

精神分裂症是一种慢性、致残性精神病样精神障碍,典型及非典型抗精神病药物对精神分裂症的疗效已经获得广泛认可。多数抗精神病药物的药动学个体差异大,不良反应多且严重。通过对抗精神病药物进行 TDM 并制订个体化给药方案,可获得更满意的治疗效果。

与常规的抗癫痫药物等的 TDM 有所不同,抗精神病药物的 TDM 由于缺少商品化的配套试剂,开展此项目的医院需采用自建的分析方法测定药物浓度。目前,国内包括北京、上海等城市的大型精神病专科医院,已开展了氯氮平、利培酮等常用抗精神病药物的 TDM。抗精神病药物浓度测定常用的检测方法有 HPLC、放射免疫法等。随着检测方法的快速发展,对精神分裂症患者的治疗进行必要的 TDM 具有重要的意义。

(一)氯氮平

氯氮平(clozapine)为苯二氮䓬类衍生物,因其有效的抗精神病作用和较轻的锥体外系不良反应,该药被誉为精神病治疗史上的一大飞跃。氯氮平自 20 世纪 80 年代在我国投入临床后,被公认是一种疗效较好的非典型抗精神病药物,但氯氮平所致的粒细胞缺乏等不良反应限制了其临床应用。氯氮平的剂量、浓度以及疗效间存在较大的个体差异,有效监测氯氮平及其活性代谢产物的浓度,可为合理应用该药提供科学的依据。

1.氯氮平的药动学

口服氯氮平后,其体内药动学特征符合二室开放模型。口服氯氮平的半衰期为 4～14h,蛋白结合率约 95%,尿排泄约 20%,代谢产物抗精神病活性较低。口服氯氮平吸收较快,平均 2h 可达血药峰浓度。为获得最佳 Css,氯氮平的最大给药间隔应<20h。氯氮平浓度常用的测定方法包括 HPLC 和 HPLC-MS/MS 法等。

2.氯氮平的 TDM

氯氮平的血药浓度与药效、不良反应相关。氯氮平治疗精神分裂症时，随着氯氮平浓度升高，疗效略有增加，而不良反应发生率明显升高。在兼顾疗效与不良反应的情况下，以 300～600mg/L 作为有效血药浓度范围较为合适。有学者进一步研究显示，氯氮平血药浓度在 260～390mg/L 时，抗精神病阴性症状效果较好；氯氮平血药浓度在 200～280mg/L 时，抗抑郁症状较好；氯氮平治疗其他附加症状（多与兴奋关联），有效血药浓度范围宜为 300～400mg/L。

开展氯氮平的 TDM，对于提高其治疗效果并降低不良反应等具有重要意义。但也有研究认为，氯氮平的血药浓度仅能解释 10%～25% 的疗效差异。影响氯氮平血药浓度的因素及其与疗效、不良反应间的相关关系，仍需要进一步深入研究。

(二)利培酮

利培酮(risperidone,RSP)为苯并异噁唑衍生物，是 20 世纪 80 年代末由比利时杨森制药公司研制的一种新型非典型抗精神病药物。RSP 是选择性的单胺能拮抗药，与 5-羟色胺能的 5-HT$_2$ 受体和多巴胺 D2 受体有较高的亲和力。RSP 对精神分裂症的阳性和阴性症状均疗效显著，可改善患者的认知功能，锥体外系不良反应轻，临床应用广泛。患者应用 RSP 治疗，其药效及不良反应的个体差异显著。服用相同剂量的 RSP，血药浓度可相差 10 倍，而其活性代谢物 9-羟基-RSP 的血药浓度差异可高达 40 多倍。

1.RSP 的药动学

口服给药后，RSP 吸收快速，生物利用度约为 70%。RSP 绝大部分经肝代谢，体内原型药物浓度非常低。RSP 的主要代谢产物为 9-羟基-RSP，具有与 RSP 相似的药理活性。每天口服 RSP 4mg，RSP 的浓度约为 2.9g/L，而 9-羟基-RSP 的浓度约为 24.1g/L。9-羟基-RSP 的血药浓度与 RSP 的剂量呈正相关，而 RSP 的血药浓度与剂量不相关。RSP 在体内主要经 CYP2D6 酶代谢，该酶也参与其他常用抗精神病药物如喹硫平、氯丙嗪和奥氮平等的代谢，故合并用药时可能会导致 RSP 的代谢下降。对于 RSP 和 9-羟基-RSP 血药浓度的测定，普遍采用 HPLC 法。采用 HPLC 法测定 RSP 和 9-羟基-RSP 的浓度，UVD 的灵敏度低于 ECD。

2.RSP 的 TDM

RSP 的血药浓度与疗效、不良反应不相关，而 9-羟基-RSP 或 RSP 与 9-羟基-RSP 血药浓度之和与临床疗效、不良反应显著相关。因此，如仅测定 RSP 的血药浓度，则并无显著的临床意义。RSP 及 9-羟基-RSP 血药浓度的正常范围参考值分别为：2.15～29.99g/L 和 4.70～75.87g/L。当 9-羟基-RSP 浓度为 24.8g/L，可作为预测锥体外系不良反应的阈浓度。

五、抗微生物药物

(一)万古霉素

万古霉素(Van)是一种三环糖肽类窄谱抗菌药，主要通过破坏细菌细胞壁肽聚糖的合成而发挥杀菌效应。Van 对目前医院感染的主要病原菌——甲氧西林耐药的葡萄球菌，如耐甲氧西林金黄色葡萄球菌，耐甲氧西林凝固酶阴性葡萄球菌，具有强大的抗菌活性。Van 治疗范围窄,个体差异大,血药浓度影响因素多,易发生肾损害等不良反应,对 Van 进行 TDM 并结合临床实施个体化给药治疗具有重要意义。

1.Van 的药动学

静脉滴注 Van 的体内过程符合二室模型。Van 主要经肾清除,药物代谢和肾功能呈显著相关性。肾功能不全时,Van 的清除率下降,半衰期延长,浓度升高。肾功能缺失的患者,Van 不能经普通的血液透析清除。老年人 Van 的清除率降低,消除半衰期延长。若对老年患者按常规方案给药,则可引起 Van 的体内蓄积,易引起肾功能损害。Van 的浓度测定常采用 FPIA、HPLC 或 HPLC-MS/MS 法等。

2.Van 的 TDM

过高的 Van 谷浓度是引起肾毒性的高危因素。Van 致肾毒性的谷浓度折点为 $15\sim30mg/L$。《万古霉素临床应用中国专家共识 2011》推荐,Van 的谷浓度为 $10\sim15mg/L$,治疗重症感染时 Van 的谷浓度为 $15\sim20mg/L$。

(二)替考拉宁

替考拉宁(teicoplanin)是由游动放线菌属发酵产生的一种糖肽类抗菌药。替考拉宁可通过抑制细菌细胞壁合成,从而抑制细菌生长。替考拉宁为非肠道给药,抗菌谱与 Van 相似,适用于治疗重症葡萄球菌、特别是耐甲氧西林葡萄球菌的感染。部分对 Van 耐药的金黄色葡萄球菌,对替考拉宁仍然敏感。替考拉宁对革兰阳性球菌的活性特别是对耐甲氧西林葡萄球菌和肠球菌属的活性较 Van 强,较 Van 相比,具有肾毒性更低、半衰期更长和红人综合征发生率低等优点。

1.替考拉宁的药动学

替考拉宁口服不吸收,静脉和肌内注射有很好的耐受性。静脉给药 $3\sim12mg/kg$,消除半衰期为 $155\sim188h$;肌内注射 $6mg/kg$ 时,消除半衰期为 $182h$。替考拉宁的血浆蛋白结合率为 $90\%\sim95\%$,对肝、肾功能影响小。替考拉宁在体内代谢很少,97% 的药物由肾从尿中以原型排出。肾功能障碍的患者,替考拉宁的消除半衰期明显延长,可达 $102\sim347h$。替考拉宁浓度测定的常用方法包括 HPLC 和 HPLC-MS/MS 法。

2.替考拉宁的 TDM

当替考拉宁的血药浓度未达到有效浓度范围时,极易诱发细菌耐药和治疗失败。替考拉宁注射液治疗严重感染时,其谷浓度应 $>10mg/L$。

(三)两性霉素 B

随着广谱抗生素、糖皮质激素、免疫抑制药及各种侵入性治疗措施的广泛应用,真菌感染的发病率日趋增高。抗真菌药物的治疗窗窄,安全性低。与氨基糖苷类、氯霉素、Van 等抗菌药比较,抗真菌药的药动学/药效学(pharmacokinetic-pharmaco-dynamic,PK/PD)相关性资料尚缺乏,多数抗真菌药物的 PK/PD 关系尚不明确与完整,TDM 的临床实践较少。目前,仅证实了部分抗真菌药物的血药浓度与疗效、毒性反应相关。为了降低患者因个体浓度差异而导致的治疗失败,对上述抗真菌药物开展 TDM 是行之有效的方法。

两性霉素 B(Amphotericin B)于 1956 年上市,作用于细胞膜,与麦角固醇结合,可通过增加膜的通透性达到杀真菌的目的。两性霉素 B 为浓度依赖型杀菌药,并有抗生素后效应。因其广谱和强大的抗真菌活性,使其已成为临床治疗深部真菌感染的主要药物之一。两性霉素 B 的临床应用因其较严重的不良反应而受到了限制,其肾毒性多与蓄积剂量相关。目前,尚缺少两性霉素 B 药物浓度与疗效关系的研究数据。仅有的几项药动学研究表明,两性霉素 B 缺乏或不符合 TDM 的标准。因此,两性霉素 B 的 TDM 在临床并不常规进行。

(四)伏立康唑

伏立康唑(voriconazole)是三唑类抗真菌药物的代表药物之一,于 2002 年在美国上市。其化学结构与氟康唑类似,主要用于治疗侵袭性曲霉菌、对氟康唑耐药的念珠菌及由足放线病菌属和镰状菌属引起的严重感染。伏立康唑最常见的不良反应为视力、皮肤反应和肝功能损害。伏立康唑的血药浓度个体差异大,与多种药物合用时可发生明显的相互作用。2009 年,美国传染病学会更新的侵袭性念珠菌治疗指南指出,三唑类抗真菌药的药动学、药效学特征已经达到了需要进行 TDM 的标准。在治疗初期、疗效减弱及发生药物相互作用的情况,需要进行 TDM。

1.伏立康唑的药动学

伏立康唑有口服和静脉 2 种剂型。其口服吸收完全,生物利用度约为 90%。口服给药后 2h,可达血药峰浓度;静脉或口服给药后约 5d,血药浓度可达稳态。伏立康唑在人体内的分布广泛,食物可影响伏立康唑的吸收。口服伏立康唑后,其在成年人体内的代谢呈非线性药动学特征,而在儿童体内则表现为线性药动学特征。伏立康唑主要在肝代谢,代谢物主要经尿液排出。尿液中伏立康唑的原型药物较少,仅为 5% 左右。伏立康唑的蛋白结合率约为 58%,肝、肾功能不全时,对伏立康唑的蛋白结合率几乎无影响。

2.伏立康唑的 TDM

伏立康唑的浓度与疗效和不良反应具有相关性,伏立康唑血药浓度低于有效浓度范围时,治疗效果较差。当伏立康唑血药浓度＞5.5mg/L 时,易发生不良反应;当伏立康唑血药浓度＜1mg/L 时,药物的有效性则明显降低。

(五)庆大霉素

TDM 应用最广泛的抗菌药为氨基糖苷类。氨基糖苷类抗菌药抗菌谱广、杀菌活性强,具有抗生素后效应,与 β-内酰胺类抗菌药有显著的协同作用,在治疗严重院内感染中具有重要价值。氨基糖苷类抗菌药为浓度依赖抗菌药,主要不良反应为耳毒性和肾毒性。为了保证达到有效的治疗浓度和避免潜在的毒性作用,临床应用时需对其进行 TDM,以保证治疗的安全、有效。目前,测定氨基糖苷类药物的方法主要有微生物法、IA 和色谱法等。应用较多的为 FPIA 法,其具有 HPLC 法的优点且样品不需特殊处理,但仪器较为昂贵。

庆大霉素(gentamicin,Gen)是临床常用的广谱氨基糖苷类抗菌药,主要用于革兰阴性菌及革兰阳性菌,在胃肠道细菌感染、尿路感染及腹腔手术中应用非常广泛。由于 Gen 具有明显的耳毒性和肾毒性,限制了其临床应用。Gen 的浓度与临床疗效间有相关性。

1.Gen 的药动学

Gen 所致的耳毒性,多出现在内耳淋巴液与血药浓度达平衡时。Gen 在内耳的药物峰浓度多出现在用药后 5h,内耳 Gen 的半衰期为 10～12h。因此,Gen 给药方案中应保证首次给药的最高血药峰浓度出现在用药后 2h 内,以使内耳淋巴液与血药浓度达平衡时,Gen 的血药浓度已经显著降低。Gen 的给药间隔时间应＞12～15h,确保内耳 Gen 浓度可充分降低。Gen多次给药,可产生蓄积作用,可高达有效血药浓度的 10～50 倍。Gen 的临床用药一般为 5～7d,不宜超过 10d。对老年人、肾衰竭患者及严重脱水患者,应及时调整 Gen 的剂量。应用Gen 时,应避免联用其他肾毒性药物。

2.Gen 的 TDM

Gen 的最佳血药峰浓度为 4～10mg/L、谷浓度＜2mg/L。Gen 每日 1 次给药的肾毒性小于每日 2～3 次,间隔 6～8h 给药。根据 Gen 的血药浓度结果对患者进行个体化给药,可使耳、肾毒性发生率明显降低。

(六)阿米卡星

阿米卡星(amikacin)是第三代氨基糖苷类抗菌药,主要作用于革兰阴性菌及革兰阳性菌,因其潜在的耳毒性限制了临床应用。阿米卡星耳毒性的发生与用药剂量、时间有关。学者研究发现,一次给予阿米卡星后出现的短暂高峰值,即会产生显著的杀菌作用。采取每日 1 次的给药方式,延长了给药间隔时间,使阿米卡星有更充分的时间进行清除,避免了其在体内的蓄积。与每日多次给药比较,每日 1 次给药的疗效相当,但耳、肾毒性的发生率更低。

阿米卡星的最佳血药峰浓度 15～25mg/L,谷浓度＜4mg/L。应用阿米卡星应严密监测血药浓度并及时调整用药方案,还应加强对患者的听力监测。由于阿米卡星内耳清除的时间较长,为降低停药后出现迟发性内耳损害,对听力监测的时间应延长至停药后。

六、抗反转录病毒药物

人类免疫缺陷病毒(human immunodeficiencyvirus,HIV)是一种反转录病毒,其复制过程依赖一种独特反转录酶将病毒 RNA 反转录为 DNA 前病毒。艾滋病即获得性免疫缺陷综合征(acquiredimmunodeficiency syndrome,AIDS)是由 HIV 引起的一种传染病,已成为威胁全人类的重大传染病。反转录酶抑制剂可分为核苷类和非核苷类反转录酶抑制药两类,可有效抑制反转录病毒的复制,是临床上最早应用的抗 AIDS 药物。国内外的 AIDS 治疗指南均认为,进行抗反转录病毒药物的 TDM 对 AIDS 的治疗是有益处的,可改善患者的治疗依从性、预测浓度依赖性不良反应、减少药物间的相互作用等。未进行抗反转录病毒药物治疗监测的AIDS 患者,极易发展为因体内药物浓度不适而导致的耐药。目前,市场上尚未出现抗反转录病毒药物 TDM 的商品化试剂盒。对抗反转录病毒药物的 TDM,多在各个临床实验室开展。

我国抗 HIV 感染治疗的用药方案中,齐多夫定＋拉米夫定＋依非韦伦作为一线药物使用。该治疗方案对中国 HIV-1 感染患者的疗效确切,严重不良反应的发生率较低,依从性较好。国外很多研究已经证实,齐多夫定、拉米夫定、依非韦伦等药物的浓度与疗效、不良反应具有显著相关性。目前,多数临床研究均支持对依非韦伦进行 TDM。

依非韦伦(efavirdine,EFV)是一种新型的非核苷类 HIV-1 反转录酶抑制药,具有不良反应少、价格相对低廉、半衰期长、服药方便等优点。长期应用依非韦伦,很少发生如蛋白酶抑制药类抗 HIV 感染药物引起的血脂代谢异常及脂肪营养不良等反应。1998 年,EFV 获美国FDA 批准用于抗 HIV 感染,并成为国际 AIDS 治疗指南推荐的非核苷反转录酶抑制药类首选药物。

1.EFV 的药动学

EFV 血浆蛋白结合率高、半衰期长达 40～55h,患者每天服用 1 次即可有效抑制 HIV 的复制。EFV 主要经肝代谢,具有肝药酶诱导作用。EFV 与其他蛋白酶抑制药联合应用时,可加速其他蛋白酶抑制药的代谢、降低 AUC,而 EFV 本身的药动学参数无明显改变。核苷类反转录酶抑制药如齐多夫定、拉米夫定、司坦夫定等均不影响 EFV 的体内代谢过程。

2.EFV 的 TDM

EFV 的浓度偏低,可诱使 HIV 产生耐药。当 EFV 的血药浓度低于 1mg/L 时,治疗失败率显著高于 EFV 浓度>1mg/L 以上的患者。患者若以 EFV＝1mg/L 为有效浓度下限值时,EFV 血药浓度大于此值的临床患者中,约 70％可有效抑制病毒复制;而若将此值提升至2mg/L 时,有 80％以上的患者可得到有效的病毒抑制。

目前,EFV 的最佳有效血药浓度范围尚未确定。有学者提出,EFV 的最佳有效血药浓度范围应为 1～4mg/L。血药浓度在此范围的患者,可有效抑制病毒复制并且中枢神经系统不良反应最小。

七、中成药及其他

目前,有关中药 TDM 的理论和方法尚不健全,中药 TDM 的发展相对滞后、处于探索阶段。对中药安全性的认识不足、中药成分的相对复杂、缺乏适当的先进的分析仪器及技术等原因,严重制约了中药 TDM 的发展。近年来,中药药动学及临床药动学的研究为开展中药TDM 奠定了初步基础。以中医药理论为基础,对中药进行系统性研究,再结合中医临床经验,借鉴西医临床药学理论,建立合理、可靠的临床 TDM 指标,将是未来开展中药 TDM 的主要发展方向。

DIG

DIG 是从毛花洋地黄叶中提取的一种二级苷,称为异羟基洋地黄毒苷,属洋地黄类制剂,是临床常用的经典强心苷类药物之一。DIG 广泛用于急慢性充血性心力衰竭、室上性心动过速、心房颤动和心房扑动的治疗。由于 DIG 治疗指数低,有效浓度范围窄,药动学和药效学个体差异大,不同药厂生产的 DIG 制剂生物利用度存在明显差异等,临床开展 DIG 的 TDM 具有重要的意义。

1.DIG 的药动学

口服 DIG 后,片剂的吸收率为 60％～80％,胶囊制剂的吸收率可达 90％以上。吸收的DIG 可于 6～8h 后,分布于全身组织。约有 16％的 DIG 在体内被分解代谢,其余则以原型从尿液中排出。肾功能异常患者,其 DIG 的清除时间显著延长。血液交换、腹膜透析、血液透析或体外循环不能清除体内的 DIG。女性、儿童、老年患者的 DIG 浓度偏高。与红霉素、奥美拉唑、维拉帕米、普罗帕酮等合用,DIG 血药浓度升高;与制酸药、阴离子交换树脂以及抗肿瘤药等合用.DIG 血药浓度降低;肝酶诱导药可加速 DIG 代谢,使其血药浓度降低。

目前,F-PIA 法是测定 DIG 浓度的主要方法。HPLC-MS/MS 是继 FPIA 法后分辨率更高的一种检测方法。HPLC-MS/MS 法具有快速、准确、不易产生交叉反应等优点,但操作烦琐、费时,且检测仪器价格昂贵,其临床推广严重受限。

2.DIG 的 TDM

《中华人民共和国药典·临床用药须知》(2005 年版)DIG 血药浓度的正常范围为 0.5～2.0ng/ml。当 DIG 的血药浓度在此范围内时,多数患者的病情可得到有效控制,疗效满意。当 DIG 的血药浓度>2.0ng/ml 时,出现中毒症状的患者明显增多。DIG 的中毒剂量和治疗剂量非常接近,中毒症状出现和浓度密切相关。DIG 的中毒症状可逆,如及时停药,浓度下降后症状可消失。

DIG 的有效浓度范围与中毒浓度和无效浓度范围存在交叉,不能简单地根据 DIG 的浓度来判断是否中毒或剂量不足。进行 DIG 的 TDM 患者,应基于其血药浓度监测结果,综合临床症状和相关检测指标,制订合理的 DIG 个体化给药方案。

第三节　个体化药物治疗

一、个体化药物治疗概述

(一)个体化药物治疗起源

我国传统中医药治疗从诞生开始,"理法方药、望闻切问",因人施治,凸显一人一方的个体化用药方案。从本质上讲,中医医疗沿用的是个体化的医疗模式,只是没有"个体化治疗"的现代专业名词称谓而已。个体化治疗是西方医学的名称,意指在对患者的治疗中要考虑个体差异、心理诉求及诸多影响因素,实施针对患者个体的效应最大化、危害最小化的医疗措施。在英文词语中,"PersonalizedMedicine""Individualized Treatment""Individualized Medicine"等均指个体化治疗,以这些检索词在 PubMed 数据库中检索,发现早在 1952 年就有文献提到个体化治疗,针对可的松敏感性差的眼疾病患者采取强化激素治疗。20 世纪 60～70 年代,药物动力学、治疗药物监测学科的发展,以个体药物治疗方案设计为主要内容的个体化治疗快速发展,测定血药浓度为主的药品暴露是主要手段,对临床癫痫、哮喘、心力衰竭、感染等治疗提供了有效的药学支持,特别是 20 世纪 80 年代器官移植术的开展,对免疫抑制药的监测使得药物个体化治疗从技术和临床实践上都获得了一次飞跃。

遗传药理学及分子生物学(基因、蛋白)的发展与个体化医疗紧密相关。1953 年,DNA 双螺旋结构理论问世,确定了遗传的分子学基础;1956 年,人类染色体被显影,染色体数被确定;1957 年,Motulsky 认为对有些药物的异常反应是由遗传决定的酶缺损而引起;1959 年,Vogel

首次使用"遗传药理学"(pharmacogenetics)这一名词;1963 年,Williams 提出两相酶参与药物体内代谢理论。1960—1990 年,药物代谢酶多态性成为遗传药理学发展主体。药物代谢酶多态性的深入研究为个体化药物动力学提供了依据,揭示了遗传因素在个体化治疗中的作用。

1990 年,美国启动国际人类基因组计划(hu-man genome project,HGP),为研究药物相关基因及其对药物代谢和反应的影响提供了更多、更完整的信息。1997 年,"药物基因组学"(pharmacogenomics)应运而生。药物基因组学的兴起再次带动起个体化治疗新的高潮,"量体裁衣"式的药物治疗革命与基因检测紧密联系在一起。

2005 年 3 月,美国食品与药品管理局(FDA)颁布了面向药厂的"药物基因组学资料呈递(pharmacogenomic data submissions)"指南。该指南旨在敦促药厂在提交新药申请时依据具体情况,必需或自愿提供该药物的药物基因组学资料,其目的是推进更有效的新型"个体化用药"进程,最终达到视"每个人的遗传学状况"而用药,使患者在获得最大药物疗效的同时,面临最小的药物不良反应危险。2007 年,FDA 首次批准了一种药物基因组学检测方法,用于判断常用抗凝血药物华法林的用量及敏感性。截止到 2011 年,美国 FDA 批准的 70 余种药物的说明书上已有药物基因组学信息,用于预测不同基因型患者在应用药物时的疗效和毒性。

(二)个体化药物治疗概念

明确个体化药物治疗的概念必须首先了解个体化医疗。有专家认为"个体化医疗"包含两层含义:一是针对每个患者独特的个体特征,提供最快速、最准确的诊疗方案;二是以个人为中心,针对个人提供一系列的健康医疗服务。

2004 年 11 月成立的美国个体化医疗联盟(Personalized Medicine Coalition,PMC)将个体化医疗定义为:"Personalized medicine refers to the tailoring of medical treatment to the individual characteristics of each patient."即:根据每个患者独特的个体特征提供量体裁衣式的医学诊疗服务。基因组和分子数据的应用可以更好地针对医疗服务,推动新药的发明和临床测试,有助于确定个体对于特定疾病的易感性。

关于个体化医疗的概念,人们常解释为"在正确的时间给予正确的患者正确的治疗"。

个体化药物治疗是临床合理用药的科学方法,是针对以药物为使用对象的个体化医疗。通过治疗药物监测(therapeutic drug monitoring,TDM),分析药物基因多态性、测定体内药物暴露(通常为血药浓度)或药物效应生物标志物,结合药物的有效性、安全性,根据临床诊断、药物动力学、药效学及遗传药理学特征,制订适合患者个体的用药方案,使患者的血药浓度处于最低有效浓度与最低中毒浓度范围内,保证药物暴露达到一个适宜的程度,从而最大限度地发挥药物的治疗作用,避免或减少毒副作用。

2008 年第 68 届国际药学联合会提出《全球医院药学大会共识》,强调了医院药师的共同目标或责任,即通过合理、安全、有效、适当及经济的用药,来优化临床治疗。个体化药物治疗就是合理用药的核心内容,也是 TDM 的最终目的。我国推行的医院等级评审、临床药学重点专科建设中也都对 TDM 和个体化药物治疗的技术服务做出了明确的目标。

(三)个体化药物治疗内容

药物治疗的目的是在机体中产生并维持治疗作用。为了获得最大疗效及最小不良反应，常需对给药方案(dosage regimen)作必要的设计，即实施个体化药物治疗。根据患者具体情况及药动学、药效学及遗传药理学特点拟定药物治疗计划，个体化给药方案一般包括：确定合理的给药品种、给药剂量、给药途径、给药间隔、给药速度和给药时间，以保证患者得到安全、有效、经济的治疗。理想的给药方案应该努力减少药物毒副反应并避免无效治疗。

药物在机体中要经历药动学和药效学过程，这2个过程涵盖了药物在体内的全部处置过程及药物反应特征，药物治疗的核心问题就是药物暴露和效应问题，控制了药物暴露，就能制订给药方案；知道了药物效应程度，就能确定合适的药物暴露。所以，研究和认识药物的暴露和效应是个体化药物治疗的重要内容。

个体化药物治疗依赖多学科支持。TDM是研究和开展个体化药物治疗技术和方法的学科，直接推动临床个体化治疗技术创新和水平提高；药动学和药效学揭示机体对药物、药物对机体之间的处置关系，为个体化治疗提供理论基础；药物分析学研究药物在不同环境状态下的定性、定量方法，为个体化治疗提供药物、生物标记物等化合物的准确量化信息，以掌握药品暴露；分子生物学研究基因、蛋白等生物大分子的结构、功能及检测分析方法，从分子水平寻找个体化治疗的遗传影响因素、药效生物标志物，为个体化治疗提供准确的生物学参数。

个体化药物治疗存在药学和医学2个领域的认识区别，可称之为药学认识和医学认识。医学认识表现为：广义个体化认为影像、B超、核素、病理和检验以及临床指征都可作为患者个体化标志物，狭义个体化认为基因组学就是个体化治疗和生物标志物，基因组学、代谢组学、蛋白组学等作为个体化治疗的生物标志物成为研究的最主要内容。药学认识表现为：因人而异的药物治疗设计是个体化的主要内容，包括药物暴露为主的给药方案制订和药物敏感(或效应)为主的治疗窗(阈值)设定。2种认识都强调患者的个体差异因素，区别在于前者重视患者本身的生物遗传因素，基因分析作为个体化治疗主要技术工具；而药学认识重视药品的体内暴露和药物效应，遗传因素作为影响之一是最重要的个体化参考依据，药物体内分析和分子生物学评价都是个体化治疗的主要技术手段。

(四)个体化药物治疗发展

1.个体化治疗的理念及其变化

个体化药物治疗虽然已改变了不同患者相同方案的模式化给药方式，实施了"量体裁衣"式的个体化用药方案，但监测信息仍存在局限性：一套药物治疗方案中往往监测的只是其中一种药品，个体化参考依据信息对于临床治疗来讲不完整。所以进行个体药物治疗方案中全部药物的信息监测，有助于临床医师对疗效的把握，即原来对给药方案中的某一个药物的监测转变为多个药物或整体用药的监测，扩大药物暴露的监测信息。

同时，由传统的药动学(pharmacokinetics,PK)监测(药物暴露或血药浓度)扩展到同时监测药效学(pharmacodynamics,PD)，即 PK/PD 的个体化监测。不仅考虑药品暴露的个体差异还要考虑药物效应的个体差异，以此设定个体的靶浓度(治疗阈或有效治疗浓度范围)及个体化给药方案。

2.个体化药物治疗的分析技术发展

个体化药物治疗的技术主要体现在药物暴露和药效响应监测的分析手段上,即药物体内分析和分子生物学测定的水平上。药物体内分析主要包括免疫测定和液相色谱分析。

免疫测定有酶联免疫、荧光偏振免疫和化学发光免疫,目前临床使用的多是化学发光免疫测定方法(chemiluminescence immunoassay, CIA)。CIA 将高灵敏度的化学发光测定技术与高特异性的免疫反应相结合,用于各种抗原、半抗原、抗体、激素、酶、脂肪酸、维生素和药物等的检测分析技术,是目前最先进的标记免疫测定技术,灵敏度和精确度比酶免法、荧光法高几个数量级,可以完全替代放射免疫分析、彻底淘汰酶联免疫分析。主要具有灵敏度高、特异性强、试剂价格低廉、试剂稳定且有效期长(6~18 个月)、方法稳定快速、操作简单自动化程度高等优点。

液相色谱分析有高效液相-紫外、高效液相-荧光和高效液相-质谱联用分析等,高效液相-质谱联用(HPLC-MS)仪是当前最为先进的分析仪器。液质联用(HPLC-MS)又叫液相色谱-质谱联用技术,它以液相色谱作为分离系统,质谱为检测系统。液质联用体现了色谱和质谱优势的互补,将色谱对复杂样品的高分离能力,与 MS 具有高选择性、高灵敏度及能够提供相对分子质量与结构信息的优点结合起来。在医药领域主要应用于 I 期临床试验的药动学及生物等效性研究、药物分析方法研究、天然药物及中药开发研究、蛋白与肽类的鉴定、毒物分析等。液质联用仪不仅灵敏度高,还具有良好通量性能:优异的高流量性能、降低的离子抑制效应、自清洁离子源探针设计和可靠的接口设计,提高了分析速度。

分子生物学方法先后建立了限制性内切酶酶谱分析、核酸分子杂交、限制性片段长度多态性连锁分析等。1985 年由美国 Cetus 公司人类遗传学研究室 Mullis 等创立并随后迅速发展起来的 DNA 体外扩增技术-聚合酶链反应(polymerase chain reaction,PCR),以及 20 世纪 90年代发展起来的 DNA 芯片技术(DNA chip),标志着分子生物学诊断技术进入崭新的阶段。

(1)荧光定量 PCR:一种最新的定量 PCR 检测方法,可采用外参照的定量法,也可采用内参照的定量方法,后者是在竞争性 PCR 基础上的发展。扩增后产物采用荧光显示,定量方法多样化,算法更为精确。

(2)基因芯片(gene chip)(又称 DNA 芯片、生物芯片):基因芯片的测序原理是杂交测序方法,即通过与一组已知序列的核酸探针杂交进行核酸序列测定的方法,在一块基片表面固定了序列已知的八核苷酸的探针。当溶液中带有荧光标记的核酸序列 TATGCAATCTAG,与基因芯片上对应位置的核酸探针产生互补匹配时,通过确定荧光强度最强的探针位置,获得一组序列完全互补的探针序列。据此可重组出靶核酸的序列。

3.学科理论发展使个体化药物治疗成为可能

药物基因组学、蛋白组学和代谢组学的发展,药物流行病学的应用,临床医学的技术需求,这都推动了以个体化药物治疗为核心的治疗药物监测学科发展,使得个体化的基础理论、技术和方法得以进入临床实践领域,研究转化为医学发展的动力。

如何根据每个患者的具体情况,制订有效而安全的个体化药物治疗方案,一直是困扰临床医师的难题。虽然可以通过体重、体表面积、年龄等因素调整用药剂量,可以根据临床表现或生化指标判断疗效,但由于影响药物体内过程的因素众多,患者遗传结构对药物反应存在个体差异,个体化药物治疗一直不能有效的应用于临床实践。随着 TDM 技术的突破及药物基因组学的发展,个体化药物治疗已经成为可能。

研究表明,许多药物的血药浓度与药理效应强度间有很好的相关性,而检测方法的进步使微量药物的定量得以实现。以血药浓度为客观依据,运用药动学理论,制订合理的用药方案,日益为广大临床工作者接受和采用。目前,TDM 在欧美发达国家已经成为临床实验室的主要常规工作之一。我国约从 20 世纪 80 年代逐步开展此项工作。随着 TDM 和药物基因组学监测的进一步发展,不仅可以监测患者药物浓度是否在治疗范围,还能够前瞻性预测药物用量、药物效应等,从而进一步提高临床治疗效果。

二、个体化药物治疗的理论依据和临床意义

(一)个体化药物治疗理论基础

1.药动学

药动学(pharmacokinetics),主要是定量研究药物在生物体内吸收、分布、代谢和排泄规律,并运用数学原理和方法阐述血药浓度随时间变化的动态规律的一门学科。是确定药物的给药剂量和间隔时间的依据。药动学参数主要如下。

(1)峰浓度(Cmax)和达峰时间(Tmax):指血管外给药后药物在血浆中的最高浓度值及其出现时间,分别代表药物吸收的程度和速度。

(2)曲线下面积(AUC):指时量曲线和横坐标围成的区域,表示一段时间内药物在血浆中的相对累积量。

(3)生物利用度(F):药物经血管外给药后能被吸收进入体循环的分量及速度。

(4)生物等效性:比较同一种药物的相同或者不同剂型,在同一生物利用度研究中,其活性成分吸收程度和速度是否接近或等同。

(5)表观分布容积(Vd):理论上药物在其体内均匀分布应占有的体液容积。

(6)消除速率常数(Ke):指单位时间内消除药物的分数。

(7)消除半衰期(t1/2):指血浆中药物浓度下降一半所需要的时间。

(8)清除率(CL):指单位时间内一定容量血浆中的药物被清除。

2.药效学

药效学(pharmacodynamics),主要研究药物对机体的作用、作用规律及作用机制,其内容包括药物与作用靶位之间相互作用所引起的生物化学、生理学和形态学变化,药物作用的全过程和分子机制。

(1)药物作用和药理效应:药物作用是指药物与机体生物大分子相互作用所引起的初始作用。药理效应是药物引起机体生理、生化功能的继发性改变,是机体反应的具体表现。通常药理效应与药物作用互相通用,但当两者并用时,应体现先后顺序。

药理效应是机体器官原有功能水平的改变,功能增强称为兴奋;功能减弱称为抑制。

(2)药物不良反应:凡是不符合用药目的的并给患者带来不适或痛苦的反应统称为药物的不良反应。根据治疗目的、用药剂量大小或不良反应严重程度,分为以下几种称谓。

①不良反应:指药物在治疗剂量时,出现的与治疗目的无关的不适反应。

②毒性反应:在药物剂量过大或体内蓄积过多时发生的危害机体的反应,一般较为严重。又分为急性毒性反应和慢性毒性反应。

③变态反应:指机体受药物刺激所发生的异常免疫反应,可引起机体生理功能障碍或组织损伤,又称过敏反应。

④后遗效应:在停药后血药浓度已降至最低有效浓度以下时仍残存的药理效应。

⑤继发反应:指由于药物的治疗作用引起的不良后果。

⑥停药反应:指长期服用某些药物,突然停药后原有疾病的加剧,又称反跳反应。

⑦特异质反应:指某些药物可使少数病人出现特异质的不良反应,与遗传有关。

(3)药物剂量药物所用的分量称为剂量。出现疗效所需的最小剂量称为最小有效量;开始出现中毒性反应的最小剂量称为最小中毒量;在最小有效量和最小中毒量之间可产生期望的疗效而又不易中毒的剂量称为治疗量;极量是达到最大治疗作用,但尚未引起毒性反应的剂量;超过最小中毒量引起毒性反应的剂量称为中毒量;引起半数动物中毒的剂量称为半数中毒量;引起半数动物死亡的剂量称为半数致死量。

(4)量效关系及量效曲线:药物效应的强弱与药物的剂量大小或浓度高低呈一定的关系,即剂量-效应关系,简称量效关系,可用量效曲线表示。

3.遗传药理学

遗传药理学(pharmacogenetics)是研究临床药物治疗中个体反应差异的遗传学因素的学科,认为遗传多态性可引起不同个体在服用药物时的药理学及毒理学的不同效果,从而引起药物治疗效果的差异。

4.治疗药物监测(TDM)

是指在临床进行药物治疗过程中,观察药物疗效的同时,定时采集患者的血液(有时采集尿液、唾液等液体),测定其中的药物浓度,探讨药物的体内过程,以便根据患者的具体情况,以药动学和药效学基础理论为指导,借助先进的分析技术与电子计算机手段,并利用药动学原理和公式,使给药方案个体化。目的是达到满意的疗效及避免发生毒副反应,也为药物过量中毒的诊断和处理提供有价值的实验室依据,将临床用药从传统的经验模式提高到比较科学的水平。

(二)个体化药物治疗技术

1.体内药物分析

主要用光谱、色谱、质谱及免疫测定等药物分析手段定性、定量检测体内药物、代谢物或相关化合物,目前常用监测分析技术包括光谱分析、色谱分析和免疫分析法等。

(1)光谱分析法:包括紫外分光光度法、荧光分析法和原子吸收光谱法。光谱法虽然仪器简单、测定快速,但选择性和灵敏度都较低,本法不具备分离功能,受结构相近的其他药物、代谢产物和内源性杂质的干扰,因此用光谱法分析体液样品时,绝大多数样品都需经过组分分离、纯化等预处理过程。

(2)色谱分析法:包括高效液相色谱法(HPLC)、气相色谱法(GC)及其与质谱(MS)联用(HPLC-MS,GC-MS)的方法,以及毛细管电泳色谱法(HPCE)。色谱法具有对组分进行分离和分析的双重作用,能排除与药物结构相近的代谢产物和某些内源性杂质的干扰,具有很高的选择性和较高的检测灵敏度,常作为评价其他方法的参比方法。在某些情况下色谱法应用也受到一定限制,如 HPLC 大多数仪器配备的是紫外和荧光检测器,只限于测定具紫外吸收或产生荧光的组分,虽然对某些组分可通过衍生化方法使之具备紫外吸收或荧光性质,这势必增加测定时的操作步骤。又如用 GC 法测定生物样品时,还受被测组分的挥发性和热稳定性的限制。此外,对于测定浓度很低的样品(如地高辛有效血药浓度仅 0.9～2.2ng/ml 时),色谱法的灵敏度难以达到要求。

(3)免疫分析法:包括放射免疫分析法(RIA)、酶免疫分析法(EIA)、荧光免疫分析法(FIA)和化学发光免疫分析法(CIA)。免疫分析是利用半抗原药物与标记药物竞争抗体结合原理的一种分析方法,具有快速、简便和灵敏度高的特点,尤其适用于分析低药物浓度的体液样品及大量又需长期分析(如常规监测)的样品。该法可直接测定体液样品,并且耗费样品量少。免疫分析法建立时,需针对每一种药物制备特异性的抗体和标记药物,费时、费力,在一般实验室中难以办到。目前通常采用试剂盒(又称药盒),但测定的药物品种受试剂盒供应品种的限制。

2.基因多态性检测

基因多态性称之为单核苷酸多态性(single nucleotide polymorphisms,SNP),主要是指在基因组水平上由单个核苷酸的变异所引起的 DNA 序列多态性。它是人类可遗传的变异中最常见的一种,占所有已知多态性的 90% 以上。SNP 在人类基因组中广泛存在,平均每 300 个核苷酸中就有 1 个 SNP 位点,估计其总数可达 1000 万个甚至更多。SNP 可由单个碱基的转换(transition)或颠换(transversion)引起,也可由碱基的插入或缺失所致,通常以转换最为多见。理论上讲,SNP 既可能是二等位多态性,也可能是 3 个或 4 个等位多态性,但实际上,后两者非常少见,几乎可以忽略。因此,通常所说的 SNP 都是二等位多态性。在基因组 DNA 中,任何碱基均有可能发生变异,因此,SNP 既可能出现在基因序列内,也可能在基因以外的非编码序列上。总的来说,位于编码区内的 SNP(coding SNP,cSNP)比较少,但它在遗传性疾病研究中却具有重要意义,因此 cSNP 的研究更受关注。各地各民族人群中特定 SNP 并非一定都存在,其所占比率也不尽相同,但约有 85% 应是相同的。对 SNP 进行基因分型包括 3 方面的内容:①鉴别基因型所采用的化学反应,常用的技术手段包括 DNA 分子杂交、引物延伸、等位基因特异的单核苷酸连接反应、侧翼探针切割反应及基于这些方法的变通技术;②完成这些化学反应所采用的模式,包括液相反应、固相支持物上进行的反应及两者皆有的反应;③化学反应结束后,需要应用生物技术系统检测反应结果。

3.基因组学和蛋白组学

蛋白组学(pro-teomics)一词,源于蛋白质(protein)与基因组学(genomics)2个词的组合,意指"一种基因组所表达的全套蛋白质",即包括一种细胞乃至一种生物所表达的全部蛋白质。这个概念最早由 MarcWilkins 在 1994 年提出,本质上指的是在空间和时间大规模水平上研究蛋白质的特征,包括蛋白质表达水平,翻译后的修饰,蛋白与蛋白相互作用等,由此获得蛋白质水平上关于疾病发生,细胞代谢等过程的整体而全面的认识。通过比较分析正常个体与病理个体间蛋白组的差异,可以找到"疾病特异性的蛋白质分子",既成为新药设计的候选分子靶点,也可以为疾病的早期诊断、治疗评价提供分子标志。所以,随着人类基因组计划的逐步完成,科学家们又进一步提出了后基因组计划.蛋白组学研究是其中一个很重要的内容。

蛋白组学集中于动态描述基因调节,解释基因表达调控的机制。基因组学虽然在基因多态性和疾病的相关性方面为人类提供了有力根据,但实际上大部分疾病并不是因为基因改变所造成,而是与基因表达调控密切相关。此外,基因的表达方式错综复杂,同样的基因在不同条件、不同时期可能会起到完全不同的作用。然而基因组学的研究无法回答这些问题。通过基因组测序还新发现了许多编码蛋白,但大部分功能未知。而对于功能已知的蛋白质,也大多是通过同源基因功能类推等方法推测出来的。因此,人类基因组编码蛋白质中至少有 s0% 是功能未知的。在未来几年内,随着至少 30 种生物的基因组测序工作完成,蛋白质功能必将成为研究热点,再考虑到蛋白质在疾病中的重要作用,使得蛋白组学在人类疾病的研究中有着极为重要的价值。

由基因组学、蛋白组学、代谢组学等一系列系统生物学的发展可以看到,生物系统是一个有机的整体,其稳定性源于整个生物系统的网络结构,系统的表型并不因某一节点的缺失而改变,而是依赖于若干节点密切连接所构成的生物网络。这不仅是未来新药研发的方向,也为个体化治疗提供了思路。以免疫抑制药为例,在现有的血药浓度监测基础上,还需要考虑基因多态性检测、免疫系统淋巴细胞活性及细胞因子网络的监控,实现遗传药理学、药动学及药效学的综合评价。

(三)个体化药物治疗临床意义

1.临床药物治疗的本质

临床药物治疗的目标是用药安全、有效、经济,也就是合理用药标准。临床药物治疗从本质上讲就是一个合理用药的过程。合理用药的概念是指根据疾病种类、患者状况,以及药理学和药物治疗学理论选择最佳的药物及其制剂,制订或调整给药方案,以期有效、安全、经济地防治和治愈疾病的措施。剂量,按合理的时间间隔完成正确的疗程,达到预期的治疗目标。而要做到上面所述,须设计出一个科学的给药方案。

临床给药方案,包括选定药物、确定剂型、给药途径、给药剂量、给药间隔、给药时间和疗程。每个人体有着独特的生理、病理特性,特定的时间、空间和环境也都存在个体内或个体间的差异,这种差异就决定着个体处置药物及响应药物的程度存在差异,所以,针对患者进行药物治疗需要考虑个体差异设计适当的给药方案,即个体化给药方案。

从学科研究领域来讲,药物治疗本质就是药动学和药效学的过程,进行完整的"药物治疗方案—药物暴露—药物效应链"才能保证给药方案的个体化。

2.临床实施个体化药物治疗的需求

目前在临床主要有免疫抑制药、抗癫痫和抑郁药物、心力衰竭和心律失常治疗药物、氨基糖苷和糖肽类抗菌药物及茶碱、甲氨蝶呤等实施个体化为核心的治疗药物监测,通过监测血药浓度为主的药品暴露,设计出适合患者个体的药物治疗方案,从而消除个体及多种因素影响带来的差异,保证临床剂量适宜,提高药物疗效,降低药物毒副作用。如前面所述,药物治疗是药动学和药效学的双过程,所有治疗药品都存在着依据生物浓度设计调整出一个适宜的给药方案,血药浓度监测及 CYP 基因多态性检测的开展已经说明;但患者个体对药物的响应同样存在差异,依据药物效应程度差异确定一个合适的治疗窗也是个体化治疗重要的一环,而生物系统的复杂性使得这一环节尚未有成熟的临床技术服务,有必要在药效生物标志物方面加大投入和进行更深入研究。

三、个体化药物治疗的设计与方法

当体内药物浓度与临床疗效或毒副作用有相关性时,药物的临床疗效主要取决于药物在作用部位或组织中的浓度,以及组织对药物的敏感性。由于技术及伦理等方面限制,测定作用部位的药物浓度比较困难。大多数药物在作用部位或组织中的浓度与血中药物浓度存在一定比例关系,通过测定血药浓度的变化可间接反映作用部位浓度的变化,而血药浓度受吸收、分布、代谢、排泄的影响。因此,个体化用药过程中,要达到优化治疗目的,就必须借助药动学方法确定给药方案。但如果药物的血药浓度和临床效果不相关,则不必监测血药浓度,通过监测其药效学指标进行给药方案的调整。如华法林的抗凝血效果可以通过国际标准化值和基因型进行评价等。

当然,并非所有药物都需要制订严格的给药方案。对于安全范围宽的药物,常根据临床观察予以确定。对于治疗指数窄,治疗剂量表现为非线性动力学特征的药物,制订个体化给药方案显得尤为重要。一般治疗范围较宽的药物,可根据药物的半衰期或稳态血药浓度或平均稳态浓度等设计给药方案。

(一)根据药物半衰期拟定给药方案

半衰期($t_{1/2}$)是反映药物在体内消除能力的指标,多数药物按一级动力学规律进行消除。药物半衰期受表观分布容积和总消除速率的影响,它与一级消除速率常数 K 的关系为 $t_{1/2}=0.693/K$。在某些情况下,如果只有 $t_{1/2}$ 参数而其他参数不能获得,可根据药物 $t_{1/2}$ 估算达稳态时间、稳态浓度、负荷剂量和给药间隔。一般来讲,连续用药达 5 个 $t_{1/2}$,药物在体内的浓度可达 95% 稳态,连续用药 7 个 $t_{1/2}$,血药浓度达 99% 稳态。

不同药物 $t_{1/2}$ 差别很大,按药物 $t_{1/2}$ 长短不同,常用药物大致可分为超快速消除类($t_{1/2} \leqslant 1h$)、快速消除类($t_{1/2}=1 \sim 4h$)、中速消除类($t_{1/2}=4 \sim 8h$)、慢速消除类($t_{1/2}=8 \sim 24h$)、超慢速消除类($t_{1/2}>24h$)。根据 $t_{1/2}$ 制订给药方案简单方便,但不同长短的 $t_{1/2}$,其临床方案的制订也大不相同。

对于 t1/2 很短的药物,如超快消除和快速消除的药物,可根据治疗窗的大小选择给药方案。对于治疗窗较宽的药物,可采用适当加大给药剂量,适当延长给药间隔的给药方案,只要保证给药间隔末血药浓度仍在有效血药浓度范围内即可。如青霉素的 t1/2＝0.5h,且不能口服给药,临床上不可能每隔 30min 给患者肌内注射 1 次,根据青霉素的特性,可将剂量增加到数十万单位或数百万单位,经过 10 多个半衰期后,血中浓度依然能在有效浓度范围内。对于治疗窗较窄的药物,可采用静脉给药的方法。如胰岛素的 t1/2 也很短,但不能采用增加剂量的方法,否则会引起低血糖反应,甚至休克。不过令人欣慰的是,随着制药业的发展,已有不同 t1/2 的胰岛素产品问世,如短效(t1/2＝5～8h)、中效(t1/2＝18～24h)、长效(t1/2＝24～36h),可根据临床需要选择相应的释药系统。

对于 t1/2 较长的药物,如慢速消除药物和超慢速消除药物,由于 t1/2 较长,可能会引起血药浓度较大的波动,临床可采用适当缩短给药间隔或多次分量给药方案,以减少血药浓度的波动。如地高辛 t1/2＝36h,如果按照 t1/2 给药,血药浓度波动较大,因此,临床常用剂量为 0.125～0.5mg,每日 1 次会比较安全。

对于中速消除的药物,可取其 t1/2 的长短作为给药间隔时间,一般临床推荐给药方法是首剂量加倍,以后按每个 t1/2 给药 1 次作为维持量。如磺胺类药物常采用 τ＝t1/2(τ 指给药间隔)和首剂量加倍的方法设计给药方案。此外,还应该根据药物的代谢和作用特点确定给药间隔。如普萘洛尔(t1/2＝2～3h)、阿替洛尔(t1/2＝6～7h)的药效半衰期明显长于血浆半衰期。β-受体被阻断后作用时间比较长久,超过该药在血中的有效浓度时间,且在较低水平也有治疗作用,其肝内代谢物亦具有阻滞 β 受体作用,已有临床资料证实普萘洛尔和阿替洛尔每日 1～2 次的疗效与每日 3～4 次相似。值得注意的是,工具书中提到的 t1/2 多是正常情况下测得的平均值,在不同年龄、生理病理状态下,药物的 t1/2 会发生变动。如随着年龄增长,t1/2 会明显延长,随着用药时间的延长,老年人对低浓度有一定耐受性,但对高浓度又比较敏感,易出现中毒。以肝代谢为主的药物,肝衰竭时,t1/2 会明显延长;心力衰竭可导致全身脏器淤血,使药物的 t1/2 明显延长。此外,不同种族的人群其药物代谢酶活性不同,t1/2 亦不同。尤其对于非线性动力学特征的药物,其 t1/2 会随给药剂量增加而延长,须根据具体情况进行给药方案设计。

(二)根据消除速率常数拟定给药方案

此方法多用于肾功能减退的患者。药物的负荷剂量多取决于表观分布容积,在肾功能减退时一般不必调整,但维持剂量则取决于清除率,需要进行调整,以减少药物蓄积引起的毒性。对于肾功能减退患者的给药方案设计,主要基于评估患者的肾功能,预测药物的清除率或消除速率常数,并以患者的清除率或消除速率常数为基础进行剂量调整。可用下式表示:

$$D/(K \cdot \tau) = D'/(K' \cdot \tau')$$

其中,D′为调整后剂量,K′为肾功能减退时的消除速率常数,τ′为调整后给药间隔。

根据以上公式,可有 2 种方法进行给药方案的调整:

剂量不变(D＝D′),延长给药间隔 τ′为:$\tau' = (K/K') \cdot \tau$

给药间隔不变$(\tau = \tau')$,调整剂量(D')为:$D' = (k'/k) \cdot D$

药物体内消除途径主要通过肾内(kr)和肾外途径(knr),

$$k = kr + knr$$

$$k = knr + Clcr/100 \cdot kr(Clcr \text{ 正常值为 } 100ml/min)$$

(三)根据房室模型公式设计给药方案

某些药物如镇痛药、催眠药、支气管扩张药等,通常一次给药即可。通过单剂量给药,如单剂量静脉注射、肌内注射或口服给药所得参数能够反映该药药动学,并成为拟定多次给药方案的基础。

单次静脉注射按照一室模型消除,体内药量(X)及血药浓度(C)随时间(t)呈指数性衰减,其方程为:

$$X = D \cdot e\text{-}kt$$

$$C = C_0 \cdot e^{-kt}$$

式中,D 为给药剂量,k 为一级消除速率常数,C0 为初始血药浓度,若上式中 t 以半衰期(t1/2)的倍数给药,即 $t = n \cdot t1/2$,则:

$$X = D \cdot e^{-kn} \cdot t1/2 = D \cdot (1/2)n$$

上式可用于计算为保持药物作用的时间所需的剂量,以及给予一次剂量能维持的作用时间。

一室药物单次口服或肌内注射给药的浓度-时间关系可如下式表示:

$$C = \frac{kaFD}{(ka\text{-}k)Vd} \cdot (e^{-kt}\text{-}e^{-kat})$$

式中,F 为生物利用度,ka 及 k 分别为吸收及消除速率常数。

多数药物通常需多次给药方能达到有效血药浓度,起到治疗作用。多次给药后药物在体内蓄积,当经过若干次服药达到稳态后,血药浓度不再蓄积,只在一定范围波动。这种多次给药达稳态后平均稳态血药浓度与单次给药后平均血药浓度的比值,称为蓄积系数,用 R 表示。血药浓度达到稳态水平往往需要较长时间,如达稳态浓度的 99% 需要 6.64 个 t1/2,对于 t1/2 较长的药物,为及早达到稳态,控制疾病,可加大首次剂量,使第一次剂量就能达到稳态血药浓度,此剂量为负荷剂量,记为 DL。维持剂量 DM 指的是在负荷剂量之后,按给药周期给予用来维持有效血药浓度水平的剂量,可用下式表示:

$$DL = DM \cdot \frac{1}{1\text{-}e^{-kt}} = DMR$$

即负荷剂量为维持量与蓄积系数的乘积。如果给药间隔 $\tau = t1/2$,则 R=2,可得 $DL = 2DM$。即给药间隔等于半衰期,首剂量是维持剂量的 2 倍。此外,维持剂量还可根据下式计算:

$$DM = \frac{C_s s,av \cdot Vd \cdot \tau}{1.44 \cdot t_{1/2}}$$

Css,av 为平均稳态血药浓度,当确定了最佳有效血药浓度和该药的 Vd 以及 t1/2 后,就可根据上式计算不同给药间隔的维持剂量。

(四)稳态一点法制定给药方案

当药物缺乏药动学参数而无法进行血药浓度计算时,为了能满足临床需求,即保证较少的抽取患者血样样本,又能保证计算其药动学参数,1977 年 Ritschel 提出了稳态一点法,又称 Ritschel 一点法。随后,1978 年又进一步改进此法,称为重复一点法。一般以文献报道的安全有效范围为目标浓度范围。

稳态一点法是给予患者一个试验剂量,然后在药物达到稳态后,在药物消除相的某一时间点抽取血样,测定药物的血药浓度,然后根据给药剂量和测量浓度,按比例增加或减少给药剂量,使药物浓度达到目标浓度。可根据下式对原有的给药方案进行调整:

$$D' = D \times C'/C$$

式中,D' 为校正剂量;D 为原剂量;C' 为目标浓度;C 为测量浓度。

注意该公式的使用条件是血药浓度与剂量呈线性关系。采血必须在血药浓度达到稳态后进行,通常在下一次给药前采血,所测得的浓度为谷浓度。

对于药动学参数偏离正常值,如表观分布容积或消除速率常数发生较大变化,或群体参数变异较大时,应用稳态一点法误差较大,可用重复一点法。该方法只需采血 2 次,即可求出与给药方案相关的重要参数:消除速率常数(K)和表观分布容积(Vd)。具体方法如下:给患者拟定一个给药剂量 D,给药间隔为 r 的给药方案,在第 1 次给药后,经过 1 个给药时间取血,测得到浓度计为 Cl,给予相同剂量,再经 τ 时间取血测得浓度,记为 C2,按下述公式求算 K 和 Vs。

$$K = \ln[C1/(C2\text{-}C1)] \div \tau$$

$$Vd = D \cdot e^{-k\tau}/Cl$$

需要注意的是本方法仅适用于第 1、2 次给药,不能在稳态时使用,血管外给药时应注意在消除相采血。且本方法引入了消除速率常数 K 和表观分布容积 Vd 2 个药动学参数,如果其中一个参数有变化,另外一个参数如果变化很小或无变化时,可以使用本方法。

四、个体化药物治疗的影响因素

(一)个体化药物治疗药物影响因素

(1)药物剂型、处方中的辅料和制剂的工艺过程等会导致制剂间生物利用度和吸收速率常数的差异,引起生物利用度的变化。

(2)药物的相互作用是不容忽视的影响因素。现已明确,至今有 200 余种常用药物为肝微粒体酶的抑制药或诱导药。这些药物长期使用时,必须注意药物自身及同时使用的其他药物生物转化能力的改变。如使用双香豆素抗凝血治疗的患者,服用肝药酶诱导药苯巴比妥 30d,可使其稳态血药浓度下降;而肝药酶抑制药氯霉素使用 2d,可使降血糖药甲磺丁脲稳态血药浓度上升近 1 倍。某些蛋白结合率高的药物在联合应用时会由于竞争导致个别药物的游离血药浓度增加,在总的体内浓度没有变化的前提下,增强药物效应。

(3)运用药物的吸收、分布、代谢、排泄等药动学参数,估算患者血药浓度和体内药量,是制订给药方案的第一步。药物从进入人体内起,即在吸收、分布、生物转化的和排泄的综合影响下,随着时间而动态变化着。例如,青霉素、甲氧西林、红霉素等可被胃酸分解;地高辛可被肠内细菌分解。药物在肠壁和肝要经过首关代谢;β受体阻滞药普萘洛尔,抗抑郁药丙米嗪、去甲替林.抗心律失常药利多卡因、维拉帕米等具有明显的肝首关代谢效应。

（二）个体化药物治疗机体影响因素

1.生理因素

患者的生理状态,如性别、年龄、体重和营养状况都在一定程度上影响药物的体内过程。如新生儿的体重和体表面积不同,各系统脏器组织处于待发育阶段,药物在体内的分布、代谢和排泄有其自身的特点。灰婴综合征的发生就是源于对新生儿代谢特点认识不足,使得氯霉素与葡萄糖醛酸结合不足而产生的。老年人因肝、肾功能降低,对药物的代谢和清除能力均降低,易造成血药浓度升高。女性在妊娠、分娩和哺乳期对某些药物反应也具有一定的特殊性。这些问题将在后文中详细讲述。

2.病理因素

病理状态,如肝、肾功不全及代谢性疾病;患者生活习性,如吸烟、嗜酒等。上述生理病理特征及生活习性,均能改变患者药动学参数,进而影响体内药物浓度。胃肠道疾病影响口服药物的吸收速率和吸收程度;严重的低蛋白血症如肾病综合征、肝硬化患者的蛋白结合率降低,使苯妥英钠的游离药物浓度增高;心肌梗死,特别是并发休克的患者,其心肌对利多卡因的摄取明显下降,可引起血药浓度增高,产生毒性反应;肝疾病也可影响药物的代谢,如肝炎、肝硬化和脂肪肝等疾病可不同程度地影响肝药酶活性,使药物消除变慢,半衰期延长,作用增强甚至产生不良反应;肾功能不全可使主要由肾排泄的药物消除减慢,半衰期延长,药效增强甚至产生毒性反应,如吗啡在体内的代谢主要经肾排泄,由于肾衰竭患者的排泄能力下降,其血中吗啡代谢物的浓度较高。

3.遗传学因素

药物作用的差异有些是由遗传因素引起的。因患者药物代谢酶、转运体及受体的遗传缺陷,会导致不同患者药物代谢酶活性、药物转运体能力大小及药物受体敏感性的不同。随着遗传学的迅猛发展,药物基因组学这一概念也应运而生。药物基因组学是用已知的基因组学理论,研究遗传因素对药物效应的影响,即以药物效应和安全性为主要目标,研究药动学和药效学差异的基因特征,以及基因变异所致的不同个体对药物的不同反应。药物基因组学的研究进展为"个体化治疗"提供的新的模式,是近年来临床药理研究的热点问题,极具发展潜力。如地西泮在体内进行的去甲基化代谢具有明显的个体差异,弱代谢者的血药浓度比快代谢者高约1倍,血浆消除半衰期可延长1倍,而且发现中国人地西泮的氧化代谢能力显著低于白种人,中国人快代谢者的血浆半衰期相当于白种人的弱代谢者,为80h,这可以解释为何临床上白种人应用地西泮的剂量几乎大于中国人用药量的1倍。

4.时间节律因素

不少药物的药动学特征呈现不同程度的节律性变化,这种变化会影响药物在血中和靶部位的浓度,进而影响药物效应。了解这种节律性变化并根据这种变化及时调整给药方案,可以获得最佳治疗效果和产生最低不良反应。

如地高辛的治疗浓度范围是 0.8~2.0ng/ml,中毒浓度为 3.0ng/ml,心力衰竭患者凌晨 4 时对该药最为敏感,作用比其他时间高 10~20 倍,若此时仍按常规剂量服用,极易中毒。对地高辛的给药时间进行研究发现,在凌晨时给药 250μg,1~2h 起效,4~12h 作用达峰值,早晨正好达最高血药浓度 1.44ng/ml,而此时正是发病频率较高的时段。故地高辛应在晚上给药。有些疾病的发作呈昼夜节律变化,如哮喘患者晚间发作比白天重,但茶碱白天吸收快,有效浓度维持时间长,晚间吸收慢,也因此可以采取日低、夜高的给药剂量方式,如上午 8 时服用茶碱缓释片 250mg,晚上 8 时服用 500mg,可使茶碱的血药浓度维持在 10μg/ml 以上,且浓度波动范围不大,在提高疗效的同时降低了不良反应的发生。

5.环境因素

工作环境中长期接触一些化学物质,如多环芳香烃类和挥发性全身麻醉药等可诱导肝药酶的活性,加速药物的代谢;铅中毒可抑制肝药酶活性,减慢药物的代谢。

(三)个体化药物治疗影响因素评估

1.肾功能受损时个体化给药方案的制订对于一些经肾排泄为主的药物,如地高辛,当肾功能严重受损时,其消除速率常数 K 减小,消除半衰期 t1/2 显著增大,应根据肾功能校正相关参数和调整剂量,避免毒性反应。肾衰竭时的消除速率常数 K 可按下式校正:

$$K'=K[(CL'Cr/CLCr-1)]\times Fu$$

其中,K′和 K 分别为肾衰竭和正常情况下的药物消除速率常数,CLCr′和 CLCr 分别为肾衰竭和正常情况下的肌酐清除率,Fu 为药物由尿中排泄的分数。

肌酐清除率可由血清肌酐值求得:

$$CL'_{cr}m=(140-A)\times BW(kg)\div 72\times Crs$$

$$CL'_{cr},f=CL'_{cr},m\times 0.9$$

式中,$CL'_{cr}m$ 和 $CL'_{cr}f$ 分别为男性和女性的肌酐清除率,A 为年龄,BW 为体重(kg),Crs 为血清肌酐值。

2.儿科患者个体化给药方案的制订

不同日龄、不同年龄的新生儿和儿童生理特点、生化状况和成年人有明显不同,药动学特征与成年人差异较大。

小儿胃肠道处于发育阶段,新生儿及婴儿胃酸分泌较少,且 pH 与成年人不同,药物吸收存在差异;胃排空时间延长,药物吸收减少;胆汁分泌较少,脂溶性药物口服后吸收较差;皮肤黏膜薄,体表面积相对较大,药物较易透过皮肤吸收。新生儿皮下脂肪少.不宜皮下注射给药。婴儿肌肉尚未发育成熟,肌内注射给药后药物吸收缓慢,首选静脉给药,但应注意高渗药物及刺激性药物带来的危险。

新生儿及婴幼儿细胞外体液量大,脂肪含量低,水溶性药物的表观分布容积增大,峰浓度降低,消除变慢,作用时间延长;脂溶性药物表观分布容积降低,血药浓度升高,易发生药物中毒。小儿的血-脑脊液屏障和脑组织发育不完善,使药物对中枢神经的作用发生改变。新生儿的血浆蛋白含量较少,药物与血浆蛋白亲和力低,且存在许多竞争性抑制物(如胆红素),导致表观分布容积增加,游离药物浓度升高,药效增强。

新生儿的药物代谢酶活性低,主要通过生物转化消除的药物代谢变慢,半衰期延长,可能出现蓄积中毒。儿童的肝微粒体酶活性超过成年人,一些药物的代谢超过成年人。必须注意,一方面新生儿的药物代谢减慢,另一方面新生儿血浆蛋白结合率低,游离药物浓度升高,药物排泄加速。因此,应多方面综合分析药物在体内的处置。

新生儿肾组织结构发育不完全,药物的消除率很低,主要通过肾排泄的药物半衰期显著延长。

一般按照体重确定患儿的给药剂量,但对于治疗指数较窄的药物还应该根据具体情况进行血药浓度的监测。如对服用苯妥英钠、茶碱等药物的患儿要严格监测血药浓度。目前已有的文献资料中涉及药物疗效、毒性或药动学参数均是来自健康成年人,而新生儿、婴儿或儿童的资料很少。由于小儿的年龄、体重逐年增加,体质各不相同,因此不同个体甚至同一个体的不同阶段其用药剂量都会有很大差异。小儿给药剂量的计算方式有很多,如体重法、体表面积法、年龄法等,年龄给药法虽然简单方便,但可靠性不高。由于药物剂量并不严格与体重成正比,而机体的许多生理过程与体表面积相关性密切,所以按照体表面积计算小儿剂量更加合理。体重法和体表面积法的计算公式如下:

小儿剂量=成年人剂量×小儿体重/成年人体重(50kg 或 60kg)

小儿剂量=成年人剂量×小儿体表面积/成年人体表面积(成年人 60kg 体重之体表面积按 1.70cm^2 计算)

体表面积可按照下式估算:

体重<30kg,体表面积(ln2)=体重×0.035+0.1

体重>30kg,体表面积(m^2)=(体重-30)×0.02+1.15

3.老年患者个体化给药方案的制订

随着年龄增长,老年人各脏器发生明显的退行性病变,机体对药物的吸收、分布、代谢、排泄等药动学行为也发生明显改变,这必然会引起药物在血液或靶组织中的浓度及作用时间不同于年轻人。因此,老年人用药应全面权衡,减少合并用药的种类,尽量避免不良反应的发生。

老年人胃排空速率减慢,使口服药物进入小肠的时间延迟,吸收速率常数和最大血药浓度下降,吸收半衰期和达峰时间延长。老年人的胃、肠蠕动减少,消化酶减少,加上便秘、腹泻等均会影响药物的吸收。老年人胃酸分泌减少,胃液 pH 升高,胃肠黏膜萎缩,吸收面积减少,同样会影响药物吸收。此外,老年人心排血量的减少使胃肠道和肝血流较正常成年人减少,若同时伴有心功能不全,则会显著减少药物的吸收。但也有例外,如老年人口服普萘洛尔后的血药浓度远比青年人高,这是因为肝血流减少,首关消除减少,使药物消除减慢,血药浓度增加。因此,应注意老年人服用普萘洛尔后血药浓度升高引起的不良反应。但也有人认为,老年人对药物吸收速率和程度较正常人没有太大改变,因为多数药物的吸收速度和程度取决于药物通过小肠上部接触的吸收面积和被动扩散。虽然血流量减少,但肠蠕动减慢,药物与肠黏膜的接触时间延长。例如对乙酰氨基酚和劳拉西泮,年轻人的吸收速度和程度就和老年人差别不大。

机体的组成成分是影响药物分布的重要因素之一。老年人脂肪增多,非脂肪组织减少,脂溶性药物表观分布容积增大,水溶性药物表观分布容积减小。如地西泮、利多卡因等脂溶性较大的药物,在老年人组织中分布较多,药物作用也就较持久。此外,随着年龄的增长,血浆白蛋白浓度下降,蛋白结合率高的药物游离浓度增加,导致药效增强,甚至出现不良反应。如老年人服用成年人剂量的华法林,可因血浆游离药物增加而导致出血。年龄增加会使血浆中 $\alpha1$-酸性糖蛋白含量升高,脂溶性碱性药物(如普萘洛尔、利多卡因)结合增加,游离药物浓度减少。老年人体重趋向减少,体内水分减少,血药浓度增加。因此,应对表观分布容积进行校正。

随着年龄增加,功能性肝细胞数量减少,肝微粒体酶活性降低,肝重量减轻,肝血流减少,直接影响主要经过肝代谢药物的血药浓度。因此,老年人应用此类药物时用药剂量应减少,一般为青年人的 $1/2 \sim 2/3$。由于老年人肝药物代谢酶活性的个体差异大于年龄差异,因此不能通过年龄推算肝药酶活性。另外,老年人的非微粒体酶的活性并不降低,如代谢乙醇的脱氢酶、代谢普鲁卡因胺的乙酰化酶等,其在体内的代谢不受年龄影响。

老年人肾血流量减少,肾小球滤过率降低,肾小管的主动分泌功能和重吸收功能降低,药物清除变慢,消除半衰期延长,易在体内蓄积造成中毒。对于治疗窗窄的药物需要进行血药浓度监测以指导个体化用药。值得注意的是,血清肌酐浓度并不是估算肾功能的良好指标。随着年龄的增加,肌酐清除率降低,但血清肌酐浓度不变。这是因为老年人肌肉萎缩,产生的肌酐减少所致。临床用药时可根据肌酐清除率来调整用药剂量。

一般来说,老年人的服药剂量,应按年龄调整:即 60 岁用药剂量是成年人用量 $1/3$,70 岁用药剂量是成年人用量 $1/4$,80 岁用药剂量是成年人用量 $1/5$。另外,从 50 岁开始,每增加 1 岁应减少成年人用量的 1%。

4.妊娠期个体化给药方案的制订

从孕期 3 个月末,母体的生理变化已经开始对药物的体内过程产生影响,直至妊娠结束。

(1)药物吸收:妊娠期胃排空变慢,肠蠕动能力下降,口服药物吸收变慢,达峰时间延迟;肺吸收增加。

(2)药物分布:妊娠期血容量增加,药物的表观分布容积显著增大,药物浓度降低。妊娠期血浆中白蛋白浓度降低,同时内源性皮质激素和胎盘激素占据蛋白结合位点,导致游离药物浓度升高。

(3)药物代谢:对于妊娠期的母体,孕酮可诱导肝药酶活性,一些药物的肝代谢加快;而另一些药物(如茶碱和咖啡因),由于黄体酮和雌二醇抑制肝药酶,药物的肝代谢变慢。妊娠期胆汁在肝淤积,药物的胆汁排泄受干扰。此外,胎盘和胎儿也代谢药物;另约有 50% 的胎儿循环不经过肝,药物在胎儿体内代谢较慢,易引起胎儿体内的药效增强,作用时间延长。

(4)药物排泄:妊娠期,肾血流量和肾小球滤过率增加,主要通过肾排泄的药物的排泄明显加快。但妊娠晚期时,仰卧位的肾血流量减少,经肾排泄的药物作用时间延长。妊娠高血压同时伴有肾功能障碍的母体,药物排泄变慢,易产生蓄积。

给孕妇快速静脉给予单剂量药物时,由于母体及胎儿血浆内游离药物及全血的最高浓度可能存在差别,因而可能对胎儿的影响较小。从药动学观点来看,药物的作用部位如果是深隔室,那么药物对母亲及胎儿的药理作用可能很小。当多次给药时,只要不是非脂溶性或分子量特别大的药物,胎盘转运按被动扩散方式进行,则胎儿与母亲游离药物浓度很有可能趋于一致。目前还没有一种方法可以有效地防止或预防药物对胎儿的影响。

随妊娠时间增加,脐血流量增加,药物在胎盘内的分布量增加,也使药物在胎儿与母体间扩散时间延长。胎盘在发育过程中形成的蛋白质与药物结合,延迟或阻止药物进入胎儿体内。胎盘可代谢某些药物,影响药物活性。

多数药物可通过胎盘转运到胎儿体内,也有一些药物通过羊膜转运进入羊水中,再通过胎儿皮肤吸收或随羊水被胎儿吞入胃肠道后被吸收。由于羊水中的蛋白含量很低,其中的药物多为游离状态,加之胎儿的代谢能力低,导致胎儿体内的药量较大。此外,经尿排泄到羊水的药物可重新进入胎儿循环,形成“羊水循环”。胎儿血液循环中的蛋白质含量较低,游离药物浓度较高,药物分布进入组织的量增多。胎儿的肝、脑相对较大,血流多,肝内药物分布增加。胎儿的血-脑脊液屏障功能较差,药物容易进入中枢神经系统。胎儿肝代谢能力较差,体内药物浓度比母体高,药物半衰期延长,易产生中毒。妊娠11～14周后,胎儿的肾已具备排泄功能,但功能很弱。药物代谢后形成极性大且脂溶性低的代谢物,不易通过胎盘进入母体中,导致代谢物易在胎儿体内蓄积。

由予药物从孕妇转运至胎儿的过程存在一定的时间差,分娩前给孕妇用药,应当计算好时间,以最大限度地减少婴儿出生时体内的药物浓度。从开始注射药物至分娩的时间应短于或长于从开始注射药物到胎儿体内出现药物最高浓度的时间。孕妇长时间静滴药物将使胎儿受药物影响的程度达到最大。

总之,孕妇的药动学是最特殊的一种动力学,研究起来比较困难。测定通过胎盘进入胎儿血浆的药-时曲线,最常用的方法是在分娩时采取母亲和新生儿的血标本。这种方法的缺点是只采得一对血标本,并只能得到足月妊娠的资料。由于这些方法的复杂性和局限性,在实际工作中,根据药动学的原则、文献资料来预测胎儿体内的药物浓度不失为一种比较实用的方法。

5.哺乳期个体化给药方案的制定

母乳是婴儿获得营养物质的主要途径,妇女在哺乳期内用药时不仅应考虑药物对乳汁分泌有无影响,同时应考虑药物对婴儿的影响。一般来讲乳汁中含量极微的普通药物,基本上不会影响婴儿健康。但也有例外,据报道1名1周岁大的婴儿死于吗啡中毒,原因是其母亲在哺乳期间使用可待因,而她恰好是细胞色素 P450 2D6 酶超快代谢型者,可待因在其体内迅速转化为吗啡,如果婴儿在此时接受母乳喂养则极容易吗啡中毒。也有一些药物在乳汁中含量很少,但由于婴儿的特异体质,亦可能造成不可挽回的结果(如青霉素过敏的婴儿)。因此在给予乳母此类药物前,需仔细询问病史及家族史。

一般来讲,乳汁的 pH 比血浆中的低,碱性药物在乳汁中的浓度比血浆中高,酸性药物则不容易进入乳汁。如乳母静脉注射红霉素,乳汁中的含量比血清中含量高 4～5 倍,抗甲状腺药在乳汁中的浓度为血中的数倍甚至十数倍,对婴儿健康产生威胁。

五、基因导向个体化药物治疗

(一)个体化药物治疗的遗传因素

遗传因素是药物治疗的重要影响因素,对每个患者个体的治疗至关重要。关于个体化药物治疗的遗传因素研究,主要涉及遗传药理学(pharmaco-genetics)和药物基因组学(pharmaco-genomics)两门学科。遗传药理学是研究基因变异与药物反应关系的一门学科,对药物应答与基因信息的关系进行研究,阐明引起药物反应差异的遗传原因及药理机制,主要研究引起药物反应个体和群体差异的变异基因;药物基因组学是研究人类基因在药物反应中的作用,其研究的是基因组中所有与药物相关的基因,与遗传药理学相比研究范围更为广泛。

个体化药物治疗中存在 2 方面因素,药物因素包括剂量、剂型、给药方法、疗程、药物相互作用;人体因素有年龄、性别、体重、生理病理状态、遗传因素。在诸多影响因素中,遗传因素是值得深入研究的最重要因素,要想认识和利用遗传因素在个体化治疗中的作用,遗传药理学和药物基因组学为我们提供科学的理论和方法。

人体内一些基因型的存在会增加患某种疾病的风险,这种基因就叫疾病易感基因。基因检测不等于医学上的医学疾病诊断,基因检测结果能阐明患上某种疾病概率,但并不是说明您已经患上某种疾病,或者说将来一定会患上这种疾病。

通过基因检测,可向人们提供个性化健康指导服务、个性化用药指导服务和个性化体检指导服务。可以在疾病发生之前的数年、甚至数十年进行准确的预防,而不是盲目的保健;可以通过调整膳食营养、改变生活方式、增加体检频度、接受早期诊治等多种方法,有效地规避疾病发生的环境因素。

基因检测不仅能提前明晰患病风险的概率,而且还可能明确地指导我们正确地用药,避免药物对我们的伤害。基因检测将会改变传统被动医疗中的乱用药、无效用药和有害用药及盲目保健的局面。

FDA 修改了药物说明书,要求就基因变异对药物的影响给出警告提示,提出(基因检测)证据的水准:临床效用、FDA 或学术研究的或其他专业团队,对该药物进行过临床药物基因组学评估分析。主要包括心血管药物、传染性疾病药物、抗肿瘤药、芳香酶抑制药等。例如:抗凝血药华法林,美国 FDA 在 2010 年 2 月对其说明书进行了修订,因其剂量的基因特异性,在被给出华法林处方药前,建议对 CYP2C9,VKORC1 进行基因检测。

(二)遗传因素的基因多态性

与药动学相关的遗传多态性

(1)药物转运蛋白:药物转运蛋白按功能可分为①多药耐药蛋白(multi-drug resistance protein,MDR),又称 P 糖蛋白,是由 MDR1 基因编码完成,广泛存在于肠壁、胆管、肾管、血-脑脊液屏障和肿瘤组织中,具有加速药物组织外排的作用。②多药耐药相关蛋白(multidrug resistance-associated protein,MRP),同 MDR 一样是跨膜蛋白,其机制和作用同 P-糖蛋白类似,可逆浓度梯度将疏水性化合物排出细胞外。③有机阴离子转运蛋白,主要有 OAT1 和 OAT3,是体内主要的尿酸-阴离子转运因子。OAT1 主要存在肾皮质,表达于肾近端小管基底膜,作用底物包括 β-内酰胺类抗生素、血管紧张素转换酶抑制药、叶酸及甲氨蝶呤;OAT3 主要表达于肝、肾、眼和脑组织,是有机阴离子-二酸盐转运子,底物为通过肾代谢和排泄的多种药物。④有机阴离子转运肽(organic anion transporting polypeptide,OATP),是体内重要的膜转运蛋白,广泛分布于胃肠道、肝、肾、血-脑脊液屏障等处。介导激素、心血管药物等内外源物质的跨膜转运。⑤有机阳离子转运蛋白,或有机阳离子转运体(organic cation transporters,OCTs),OCTs 家族的第一成员 OCT1 在许多外源性药物的吸收、分布和排泄中发挥着重要的作用。OCT1 存在许多基因多态性,有些多态性与其转运活性密切相关;有机阳离子转运体(OCTs)是近年来逐渐受到关注的一种药物转运体,属于溶质转运体超家族(superfamilyof solute carriers,SLC)的重要一员。该种转运体主要分为 3 个亚类,分别为 OCT1、OCT2 和 OCT3;OCT1 主要分布于肝,OCT2 主要分布于肾,OCT3 的组织分布较为广泛,包括脑、心脏。⑥寡肽转运蛋白 PepT1 和 PepT2 都是依质子的寡肽转运载体(POT)家族的成员,PepT1 是低亲和力/高容量的肽载体,PepT2 是高亲和力/低容量的肽载体。PepT1 主要在消化道中表达,在肾中也有微弱的表达;PepT2 主要在肾中表达。PepT1 属于典型的依质子的寡肽转运体(POT)超家族成员,是一种 H+依赖的、低亲和力/高容量寡肽转运体,主要表达在小肠上皮细胞刷状缘膜上。肠道 PepT1 除对消化道中蛋白质降解产物二肽、三肽具有转运吸收功能外,肽类似药物和部分细菌产物均可经该载体转运吸收。

(2)药物代谢酶:药物代谢酶包括参与Ⅰ相代谢的细胞色素氧化酶 CYP450 超家族(CYP1A1/2、181、2A6、286、2C8、2C9、2C19、2D6、2E1、3A4/5/7)、乙醚脱氢酶(ALDH)、乙醇脱氢酶(ADH)、二氢嘧啶脱氢酶(DPD)等;参与Ⅱ相代谢的 N-乙酰基转移酶(NAT1/2)、尿苷二磷酸葡萄糖醛酸基转移酶(UGT)、硫嘌呤甲基转移酶(TPMT)等。

①细胞色素 P450 同工酶。肝富含药物Ⅰ相代谢和Ⅱ相代谢所需的各种酶,其中以 P450 酶最为重要。P450 酶是由多种类型的 P450 酶所组成的一个大家族,根据氨基酸的排序的雷同性,P450 酶可以分为不同几个大类,每个大类又可以细分成几个小类。在人体中重要的 P450 酶有 CYP1A2、CYP2A6、CYP286、CYP2C8、CYP2C9、CYP2C19、CYP2D6、CYP2E1、CYP3A4 和 CYP3A50 P450 酶存在有明显的种属差异,药物在动物和人体内的代谢途径和代谢产物可能是不同的。多态性(polymorphisms)是 P450 酶的一个重要特征,是导致药物反应的个体差异的一个重要原因。所谓的多态性,是指同一种属的不同个体间某一 P450 酶的量存在较大的差异。量高的个体代谢速度就快,称快代谢型(extensive metabolizer);量低的个体代谢速度就慢,称为慢代谢型(poor metabolizer)。人体内许多 P450 酶表现出多态性,其中以 CYP2D6 和 CYP2C19 的多态性最为典型。另外,P450 酶具有可诱导和可抑制性。也就是说,P450 酶的量和活性会受到药物(或其他外源物)的影响,可能会影响药物本身的代谢,并可能会引起代谢性药物相互作用。

肠壁代谢(intestinal metabolism,gut metabolism),近年来研究发现许多药物在小肠吸收后通过肠壁时被代谢,从而导致药物的生物利用度降低,这种肠道的首关效应已引起相当重视。肠道内壁的上皮细胞从绒毛(villi)的低端移动到顶端后脱落,这个过程中上皮细胞逐渐成熟,整个过程大约需要两三天时间。肠壁中药物代谢酶主要分布于成熟的上皮细胞内,其中绒毛尖端活性最强。目前已经在肠壁中发现许多种类的代谢酶,如 CYP26、CYP2C9、CYP2C19、CYP3A4、CYP3A5 等,其中以 CYP3A4 的含量最高。许多临床常用的药物为 CYP3A 的底物,可以在肠壁内代谢。肠壁代谢是造成许多药物口服生物利用度偏低的重要原因之

②乙醛脱氢酶(acetaldehyde dehydrogenase,ALDH)。醛脱氢酶的一种,负责催化乙醛氧化为乙酸的反应。已知人类的乙醛脱氢酶由 3 个基因所编码:ALDHIA1、ALDH2 及最近发现的 AL-DHIB1(亦称 ALDH5)。正常的等位基因记为 ALDH2 * 1,单碱基突变的等位基因记为 ALDH2x2。突变基因翻译出的酶中,残基 487 的谷氨酸变为赖氨酸,造成催化活性基本丧失。ALDH2 * 2 在人类各族群中的分布是不同的,它基本全部出现在亚洲人上。研究显示中国人 ALDH2 * 2 的频率为 18%,其中广东省汉族最高(31%),武汉市汉族 12%,洛阳市人15%,上海市人 25%,台湾省人 30%,朝鲜人 16%,日本人 27%,泰国人 4%,我国藏族人、台湾原居民和蒙古人、菲律宾人、马来西亚人 1%～10%。

肝中的乙醇脱氢酶负责将乙醇(酒的成分)氧化为乙醛,生成的乙醛作为底物进一步在乙醛脱氢酶催化下转变为无害的乙酸(即醋的成分)。乙醛毒性高于乙醇,是造成宿醉的主要原因之一。而且乙醛被怀疑具有致癌性,它与人类肿瘤的发生存在一定的关系。负责人体内乙醛转化的主要是肝中的乙醛脱氢酶(ALDH),ALDH1 与 ALDH2 在催化速率上有很明显的差异,ALDH2 对乙醛的 Km 低于 ALDH1,约为后者的 1/10,是主要负责乙醛转化的同工酶。

③N-乙酰基转移酶(N-acetyltransferase,NAT)。可催化乙酰基从乙酰 CoA 上转移到异烟肼的氮原子上,例如 NAT 直接催化乙酰基团从乙酰 CoA 转移到其作用底物芳香胺及杂环胺类物质上,从而活化或灭活芳香胺类致癌物质。在 NAT 领域的研究主要集中在 NAT2 上,目前国内外关于 NAT2 多态性与疾病的发生已有大量的研究,证明了膀胱癌、结肠直肠癌、肝癌、前列腺癌、乳腺癌、胃癌等恶性肿瘤在不同类型乙酰化代谢者人群中,NAT2 活性中呈多态分布,根据乙酰化表型的不同可将人群划分为 3 类:慢型乙酰化代谢者、快型乙酰化代谢者和中间型乙酰化代谢者,它们发生的频率不同。

④尿苷二磷酸葡萄糖醛酸转移酶(UDP-glucuronosyl transferase,UGT)。是化学物质体内生物转化第 Ⅱ 时相中最重要的代谢酶,可催化 N-羟基化合物与葡萄糖醛酸结合,阻止杂环胺诱发 DNA 突变。UGTIA 基因位点呈现出复杂的表达模式,通过葡萄糖醛酸结合反应代谢杂环胺-DNA 加成物,发挥基因保护作用。

UGT 在组织器官、种属和个体间均存在差异。表现为:a.UGT 的表达具有明显的组织特异性,主要在肝和肠道细胞中表达,UGTIAI、1A3、1A4、1A6、1A9 和所有的 UGT2B 亚型在肝内表达,人类肠中也显示有 uGT1A1、1A6、1A8、1A10 和 UGT287 表达;2A 亚族成员主要在嗅上皮表达,而 2B 亚族成员 uG1[2B1、2、3、6、12]则在肝微粒体内表达。b.UGT 表达在不同

个体间存在差异。不同个体肝微粒体中 UGT 的活性可相差 6～15 倍,而肠内的可有 10～100 倍的差异性。c.UGT 活性随年龄而变化,胎儿出生前及刚出生后该酶活性极低甚至缺乏,出生后不久至青春期此酶活性几乎呈直线增长,直到成年人才达到平稳状态,老年人又迅速下降。d.UGT 表达在种属间有差异,如 UGT2B 酶在大鼠中是 1、2、3 型和 12 型,在人类是 4、7、8、9、10 型和 11 型,家兔是 13、14 型。而且,每种 UGT 有自己的最适反应底物,如甲状腺激素是 UGT1A1 的选择性底物,儿茶酚类和苯酚是 UGT287 的最佳底物。

UGT 家族可以把一系列亲脂性底物转化为水溶性葡萄糖醛酸,是解毒的重要方式。它能催化药物、环境毒物、类固醇和甲状腺激素的葡萄糖醛酸化,促进脑内糖脂的生物合成;同时还参与胆红素、短链脂肪酸、胆汁酸等内源性化合物的生物代谢。

⑤硫嘌呤甲基转移酶(thiopurine S-methyl-transferase,TPMT)。在硫嘌呤类药物,如硫嘌呤、硫鸟嘌呤和硫唑嘌呤药物的代谢过程中起着关键作用。硫嘌呤类药物的疗效和毒性均与患者体内的 TPMT 活性有关。TPMT 活性高的患者长期服用这类药会产生耐受性而且复发率很高,TPMT 活性低的患者服用常规剂量的硫嘌呤类药物后会发生严重的血液学不良反应。因此 TPMT 的遗传多态性对于指导临床用药具有重要意义。TPMT 活性在白种人和黑种人中呈二态或三态分布,89％的人 TPMT 活性高,11％的人 TPMT 活性中等,而 300 个人中有 1 个人 TPMT 活性缺乏。黄民等发现中国人与白种人 TPMT 活性分布比较存在种族差异:TPMT 的活性在中国人群呈正态分布,而在白种人群则呈二态分布。TPMT 活性缺乏属于常染色体隐性遗传。野生型 TPMT 基因被定义为 TPMT ＊1。迄今为止已发现 11 种基因突变可引起 TPMT 酶活性的降低,这些基因分别被命名为 TPMT ＊ 2～TPMT ＊ 10。

(三)个体化药物治疗临床案例

1.华法林

华法林是常用的口服抗凝血药,主要用于预防和治疗血栓性疾病。华法林的有效治疗范围比较窄,有效剂量难以把握,尤其在使用早期,使用不当容易导致严重的出血。

CYP2C9 是影响华法林代谢的主要蛋白酶之一,其编码基因有较多的遗传多态性,比较常见的多态性有 CYP2C9 ＊ 2 和 CYP2C9 ＊ 3,这 2 种基因型所产生的蛋白酶比野生型 CYP2C91 酶活性分别降低了 30％和 80％。因此,CYP2C9 基因变异的个体在接受华法林治疗时对剂量的需求低,服用华法林后达到稳态浓度的时间比较长,在治疗初期有更高的出血危险性。

此外,维生素 K 环氧化物还原酶(VKOR)是华法林的作用靶点,如果这个酶的基因出现变异,则使用者需要华法林的剂量比常规剂量高。

2.他汀类药物

他汀类药物被广泛用于治疗高胆固醇血症和预防冠状动脉粥样硬化相关疾病。一般情况下,他汀类药物很安全,但偶尔会有不良反应,如骨骼肌溶解,它是一种因肌细胞产生毒性物质而导致肾损害的一种疾病,俗称肌肉溶解。在每日 80mg 辛伐他汀的用量下,约有 0.9％的患者会产生肌病。SLCO1B1 基因的变异会导致其编码蛋白在肝内增加结合他汀类药物的能力,使药物在体内过量残留。研究显示,携带两个 SLCOIB1 基因风险标记的人群在使用他汀类药物时,产生不良反应的概率为 15%,而非携带者发生不良反应的概率仅为 0.3%。

3.别嘌醇

别嘌醇是治疗痛风或高尿酸症的常用药物,不当使用可能会有严重的皮肤反应。在使用别嘌醇的病人中,凡是产生皮肤不良反应者,100% 会有 HLA-B＊5801 基因变异。因此,在使用别嘌醇进行治疗前,应检测患者是否是 HLA-B＊5801 基因型携带者。

4.硝酸甘油

硝酸甘油是抗心绞痛急性发作的首选药物,但有些患者服用之后没有疗效,从而贻误最佳治疗时机而导致患者死亡。乙醛脱氢酶 2 基因(ALDH2)如果有变异,则会降低酶的活性,使硝酸甘油代谢受阻,无法产生有效的扩张血管的活性产物——"一氧化氮",使得硝酸甘油难以发挥药效。此外,ALDH2 还参与乙醇(酒精)在体内的代谢。该基因变异时乙醇代谢受阻,大量乙醛滞留在体内,给肝造成损伤,这就是酒精性肝硬化的重要原因。我国有 ALDH2 基因变异的人群数量较大,约为总人数的 20%。

5.氨基糖苷类抗生素

氨基糖苷类抗生素常用于革兰阴性菌所致的严重感染,如脑膜炎、呼吸道、皮肤、创伤感染等。此类抗生素包括链霉素、庆大霉素、卡那霉素和新霉素等,使用不当会导致患者发生严重的药物性耳聋。

大量研究证实,线粒体 DNA 12S rRNA 基因 A1555G 或 C1494T 这 2 种基因变异,是氨基糖苷类抗生素引发感音神经性耳聋的罪魁祸首。

6.卡马西平

卡马西平是一种用于治疗某些类型癫痫的首选药物,也可用于治疗三叉神经痛、躁郁症和心律失常等。卡马西平可能会引起严重甚至致死的皮肤反应。在亚洲人群中,每 1000 人就有 1~6 人会出现这种不良反应,其原因是患者具有人白细胞抗原等位基因 HLA-B＊1502。美国 FDA 建议,医师开具卡马西林(包括同类产品)前,应让患者接受 HLA-B＊1502 基因检测,尤其是亚洲患者。阳性携带者不宜使用卡马西平。

7.氯吡格雷

氯吡格雷是一种新型的抗血小板药物。CYP2C19 基因的变异体对氯吡格雷的药动学及药效学均有不同程度的影响。有些变异可使药效下降,有些变异可增加出血的危险。氯吡格雷在中国的使用日益普遍,价格也比较昂贵。如果不进行基因检测就盲目用药,不仅可能对身体造成危害,还要蒙受较大的经济损失。

8.伊立替康

伊立替康是常用的治疗结、直肠癌等多种癌症的药物,约 40% 患者会发生不良反应,如腹泻和中性粒细胞减少等。伊立替康进入体内后被代谢生成活性产物 SN-38,SN-38 与拓扑异构酶 I 结合,引起 DNA 双链断裂,诱导细胞凋亡。UDP 葡萄糖醛酸转移酶 1A1(UGT1A1)可以催化 SN-38 代谢为无活性的 SN-38G。UGT1A1 基因突变会造成中性粒细胞降低及其他毒性反应。

第四章 药物治疗学

第一节 药物治疗学概述

一、概述

(一)药物治疗学概念、内容与任务

药物治疗学(Pharmacotherapeutics)是一门研究药物预防、治疗疾病的理论和方法的学科,在传统的药理学和临床医学之间发挥桥梁纽带作用,其主要内容和任务如下。

(1)综合疾病的病因和发病机制、患者的个体差异、药物的作用特点3方面因素,对患者实施合理用药。

(2)研究影响药物对机体作用的因素。

(3)研究药物相互作用对药效的影响。

药物治疗学在长期临床药物治疗实践中,经历了由简单到复杂、由初级到高级、由经验到科学的发展过程,目前已发展成集药理学、生理学、生物化学、内科学、分子生物学、遗传学、基因组学等多学科交叉的一门综合学科。

(二)药物治疗原则

1.药物治疗的一般原则

疾病治疗一贯遵循预防为主、防治结合的原则,即实施未病防病,有病防重和重病防危的策略。在长期的临床药物治疗实践中。

(1)分线原则:如抗生素类药、抗结核病药、抗精神病药等。

(2)阶梯用药原则:如癌症疼痛的治疗。

(3)风险-效益比最大原则及个体化治疗原则:使患者获得必要(适度、规范)、有效、安全和经济的药物治疗。

①药物治疗的必要性:许多疾病尤其是内科系统的疾病,尽管药物治疗常具有不可替代性,但是对于具体的患者,面对众多可选择的药物,只有通过利弊权衡,使患者接受药物治疗的预期获益大于药物可能对机体造成的伤害,才能体现药物治疗的必要性,患者才值得承受风险来换取药物治疗的效果。并且在治疗过程中,还须在明确疾病诊断的基础上,从病情的实际需求出发,以循证医学为依据,选择适当的药物治疗方案,即药物治疗的适度性原则,从而达到治疗疾病的目的。

②药物治疗的有效性:只有在患者的实际获益大于药物可能带来损害的前提下,药物治疗

的有效性才有意义。在权衡利弊、选择合适药物的前提下,要达到理想的药物治疗效果,还要考虑:药物方面因素,如药物的生物学特性、理化性质、剂型、剂量,给药途径及药物间的相互作用等;机体方面的因素,如患者年龄、体重、性别、精神因素、病理状态及遗传因素等;药物治疗的依从性,是指患者遵从医嘱或治疗方案的程度,包括遵守医疗约定,采纳健康促进行为的忠告。

③药物治疗的安全性:保证患者用药的安全性是药物治疗的前提。影响药物安全性的原因包括药物本身固有的生物学特性、药物制剂中不符合标准的有毒、有害物质超标准或有效成分含量过高及药物的不合理使用。

④药物治疗的经济性:以最低的药物成本实现最佳的治疗效果,但是成本和效果两者都是相对的,有时成本高并不意味着效果好,出现此问题可用现代经济学研究手段解决。

⑤药物治疗的规范性:药物治疗的规范性是保证合理用药的重要措施。在给患者实施药物治疗时,医师首先要熟悉相关疾病治疗指南或标准,尽量按公认的指南或标准去选药用药,减少随意性和盲目性。

2.药物治疗的基本过程

药物治疗的程序首先需要明确患者的问题(诊断),随后拟订治疗目标并选择恰当的药物、剂量和疗程(选择治疗方案)。开始治疗(处方+指导),经过一定时间后检查治疗结果,进行评估和干预,决定继续、调整或终止治疗方案。

药物治疗方案的制订需要综合考虑患者的病理、生理情况,药物的性质、相互作用及药物在患者体内的药动学变化,实行个体化给药,实现最大的治疗效益。优化药物治疗的最实用方法是治疗-监测-治疗的反复尝试。

二、药物相互作用和疾病对临床用药的影响

为提高疗效、减轻不良反应而采取 2 种或 2 种以上药物同时或先后应用,称为联合用药。药物相互作用(drug interaction)通常是指在体内发生药动学和药效学方面的相互影响。由于药物之间或药物与机体之间的相互反应,改变了药物体内过程、理化性质或组织对药物敏感性,使药物的药理效应发生改变,增加或降低药物的不良反应,这种因联合用药使原有的药物效应增强者,称为协同作用(synergism),使原有的药物效应减弱者称为拮抗作用(antagonism)。

(一)药物相互作用机制和临床对策

1.药物相互作用

(1)药效学相互作用:是指药物与机体的效应器官、特定的组织、细胞受体或某种生理活性物质(如酶、内源物质)相互作用。按照发生原理,药物相互作用可分为药效学相互作用和药动学相互作用,或改变药物的毒性效应,掩盖不良反应等表现。结果可导致效应的相加、协同和拮抗。①相加:指 2 种性质相同的药物联合应用所产生的效应相等或接近分别应用所产生的效应之和。②协同:即两药联合应用所产生的效应明显超过两者之和,又称为增效。③拮抗:即两药联合应用所产生的效应小于单独应用一种药物时的效应。

(2)药动学相互作用:是指药物的联合应用可使一种药物的吸收、分布、代谢、排泄或生物转化受其他药物的影响而有所改变,导致体内药量或血药浓度的改变,从而影响了药物的效应。根据发生环节不同,表现为:①影响药物吸收的相互作用,主要表现在加速或延缓胃排空、影响药物与吸收部位的接触、改变胃肠道 pH;②影响药物分布的相互作用,主要表现在药物与血浆蛋白结合位点的竞争、影响药物分布过程,使药物的组织分布量发生改变,进而改变药物的药动学参数及药物的作用强度;③影响药物代谢的相互作用,药物在体内代谢一般是经酶的催化,该环节相互作用主要是使药物由活性体转化为无活性体的代谢物或少数前体药物在体内转化为有活性的药物而起作用;④影响药物排泄的相互作用,主要发生在肾的肾小管分泌和肾小管重吸收过程。

2.临床药物治疗对策

在临床药物治疗的实践中,联合治疗的效果往往优于单一药物,如心力衰竭、严重高血压和心肌梗死等疾病的治疗,常需要 2～3 种或以上的药物联合应用;肿瘤和严重感染时,联合用药可提高患者的生存率,特别是肿瘤化疗,联合用药组成的一线标准化疗方案,可改善患者生存期和生活质量。

(二)疾病对药动学、药效学的影响

疾病可引起机体各种生理、生化过程发生一系列改变,对药物的体内过程、药物与受体的亲和力、组织器官对药物作用的敏感性等产生影响。

1.疾病对药动学的影响

(1)疾病对药物吸收的影响:①消化道疾病可通过改变胃排空时间、改变肠蠕动、改变胃肠道分泌功能等环节影响药物吸收;②肝病变也可影响消化道吸收功能;③肾衰竭如尿毒症患者,因本身钾离子平衡失调,当服用抗酸药尤其是含铝的抗酸药时,将进一步减少钾的吸收;④循环衰竭使胃肠道血流量减少而减少药物的吸收。

(2)疾病对药物分布的影响:主要通过改变血浆蛋白含量和结合率、血液 pH 等影响药物分布。此外,心力衰竭和肾衰竭也可改变药物分布,影响药物的疗效。

(3)疾病对药物生物转化的影响:如慢性肝病时,患者肝微粒体酶合成减少,细胞色素P450 含量降低,可减慢许多药物的生物转化;肾功能不全时,多种药物的代谢过程都可能受到不同程度的影响,体内氧化代谢有时加快,还原、水解和乙酰化能力降低,导致生物转化障碍,并且还可影响到药物在肝内的转化。

(4)疾病对药物排泄的影响:肾是药物及其代谢物排出体外的最重要器官,肾功能的改变会极大地影响药物的体内消除过程。

2.疾病对药效学的影响

(1)疾病引起受体数目改变:如支气管哮喘患者支气管平滑肌的 β 受体数目减少;糖尿病患者易出现胰岛素抵抗现象,而使胰岛素受体数目下降。

(2)疾病引起受体敏感性改变:严重的肝病患者由于体内氨、甲硫醇及短链脂肪酸等代谢异常会使中枢神经系统对镇静催眠药、镇痛药和麻醉药的敏感性增强,甚至可诱发肝性脑病;

肾衰竭时,可引起体液调节紊乱,患者会对抗高血压药变得比较敏感;器质性心脏病也可使心脏对地高辛和一些抗心律失常药等药物的敏感性发生变化。

(3)疾病引起受体及受体后效应机制的改变:药物的初始作用部位是受体,但受体仅仅是信息传导的第一站,受体激活后通过一连串的生化过程最终导致效应器官(细胞)的功能变化,即受体后效应机制。

(三)疾病状态下的临床用药原则

1.肝疾病时临床用药

鉴于肝病患者易诱发肝性脑病,且部分患者已存在胆汁淤积、体液负荷过量及腹水等病理变化,故使用药物应避免加剧这些病症。对肝病患者用药,必须衡量利弊,禁用对肝有损害的药物,并结合用药经验和血药浓度监测来调整用药和用量,尽量不选用经肝清除或肝毒性的药物。

2.肾疾病时临床用药

肾疾病时可使主要经肾排泄药物的原型或代谢产物蓄积而增强药效,甚至产生毒性反应,临床用药均需注意监护。在严重肾功能不全时,为避免毒性反应发生,应调整剂量,甚至避免使用具有直接肾毒性及易引起肾免疫损伤的药物。肾功能减退时选药应注意以下几点。

(1)选用较低浓度即可生效或毒性较低的药物:如强利尿药呋塞米毒性较依他尼酸钠低,尤其在肾衰竭时选用,增加剂量可使效应增强而不良反应较少增加。抗生素则可选用红霉素、青霉素、第三代头孢菌素类。

(2)避免使用毒性较大的药物:必须选用时,尽量选择半衰期短的药物,同时避免选用长效制剂。

(3)选用治疗效果易判断或毒副作用易辨认的药物。

(4)选用经肾外途径代谢和排泄的药物:应根据肾功能损害程度,调整给药方案。

(5)必须使用有效血药浓度范围窄、毒性大、代谢产物在体内蓄积的药物,或对肾有毒性的药物时应进行血药浓度监测,根据血药浓度调整给药剂量。

3.循环障碍性疾病对药物治疗的影响

循环障碍性疾病能迅速影响全身各个器官,尤其对肝、肾等与药物吸收、代谢直接相关的器官更为明显,所以,循环障碍性疾病易引起其他器官功能改变影响药物治疗。循环障碍性疾病临床用药应注意以下情况。

(1)在周围循环衰竭时,口服、皮下注射或肌内注射给药吸收差,紧急用药时如必须静脉注射,则要减慢滴注速度。

(2)严重心力衰竭时由于组织灌流量下降,一般药物表观分布容积 Vd 值减少。

(3)心脏疾病会改变器官对药物的敏感性。

(4)心力衰竭者使用具有负性肌力作用的药物必须非常谨慎,低剂量就可能损害心脏功能。

三、药物治疗与合理用药

(一)循证医学的应用

1.循证医学的概念

循证医学(evidence based medicine,EBM)是现代临床医学诊治决策的科学方法学,是在继承临床传统医学决策模式基础上的创新。其核心思想是在临床医疗实践中,对患者的诊治决策都应依赖于客观的科学证据,而不是某些个人的主观经验。

2.循证医学的实施步骤和研究方法

(1)循证医学的实施步骤:提出问题、获取有关证据、评价证据、应用证据、效果评估。实际工作中,上述 5 个步骤并非泾渭分明或必须面面俱到,通常可通过 3 种模式把证据整合到医疗实践中,即完全实施和使用模式、复制模式。

(2)循证医学证据的评价方法:系统评价、Meta 分析。

3.循证医学的局限性

循证医学的局限性体现在以下方面。

(1)是一种归纳总结的思维,其结果和结论有一定的局限。

(2)本身不能提高预防和治疗效果。

(3)分析过程中往往忽视人种差异,忽视个体遗传背景的差异。

(4)缺乏客观指标和证据者无法继续循证实践。

循证医学与药物治疗学关系密切,循证医学为合理药物治疗提供科学的证据,为评价疾病治疗的效果提供了可靠依据,而药物治疗学的研究和实践是循证医学结论的由来。将循证医学应用于药物治疗学中,就是尽可能利用药物疗效和不良反应评价的最佳证据制订患者的最佳用药方案。

(二)特殊人群药物治疗

特殊人群是指妊娠和哺乳期妇女、新生儿、婴幼儿、儿童及老年人,他们的生理、生化功能与一般人群相比存在着明显差异,而这些差异影响着药动学和药效学。高度重视特殊人群的特点,做到有针对性地合理用药,对保护特殊人群的健康尤为重要。

1.妊娠期和哺乳期妇女用药

妊娠期与哺乳期用药不但要充分考虑妊娠期及哺乳期母体发生的一系列生理变化对药物作用的影响,更要注意药物对胎儿或新生儿的作用。

(1)妊娠期药动学特点:由于母体生理生化变化以及激素的影响,药物在孕妇体内的吸收、分布、消除过程,均与非妊娠时有很大不同,表现为①药物的吸收。妊娠期间受孕、雌激素的影响,胃酸分泌减少,使弱酸性药物吸收减少,弱碱性药物吸收增多;肠蠕动减弱,使口服药物的吸收延缓,达峰时间延长,峰浓度降低。②药物的分布。妊娠期血浆容积、脂肪、体液含量均有不同程度的增加,药物的分布容积增大,血药浓度一般低于非妊娠期。同时,因妊娠期血浆容积增大,血浆蛋白的浓度相对较低,药物与蛋白结合减少,游离型药物增多,进入胎盘的药物增多,药效增强,不良反应也可能增加。③药物的消除。妊娠期间孕激素浓度的增高可增强肝药酶活性,提高肝对某些药物的代谢能力;妊娠期心排血量增加,肾血流量及肾小球滤过率均增加,肾排泄药物或其代谢产物加快,使某些药物血药浓度降低。妊娠晚期仰卧位时肾血流量减少,可使肾排泄药物速度减慢。

(2)胎儿药动学特点:①药物的吸收。大部分药物经胎盘屏障直接转运到胎儿体内,形成羊水肠道循环。大部分经由胎盘-脐静脉血转运的药物,在未进入胎儿全身循环前须经过肝,因此在胎儿体内也存在首关消除。②药物的分布。血循环量对胎儿体内的药物分布有较大影响,胎儿的血流量多,肝内药物分布较多。胎儿血浆蛋白含量较母体低,因此进入组织中的游离型药物浓度较高,但与胎儿血浆蛋白结合的药物不能通过胎盘向母体转运,可延长药物在胎儿体内停留时间。此外,胎儿体内脂肪组织较少,可影响某些脂溶性药物的分布。③药物的消除。胎儿的肝是药物代谢的主要器官,胎盘和肾上腺也参与某些药物的代谢。由于胎儿肝、肾功能发育尚未完善,对药物的消除能力较成年人低。

(3)妊娠期用药的基本原则:根据药物可能对胎儿有不良影响,美国食品药品管理局(FDA)根据动物实验和临床实践经验,将妊娠用药分为 A、B、C、D、X 类。

A 类:早孕期用药,经临床对照观察未见对胎儿有损害,其危险性相对较低,在妊娠期使用较为安全。但仍须坚持没有充分适应证绝不用药的原则。

B 类:在动物繁殖试验中未显示致畸作用,但缺少临床对照观察资料或动物繁殖实验显示不良反应,但这些不良反应未在妊娠妇女中得到证实。

C 类:仅在动物实验证实对胎仔有致畸或杀胚胎作用,但在人类中缺乏资料证实,使用前要权衡利弊。

D 类:对胎儿危害有确切证据,但治疗孕妇疾病的效益明显超过危害,又无替代的药物。

X 类:对动物和人类均有明显的致畸作用,其危害性远远大于使用价值,这类药物在妊娠期禁忌使用。

妊娠期用药应遵循的原则:①妊娠期用药必须有明确的指征,尽量避免妊娠早期(妊娠1~12周)用药。②在医生指导下用药,尽量单一、小剂量用药,避免联合和大剂量用药;尽量选用老药,避免使用新药;参照 FDA 的药物分类,提倡使用 A、B 类药物,避免使用 C、D 类药物。③应用可能对胎儿有害的药物时,要权衡利弊后再决定是否用药,若病情急需应用肯定对胎儿有危害的药物,应先终止妊娠再用药。

(4)哺乳期用药:几乎所有的药物都能进入乳汁被婴儿吸收,故哺乳期用药应慎重,应权衡利弊,遵循①尽可能减少药物对子代的影响;②由于人乳持续产生,在体内不潴留,因此哺乳期可服用较安全的药物,并应在药物的 1 个血浆半衰期后再哺乳;③对因乳母大剂量、长时间用药可能对婴儿造成不良影响的,应及时监测婴儿血药浓度;④若乳母所用药物对婴儿影响较大,则应停止哺乳,暂时实行人工喂养。

2.小儿用药

小儿时期包括新生儿期、婴儿期、幼儿期、学龄前期、学龄期、少年期等生长发育阶段。

(1)小儿的生理特点及其对药动学和药效学的影响:小儿,尤其是婴幼儿,机体组织中水分的比例较成人高,体表面积与体积的比例大,体脂含量较低,血浆蛋白浓度低;中枢神经系统发育不全;消化系统发育不全;肝、肾功能发育不全;小儿调节水和电解质代谢的能力较差;此外,小儿遗传缺陷也可致对某些药物反应异常。

(2)小儿用药的基本原则:①严格把握用药指征;②选择适宜的给药剂量与间隔时间;③选择适宜的给药途径。

3.老年人用药

老年人一般指年龄超过 60 岁的人。

(1)老年人的生理特点及其对药动学和药效学的影响:在用药时应注意老年人机体组成发生变化,包括局部循环差及肌肉萎缩、血流减少,使肌内、皮下注射的药物吸收速率下降;体液和细胞外液与体重比例减小,体内脂肪比例增加,使脂溶性药物分布容积增大;血浆蛋白结合率降低;中枢神经系统功能减退;心血管系统功能减弱;消化系统功能减弱;肝、肾功能减退。老年人的凝血功能减弱,体温调节能力和血糖调节能力降低,同化代谢小于异化代谢等特点。

(2)老年人用药的基本原则:优先治疗原则、用药简单原则、用药个体化原则、注意饮食调节原则。

第二节　心血管系统疾病的药物治疗

一、高血压

1.定义和流行病学

以血压为指征的高血压定义为:在未使用降压药物的情况下,非同日 3 次测量血压,收缩压≥140mmHg 和(或)舒张压≥90mmHg。收缩压≥140mmHg 和舒张压<90mmHg 为单纯性收缩期高血压。我国是高血压大国,知晓率、治疗率和控制率均较低,患病率呈增长态势;从南方到北方,高血压患病率递增;不同民族之间高血压患病率存在一些差异。高钠低钾膳食、超重和肥胖是我国高血压患病率增长的重要危险因素。

2.病因和发病机制

高血压是遗传因素和环境因素共同作用的结果。确证的危险因素主要有体重、食盐摄入量、饮酒和遗传因素,也和性别、年龄、民族、职业史和工作紧张度等相关。高血压的发病机制不明,目前认为体内许多系统与血压的调节有关,其中最主要的是交感神经系统及肾素-血管紧张素系统。此外,血管舒缓肽-激肽-前列腺素系统、血管内皮松弛因子系统等都参与血压的调节。

3.临床表现

高血压通常起病缓慢,早期常无症状,一般于查体时发现血压升高,常并发心、脑、肾和血管等病变。具体分类、分层,详见表 4-1。

表 4-1　根据血压水平分类

分类	收缩压（mmHg）		舒张压（mmHg）
正常血压	<120	和	<80
正常高值	120～139	和（或）	80～89
高血压	≥140	和（或）	≥90
1级高血压（轻度）	140～159	和（或）	90～99
2级高血压（中度）	160～179	和（或）	100～109
3级高血压（重度）	≥180	和（或）	≥110
单纯收缩期高血压	≥140	和	<90

4.治疗原则

我国高血压治疗以危险分层为基础，根据血压水平启动治疗时间，包括非药物治疗和药物治疗。非药物治疗主要是生活方式干预，包括限盐、适量运动、减肥、戒烟限酒和高纤低脂饮食等，可预防或延迟高血压的发生，降低血压，提高降压药物疗效，从而降低心血管风险。大多数高血压患者尚需药物治疗，药物治疗应遵循小剂量开始、优先选择长效制剂、联合用药和个体化治疗的原则，首选指南所推荐优化的联合治疗方案。联合用药的原则：药物的作用机制互补、降压作用相加、不良反应减少或抵消。

5.药物治疗

为达降压目标，大部分高血压患者需联合用药。优化联合用药方案的选择要求协同降压增加疗效，同时和谐互补，降低不良反应，最终达到血压早期、平稳、持久达标，减少心血管事件，保护靶器官的目的。2010 年美国高血压协会将各种联合治疗方案归纳为优先选择、一般选择和不推荐常规应用的联合方案。优先选择的联合降压方案包括低剂量噻嗪类利尿药和 ACEI/ARB 联合，长效二氢吡啶类 CCB 联合 ACEI/ARB。一般选择的联合降压方案包括二氢吡啶类 CCB 联合 β 受体阻滞药，CCB 联合利尿药，β 受体阻滞药联合利尿药，噻嗪类利尿药联合保钾利尿药。不推荐的联合降压方案包括 ACEI 联合 ARB，ACEI/ARB 联合 β 受体阻滞药，β 受体阻滞药联合非二氢吡啶类 CCB，中枢降压药联合 β 受体阻滞药。

低剂量噻嗪类利尿药和 ACEI/ARB 联合，利尿药的不良反应是激活肾素-血管紧张素醛固酮系统（RAAS），可造成一些不利于降低血压的负面作用，而与 ACEI 或 ARB 合用则抵消此不利因素。此外，ACEI 和 ARB 由于可使血钾水平略有上升，从而能防止噻嗪类利尿药长期应用所致的低血钾等不良反应。ARB 或 ACEI 加噻嗪类利尿药联合治疗有协同作用，有利于改善降压效果特别适用于重度高血压、单纯收缩期高血压、老年高血压、盐敏感性高血压、合并糖尿病或超重和肥胖的高血压。但双侧肾动脉狭窄禁用，妊娠和痛风等患者慎用。长效二氢吡啶类 CCB 和 ACE1/ARB 的联合应用，提供了 2 条不同但却互补的降压途径；且 ACEI/ARB 减少心力衰竭发生，保护肾功能，长效二氢吡啶类 CCB 具有抗动脉粥样硬化，减少心肌缺血作用；前者具有直接扩张动脉的作用，后者通过阻断 RAAS，既扩张动脉，又扩张静脉，故两药有协同降压作用。此外，ACEI/ARB 通过舒张静脉减少 CCB 引起的踝部水肿。二氢吡啶类 CCB 联合_B 受体阻滞药对交感神经活性与容量机制进行双重阻断，使降压作用明显增强。CCB 联合利尿药可降低高血压患者脑卒中发生风险，适用于低肾素高血压如老年高血压患者，我国的高血压指南将该联合方案列入优先选择的联合治疗方案。β 受体阻滞药联合利尿药能降低对方副作用，具有较好的降压效果，但可能增加糖代谢异常和性功能障碍风险，故不推荐用于伴代谢综合征、糖耐量异常或糖尿病的高血压患者。

（1）药物治疗方案

①高血压合并糖代谢异常的药物治疗：ACEI/ARB 是治疗糖尿病高血压的一线药物。ACEI/ARB 能明显减少新发糖尿病，且能明显改善胰岛素抵抗，全面作用于代谢综合征各个方面；此外，在降低微量蛋白尿方面也是所有降压药物中最好的。当单药有效时，可优先选用 ACEI 或 ARB，当需联合用药时，也应以其中一种为基础。ACEI 能延缓 1 型糖尿病肾病并发症的进展，ACEI 和 ARB 均能延缓 2 型糖尿病大量白蛋白尿的发生。合并大量白蛋白尿或肾功能不全的 2 型糖尿病患者，首选 ACEI/ARB。利尿药和 β 受体阻滞药能延缓 1 型糖尿病肾病进展，但不作为单药治疗首选。利尿药、β 受体阻滞药和 CCB 可作为二线药物，或者联合用药。除非血压控制不佳，或有前列腺肥大，一般不使用 α 受体阻滞药。联合治疗方案应包括 ACEI 或 ARB。专家多次讨论认为，一般糖尿病患者的降压目标是＜130/80mmHg；老年患者或伴严重冠心病的糖尿病患者血压控制目标是＜140/90mmHg。

②高血压危象的药物治疗：高血压危象是指原发性和继发性高血压在疾病发展过程中，在某些诱因作用下，血压急骤升高伴心脏、脑和肾等靶器官损害的并发症，包括高血压急症和高血压亚急症。高血压危象时应迅速将血压降至足以阻止靶器官的进行性损害，又不导致重要器官灌注不足的水平，对于高血压急症，一般情况下，初始阶段（数分钟到 1h 内）血压控制的目标为平均动脉压的降低幅度不超过治疗前水平的 25%。在随后的 2～6h 将血压降至较安全水平 160/100mmHg 左右，如果可耐受这样的血压水平，临床情况稳定，在以后 24～48h 逐步降低血压达到正常水平。降压时需充分考虑到患者的年龄、病程、血压升高的程度、靶器官损害和合并的临床状况，因人而异地制订具体方案。对高血压亚急症患者，可在 24～48h 将血压缓慢降至 160/100mmHg。没有证据说明此种情况下紧急降压治疗可以改善预后。许多高血压亚急症患者可通过口服降压药控制，如 CCB、ACE1、ARB、α 受体阻滞药、β 受体阻滞药，还可根据情况应用襻利尿药。初始治疗可以在门诊或急诊室，用药后观察 5～6h。2～3d 门诊调整剂量，此后可应用长效制剂控制至最终的靶目标血压。到急诊室就诊的高血压亚急症患者在血压初步控制后，应建议其调整口服药物治疗，并定期去高血压门诊调整治疗。许多患者因为不明确这一点而在急诊就诊后仍维持原来未达标的治疗方案，造成高血压亚急症的反复发生，最终导致严重的后果。具有高危因素的高血压亚急症如伴有心血管疾病的患者可住院治疗。急性脑卒中的血压处理缺乏临床试验足够证据，仅供参考。建议为：急性缺血性卒中溶栓前血压应控制在＜185/110mmHg。急性缺血性卒中发病 24h 内血压升高的患者应谨慎处理，除非收缩压≥180mmHg 或舒张压≥100mmHg，或伴有严重心功能不全、主动脉夹层、高

血压脑病者,一般不予降压,降压的合理目标是 24h 内血压降低约 15%。有高血压病史且正在服用降压药物者,如神经功能平稳,可于卒中后 24h 开始使用降压药物。急性脑出血患者,如果收缩压>200mmHg 或平均动脉压>150mmHg,应持续静脉滴注积极降低血压,每 5 分钟监测 1 次血压。如果收缩压>180mmHg 或平均动脉压>130mmHg,并有疑似颅内压升高的证据者,要考虑监测颅内压,间断或持续静脉给药降低血压;如没有疑似颅内压升高的证据,则应间断或持续静脉给药轻度降低血压(如平均动脉压 110mmHg 或目标血压为 160/90mmHg),密切观察病情变化。硝酸酯类药物小剂量仅扩张静脉,大剂量可扩张动脉,作用迅速,且血流动力学监护较硝普钠简单,对合并冠心病、心肌供血不足和心功能不全者尤为合适。硝普钠为动静脉扩张药,降压作用发生和消失均较快,适用于高血压伴急性左侧心力衰竭患者,且应严密监测血流动力学,避光使用。α 受体阻滞药以扩张动脉为主,适用于嗜铬细胞瘤高血压危象。拉贝洛尔兼有 α 受体和 β 受体阻滞作用,适用于高血压伴心率过快者,其 α 受体阻滞作用起效和消失均迅速。CCB 中地尔硫草适用于高血压伴心绞痛和心率过快者。

急进性高血压治疗首选卡托普利、尼卡地平、硝普钠或乌拉地尔,也可选用甲基多巴。应在 24h 内将血压逐渐降至 160/100mmHg 以下。如果已发生靶器官相关病变,降压应更迅速(首选硝普钠或乌拉地尔),目标血压应更低一些。高血压脑病首选尼群地平、尼卡地平、酚妥拉明、卡托普利或乌拉地尔,应急速降压至 160/100mmHg 左右。肾炎并发高血压脑病时,首选依那普利、卡托普利和肼屈嗪。脑出血首选乌拉地尔、卡托普利和依那普利,降压幅度应不超过用药前血压的 20%,同时应用脱水治疗降低颅内压。蛛网膜下隙出血首选尼群地平、卡托普利和乌拉地尔,应将收缩压急速降至 140~160mmHg 以下,尼莫地平、氟桂利嗪等能减轻某些蛛网膜下隙出血后的血管痉挛。缺血性脑卒中降压治疗要慎重,一般当舒张压>130mmHg 时,方可小心将舒张压降至 110mmHg,一般选用硝普钠、酚妥拉明和尼群地平治疗。主动脉夹层动脉瘤应首选降低心排血量及心肌收缩力药物,如 β 受体阻滞药和乌拉地尔等,也可应用硝普钠。

③肾性高血压的药物治疗:肾实质性高血压.ACE1 是肾实质性高血压的首选药物,轻、中度肾功能损害的患者可选用,但需监测肌酐和血钾变化,重度肾功能损害患者是否使用 ACEI 有争议。ACEI 应从小剂量开始,选用肾组织内 RAAS 亲和力较强的 ACEI,有肾功能损害的患者宜选用肝、肾双通道排泄的药物。贝那普利对肾组织 RAAS 亲和力强,福辛普利是胆汁排泄比例最大的 ACEI 药物。对慢性肾小球肾炎高血压伴水钠潴留,应将利尿药作为肾实质性高血压治疗的基础。小剂量噻嗪类利尿药对低肾素性高血压最有效,当肌酐清除率低于 30ml/min 时,须换用襻利尿药。CCB 治疗肾实质性高血压疗效肯定,但二氢吡啶类 CCB 存在争议。

肾血管性高血压,首选手术介入治疗。对于轻度能够控制的高血压,或存在高度手术风险者,应首选药物治疗;长期高血压已引起肾小动脉病变,使血供重建后其高血压还未能治愈者,仍需使用药物降压治疗。二氢吡啶类 CCB 对缺血肾功能的影响比 ACEI 小,是一线用药,可与其他药物联合应用。肾功能正常或伴单侧肾动脉狭窄患者,可考虑使用 ACEI 或 ARB,总体上有心血管获益;对于禁用 ACEI 或 ARB 的患者,CCB 为较安全有效的降压药物。当肾小球滤过率低于 20ml/min 时,首选襻利尿药,如呋塞米。其他如 β 受体阻滞药、α 受体阻滞药、非特异性血管扩张药及中枢降压药也可考虑适当合用。

④老年高血压的药物治疗:根据 2011 老年高血压的诊断与治疗中国专家共识,老龄高血压的靶目标值是控制在 150/80mmHg 以内,首选噻嗪类利尿药和高亲脂性长效 CCB。CCB 适用于老年高血压,安全有效,但部分 CCB 有降压过快的不良反应及导致患者出现踝部水肿、便秘等。以二氢吡啶类 CCB 为基础的降压治疗方案更可显著降低中国老年高血压患者卒中风险。噻嗪类利尿药尤适用于老年高血压,单纯收缩期高血压或伴心力衰竭患者。对抑制肾素的药物如 β 受体阻滞药、ACEI 和 ARB、直接肾素抑制药,对老年高血压治疗效果相对欠佳。β 受体阻滞药不宜用于卒中或心脏事件的一级预防,但对于心肌梗死和心力衰竭的患者可首选 β 受体阻滞药。必要时联合用药或选用复方制剂。联合治疗基本药物方案可选择 CCB+ACEI 或 ARB+噻嗪类利尿药,降压速度不宜过快,降压幅度不宜过大,可在数周内平稳达标。α 受体阻滞药易引起直立性低血压,特别是老年患者发生率更高,不宜作为一线用药,但对于合并前列腺肥大或使用其他降压药而血压控制不理想者,仍可考虑应用。合并脂质代谢障碍,尤其长期卧床的老年单纯收缩性高血压可优先选用此类药物。

⑤儿童与青少年高血压的药物治疗:绝大多数高血压儿童通过非药物治疗即可达到血压控制目标。如果合并下述 1 种及以上情况,则需要开始药物治疗:出现高血压临床症状,继发性高血压,高血压靶器官的损害,糖尿病,非药物治疗 6 个月后无效者。儿童高血压药物治疗的原则是从单一用药、小剂量开始。ACEI、ARB 和 CCB 在标准剂量下较少发生不良反应,通常作为首选;利尿药通常作为二线抗高血压药物或与其他类型药物联合使用,解决水钠潴留及用于肾病引起的继发性高血压;其他种类药物如 α 受体阻滞药和 β 受体阻滞药,因为副作用多的限制,多用于严重高血压和联合用药。⑥妊娠高血压的药物治疗:非药物治疗是妊娠合并高血压最安全有效的治疗方法。在接受非药物治疗措施后,血压仍≥150/10mmHg 时应开始药物治疗,治疗目标是将血压控制在 130~140mmHg/80~90mmHg。治疗的策略、用药时间的长短及药物的选择取决于血压升高的程度,以及对血压升高所带来危害的评估。具体如下。

镇静治疗:硫酸镁预防子痫和治疗癫痫疗效明确,血压轻度升高的先兆子痫,由于其子痫的发生率仅 0.5%,不建议常规应用硫酸镁,但需要密切观察血压和尿蛋白变化及胎儿状况;镇静药常用有冬眠合剂 1 号和地西泮。

降压治疗:必须选择对胎儿安全的有效药物,积极治疗,以防卒中和子痫发生。常用于紧急降压的药物有硝苯地平、拉贝洛尔和肼屈嗪。而用于缓慢降压的药物有氧烯洛尔、阿替洛尔、甲基多巴、肼屈嗪和伊拉地平。注意长期使用 β 受体阻滞药,可能会引起胎儿生长迟缓。此外,CCB 不能与硫酸镁合用。

6.治疗管理

(1)疗效监测:目前,我国临床应用大多以偶测血压(CBP)为主。动态血压监测(ABPM)较 CBP 更能反映实际血压水平,是高血压的诊断及其危险分层、治疗过程中的疗效监测的有效手段。除重度或 3 级高血压患者外,都应等待 ABPM 的结果才能启动降压药物治疗。同时,ABPM 可监测降压药物的昼夜药效,对整个 24h 治疗情况进行评估,制订高血压患者血压波动曲线来调整药物种类、剂型、给药时间及剂量,从而提供更加精细、个体化的降压治疗方案,并减少不良反应与过度降压。因高血压病通常与血脂和血糖异常并存,应定期监测血脂和血糖变化。长期高血压可引起肾功能减退,应定期进行尿常规及肾功能检查。

（2）不良反应管理

①利尿药:应用呋塞米时应注意耳和肾毒性,并纠正水和电解质代谢紊乱。噻嗪类药物可能的不良反应有低钾血症、高脂血症、增加胰岛素抵抗、痛风和高钙血症。此外,利尿药可减少孕妇血容量,使胎儿缺氧加重,先兆子痫妇女血容量减少,除非存在少尿情况,否则不宜使用利尿药。

②ACEI:主要不良反应包括低血压、干咳、肝毒性、味觉异常、高钾血症、蛋白尿、肾功能减退、皮疹、血管神经性水肿、中性粒细胞减少,还可引起胎儿生长迟缓、羊水过少、新生儿肾衰竭或胎儿畸形。

③ARB:不良反应与 ACEI 类似,但较轻微。有致畸作用,孕妇禁忌。ARB 很少引起咳嗽、血管神经性水肿,引起低血压者也较少见,高血钾发生率也低于 ACEI,特别是肾功能不全患者。ARB 对出球小动脉和人球小动脉扩张作用相当,故较少引起肾小球滤过率（GFR）下降,导致肾功能恶化者相对少见。

④β 受体阻滞药:选择性 β 受体阻滞药及具有内在拟交感活性或 α 受体阻滞作用的 β 受体阻滞药多数不良反应较轻微。常见不良反应有疲乏无力、性功能障碍、失眠多梦、抑郁、脂质代谢紊乱、糖代谢异常、心血管不良反应、抑制通气功能和停撤反应等。

⑤CCB:短效作用制剂（如舌下含服硝苯地平）可引起反射性心动过速,血压骤降和窃血现象,并可能损害靶器官。长效作用制剂（如硝苯地平控释片和第二、三代 CCB）常见不良反应为面红、头痛和下肢水肿等,可与噻嗪类利尿药、ACEI/ARB 合用以消除水肿。维拉帕米和地尔硫䓬引起心动过缓,加重已有的房室传导阻滞,心功能不全患者可诱发心力衰竭,已有心率减慢、房室传导阻滞和心功能不全者应避免使用,还可引起水肿、便秘,尤其是维拉帕米,可引起顽固性便秘,也应注意。

⑥α 受体阻滞药:应注意"首剂反应",首剂服药后 30~40min 可出现头晕、恶心、呕吐、直立性低血压等。少数患者可产生快速耐药现象,可通过增加剂量或加用噻嗪类利尿药控制。

（3）用药指导:为提高患者对治疗的顺应性,尽可能选择口服降压药,逐步降压以防血压骤降而产生心、脑和肾供血不足。降压药物药理作用不同,用药因人而异,应在医师指导下使用。必须坚持长期用药,并了解药物的作用及不良反应。当出现不良反应时应及时报告医师,调整用药。在使用降压药物过程中,从坐位起立或从卧位起立时,动作应尽量缓慢,以免血压突然降低引起晕厥而发生意外。

二、冠状动脉粥样硬化性心脏病

1.定义和流行病学

冠状动脉粥样硬化性心脏病(简称冠心病)是指由于冠状循环改变,如冠状动脉粥样硬化使血管腔狭窄或堵塞,和(或)因冠状动脉功能性改变,导致心肌缺血缺氧或坏死而引起的心脏病。近年来,我国冠心病发病率和病死率持续攀升,与人口老龄化及社会经济发展带来时冠心病危险因素的增加密切相关,并且出现发病年龄低龄化等趋势。

2.病因和发病机制

冠心病与冠状动脉内膜下甚至肌层形成粥样瘤或纤维-脂质斑块,引起动脉管腔狭窄、血栓形成、动脉壁硬化增厚和钙化等病理改变相关。主要危险因素为高血压、血脂异常、吸烟、糖代谢异常、超重、肥胖、缺少运动和心理压力等。冠心病的发病机制至今未完全明确,目前认为有多种机制共同参与,有脂质浸润学说、血栓形成学说和损伤反应学说等。

3.临床表现

按临床表现,我国将冠心病分为心绞痛、心肌梗死、猝死、缺血性心肌病和无症状心肌缺血。近年冠心病也被分为急性冠状动脉综合征(ACS)和慢性冠状动脉疾病,其中 ACS 包括 ST 段抬高的急性心肌梗死(STEAMI)和无 ST 段抬高的 ACS,后者又可分为非 ST 段抬高的心肌梗死(NSTEAMI)和不稳定型心绞痛(UA)。ACS 也可包括猝死。慢性冠状动脉疾病包括稳定型心绞痛、冠状动脉痉挛、无症状心肌缺血和缺血性心力衰竭等。

4.治疗原则

冠心病的治疗包括非药物治疗、药物治疗、介入治疗及外科手术治疗。主要目的是通过上述措施积极干预来控制危险因素,缓解症状并恢复心肌血供。应首选强化的药物治疗,对于高危患者建议采用血供重建治疗改善症状。如无禁忌证,有冠心病指征,应进行长期抗血小板治疗;根据指征可选择 β 受体阻滞药、他汀类药物、ARB 或 ACEI 治疗并发症。

5.药物治疗方案

(1)慢性稳定型心绞痛的药物治疗:有临床证据支持的可改善稳定型心绞痛预后的药物治疗有 3 类。

Ⅰ类:没有禁忌证的所有患者服用阿司匹林,接受他汀类药物的治疗;对于有 ACEI 应用指征的患者接受 ACEI 类药物治疗,包括合并高血压、心力衰竭、左心室收缩功能不全、心肌梗死后的心功能不全及糖尿病患者;陈旧性心肌梗死患者或有心力衰竭的患者应接受受体阻滞药治疗。

Ⅱa类:所有心绞痛患者和确定有冠心病的患者接受 ACEI 治疗;不能耐受阿司匹林的患者可使用氯吡格雷替代;已证明存在冠心病的高危患者,可考虑使用大剂量他汀类药物。

Ⅱb类:有糖尿病或存在代谢综合征的患者,如同时存在低水平高密度脂蛋白和高三酰甘油血症,可考虑应用非诺贝特。

(2)非 ST 段抬高型急性冠状动脉综合征的药物治疗:药物治疗包括抗缺血治疗、抗血栓治疗(抗血小板治疗和抗凝血治疗,但不主张溶栓治疗)和调脂治疗。

①抗缺血治疗,主要药物有硝酸酯类、受体阻滞剂和 CCB 等。硝酸酯类药物可用于控制心绞痛发作,常用的含服药物为硝酸甘油、硝酸异山梨酯和 5-单硝酸异山梨酯。心绞痛发作时可舌下含硝酸甘油,若连续含硝酸甘油仍不能控制疼痛症状,需应用强镇痛药以缓解疼痛,并随即采用硝酸甘油或硝酸异山梨酯静脉滴注,一旦患者出现头痛或血压降低,应迅速减少静脉滴注剂量。对于中危和高危组的患者,硝酸甘油持续静脉滴注 24～48h 即可,以免产生耐药使疗效降低。硝酸异山梨酯作用的持续时间为 4～5h,以每日 3～4 次给药为妥,对劳力性心绞痛患者应集中在白天给药。5-单硝酸异山梨酯可每日 2 次给药;若白天和夜晚或清晨均有心绞痛发作者,可采用每 6 小时给药 1 次,但宜短期治疗以避免出现耐药性。对于频繁发作的 UA 患者,含服硝酸异山梨酯短效药物的疗效优于长效药物。

受体阻滞药对 UA 患者控制心绞痛症状以及改善其近、远期预后均有效果,因此除有禁忌证如肺水肿、未稳定的左侧心力衰竭、支气管哮喘、低血压,严重窦性心动过缓或二、三度房室传导阻滞者,应早期开始使用。在 β 受体阻滞药选择上应首选具有心脏选择性的药物,除少数症状严重者可采用静脉推注 β 受体阻滞药外,一般主张口服给药。剂量应个体化,根据症状、心率及血压情况调整剂量。不伴有劳力性心绞痛的变异性心绞痛不主张使用。

CCB 适用于硝酸酯类和受体阻滞药使用已达足量、不能耐受上述 2 种药物及变异型心绞痛的患者。短效的二氢吡啶类药物也可用于 UA 合并高血压病患者,但应与 β 受体阻滞药合用。地尔硫䓬有减慢心率,降低心肌收缩力的作用,较硝苯地平更常用于控制心绞痛发作,可与硝酸酯类合用。对于一些心绞痛反复发作、静脉滴注硝酸甘油不能控制的患者,也可试用地尔硫䓬短期静脉滴注,需个体化使用,密切观察心率、血压变化,心率低于 50/min 应减少剂量或停用。维拉帕米多用于心绞痛合并支气管哮喘患者。

②抗血栓治疗。a.抗血小板治疗,首选阿司匹林,应早期、持续和长期使用。对阿司匹林禁忌患者,选用氯吡格雷优于噻氯匹定。此外还有阿昔单抗和替罗非班等血小板 GPⅡb/Ⅲa 抑制药;b.抗凝血治疗,普通肝素和低分子肝素在 UA/NSTE-MI 治疗中作为Ⅰ类建议被推荐,其他直接抗凝血酶抑制药只适用于肝素导致血小板减少患者的抗凝血治疗。华法林低强度和中等强度抗凝血治疗不能使 UA/NSTEM1 获益,因而不宜使用。

③调脂治疗。临床常用他汀类和贝特类药物。需从小剂量开始用药,定期检查肝功能和肌酸激酶,按结果逐步递增剂量。一般不主张他汀类和贝特类联合应用。具体见调脂药物部分。

(3)ST 段抬高型急性冠状动脉综合征的药物治疗

①解除疼痛:急性心肌梗死时剧烈胸痛会增加心肌耗氧量,再灌注治疗前可选用以下药物尽快解除疼痛。a.吗啡和哌替啶:吗啡既有镇痛作用和减轻患者交感神经过度兴奋和濒死感,还有扩张血管降低左心室前、后负荷和心肌耗氧量的作用。或可使用哌替啶 50～100mg 肌内注射。b.硝酸酯类药物:美国心脏学会和美国心脏病学会推荐对于所有缺血性胸痛患者给予 3 次硝酸甘油舌下含服,然后评价是否静脉使用。对于反复缺血性胸痛或心力衰竭者,只要不影响改善预后的药物,可长期使用硝酸酯类。c.受体阻滞药:AMI 早期应用能缩小梗死范围,

降低并发症的发生率、溶栓治疗患者的再梗死率和心室颤动的发生率,并具有镇痛作用。无禁忌证情况下应尽早常规应用,窦性心动过速和高血压患者最适使用受体阻滞药。

②抗栓治疗。a.抗血小板治疗:主要有阿司匹林、ADP 受体拮抗药和血小板 GP Ⅱ b/Ⅲ a 抑制药;b.抗凝血治疗:主要有肝素、低分子肝素、X 因子抑制药和比伐卢定等。

③再灌注治疗。为减少出血并发症的风险,必须先评价禁忌证和潜在获益是否大于潜在风险。如果无禁忌证,应立即给予溶栓药物治疗。溶栓治疗的得益直接与胸痛发作到给药的时间有关。目前常用的溶栓药物有链激酶、阿尼普酶和替奈普酶等。

④其他治疗。ACEI 是 SETMI 患者抑制 RAAS 的首选药。STEMI 早期使用 ACE1 能降低病死率,高危患者应用 ACEI 临床获益明显,前壁心肌梗死伴有左心室功能不全的患者获益最大。在无禁忌证的情况下,溶栓治疗后血压稳定即可开始使用 ACEI。一般来说,ACEI 应从低剂量开始,逐渐加量。若心肌梗死(特别是前壁心肌梗死)合并左心功能不全时,则 ACEI 治疗期应延长。对能耐受 ACEI 的患者,不推荐 ARB 替代 ACEI;不能耐受 ACEI 者用 ARB 替代。醛固酮受体拮抗药通常在 ACEI 治疗基础上使用。STEMI 患者不推荐使用短效二氢吡啶 CCB。STEMI 合并难以控制的心绞痛时,在使用受体阻滞药基础上可应用地尔硫䓬。STEMI 合并难以控制的高血压时,在使用 ACEI 和受体阻滞药基础上,应用长效二氢吡啶 CCB。所有无禁忌证的 STEMI 患者应尽早开始他汀类药物的治疗,且无须考虑胆固醇水平。

(4)缺血性心肌病的药物治疗:缺血性心肌病(ICM)是指长期心肌供血不足致心肌纤维化或硬化,或心肌梗死后心肌缺血区域由纤维瘢痕所替代,临床以心律失常和(或)心力衰竭为表现的冠心病。其治疗主要是针对冠状动脉粥样硬化基本病变、心力衰竭和(或)心律失常。

①冠心病的治疗,包括抗凝血、抗血小板药物、ACEI/ARB、受体阻滞药和他汀类等,具体可参考前述。

②心力衰竭的治疗,受体阻滞药对 ICM 治疗具有重要作用。ACEI 对难治性心力衰竭有独特疗效,对肾素不高者同样有效。利尿药应间断、小剂量地使用。强心苷对心力衰竭伴心房颤动者具有良好的疗效。对有充血性心力衰竭的患者可使用 ACEI 和利尿药,并在此基础上加小剂量洋地黄。对心肌缺血、难以控制的窦性心动过速或心房颤动的快速心室率者,在使用 ACEI 及利尿药或洋地黄基础上,初始先用小剂量受体阻滞药,以后按其耐受力缓慢加量至最大有效剂量。

③心律失常的治疗,用药需慎重,对无症状的频发室性期前收缩,包括非持续性室性心动过速,一般不主张即刻用药。对有明显症状的非持续性室性心动过速及持续性室性心动过速,可首选胺碘酮。快速心房颤动时给予洋地黄制剂,并加适量受体阻滞药治疗。缓慢型心律失常,在使用增快心率的药物基础上,可酌情给予硝酸异山梨酯。

(5)无症状性心肌缺血的药物治疗:治疗原则应与有症状的冠心病患者相同对待(详见上)。治疗原发性缺血以改善心肌供氧为主,继发性缺血以减轻需氧为主。其中硝酸酯类是基础治疗药物,β受体阻滞药优于 CCB。CCB 可用于心率较慢者,对早晨或上午心肌缺血发作较多的患者,选择长效 CCB。此外,联合用药效果更好。

6.治疗管理

(1)疗效监测:急性 ST 段抬高型心肌梗死溶栓治疗开始后,应监测临床症状、心电图 ST 段抬高程度及演变和心律的变化。常用的间接监测指标包括症状、心电图、心肌酶学峰值、再灌注心律失常,其中心电图和心肌损伤标志物峰值最重要。可以预测冠心病患者预后的生物标志物有 N 末端脑利钠多肽前体、生长素因子 15、Cystatin C、心房利钠肽前体碎片和肾上腺髓质前体碎片。

(2)不良反应管理:抗血小板治疗时应注意经常检查血常规,一旦出现明显的白细胞或血小板降低,应立即停药。阿司匹林主要不良反应为出血或过敏,不能耐受阿司匹林患者,可用氯吡格雷替代。应用他汀类药物时应严密监测转氨酶及肌酸激酶等生化指标,其副作用主要为肝功能损害。ACEI 易引起刺激性干咳,可改用 ARB。有严重心动过缓和高度房室传导阻滞、窦房结功能紊乱、有明显支气管痉挛或支气管哮喘患者禁用受体阻滞药。CCB 可导致便秘,胫前、踝部水肿,心动过缓或传导阻滞,头痛,颜面潮红和多尿等。非二氢吡啶类 CCB 和 β 受体阻滞药联合用药能使传导阻滞和心肌收缩力减弱更明显,要特别警惕,老年人、已有心动过缓或左心室功能不良患者避免合用。硝酸酯类药物由于其扩血管作用易造成低血压和头晕等。

(3)用药指导:告知患者用药注意事项,如阿司匹林类药物需饭后服用,以减轻对胃黏膜的刺激,并注意观察出血情况。阿司匹林肠溶片须整片吞服,单硝酸异山梨酯缓释胶囊须整粒吞服。他汀类降脂药物饭后 30min 服用,并注意是否有皮肤瘙痒和恶心、呕吐等现象,可于用药初 1 个月检测肝功能,后根据病情定期检测。

三、心力衰竭

(一)定义和流行病学

心力衰竭(heart failure,HF)是指心功能异常、心脏泵血功能衰竭导致不能满足组织代谢的需求,或者必须通过提高心脏充盈压才能满足组织代谢需求的病理生理状态。2007 年我国慢性心力衰竭诊断治疗指南显示国外普通人群中心力衰竭的患病率为 1.5%~2%,65 岁以上可达 6%~10%,且在过去的 40 年,心力衰竭导致的病死率增加了 6 倍,心力衰竭致死原因依次为:泵衰竭(59%)、心律失常(13%)、猝死(13%)。

(二)病因和发病机制

心力衰竭的病因包括引发心力衰竭的心脏基本病变和心力衰竭的诱发因素。前者指心脏的各种疾病(如缺血性心脏病、心肌病、高血压、心包炎、心脏瓣膜病、室间隔缺损等)所致心脏功能障碍而引起心力衰竭的发生;后者是指各种促进心力衰竭发展、加重的原因如心律失常、感染、贫血、肺栓塞等。

心力衰竭的发病机制较为复杂,迄今尚未完全阐明,但其基本机制是心肌的舒缩功能障碍,包括心肌收缩相关蛋白的破坏、心肌能量代谢紊乱、心肌兴奋-收缩耦联障碍、钙离子复位延缓、肌球蛋白-肌动蛋白复合体解离障碍、心室舒张势能减少和顺应性减低,以及心室重构。

近年来,神经内分泌因子和细胞因子在心力衰竭发生发展中的作用研究也逐渐增多。

(三)临床表现

心力衰竭的临床表现主要为:①左心室肥大,左心室收缩末期容量增加及左室射血分数(LVEF)≤40%;②有基础心脏病的病史、症状及体征;③有或无呼吸困难、乏力和液体潴留(水肿)等症状。

(四)治疗原则

心力衰竭的治疗原则如下。

(1)防治基本病因和诱因。

(2)通过休息、镇静药及饮食控制,减少水钠潴留以减轻心脏负担。

(3)纠正代谢紊乱,改善心功能。

(4)合理应用强心药、血管扩张药、利尿药、ACEI、ARB、β受体阻滞药、CCB、醛固酮受体拮抗药等药物以改善症状,提高生活质量,延缓心力衰竭的进程。

(5)必要时应用机械辅助循环、心脏移植等非药物治疗方法。

(五)药物治疗

1.治疗药物分类

心力衰竭的四联基础药物治疗包括利尿药、地高辛、ACEI和β受体阻滞药,一般均从小剂量开始。

(1)利尿药:常用药物包括氢氯噻嗪、呋塞米、螺内酯和氨苯蝶啶。具体用法通常从小剂量开始,并逐渐增加剂量直至尿量增加,体重每日减轻 $0.5\sim1.0kg$。一旦病情得到控制(如肺部啰音消失,水肿消退,体重稳定),即以最小有效剂量长期维持。在长期维持期间,仍应根据液体潴留情况随时调整剂量。

(2)ACEI:主要包括卡托普利、依那普利、福辛普利、赖诺普利、培哚普利和喹那普利。用药时从极小剂量开始,逐渐递增,直至达到目标剂量,一般每隔 $1\sim2$ 周剂量倍增 1 次。有低血压史、糖尿病、氮质血症,以及服用保钾利尿药者,剂量增加速度宜慢。调整到合适剂量后应终身维持使用,避免突然撤药。

(3)β受体阻滞药:对心力衰竭有效的β受体阻滞药包括美托洛尔、比索洛尔和卡维地洛。β受体阻滞药必须从极低剂量开始,如患者能耐受前一剂量,每隔 $2\sim4$ 周将剂量加倍;如前一较低剂量出现不良反应,可延迟加量直至不良反应消失。β受体阻滞药的目标剂量宜个体化,剂量确定应以心率为准:清晨静息心率 $55\sim60/min$、不低于 $55/min$,即为达到目标剂量或最大耐受量之征。一般勿超过临床试验所用的最大剂量。

(4)地高辛:用于已应用 ACEI(或 ARB)、β受体阻滞药和利尿药治疗,而仍持续有症状的慢性收缩性心力衰竭患者。目前多采用维持量疗法($0.125\sim0.25mg/d$),即自开始便使用固定的剂量,并继续维持;对于 70 岁以上或肾功能受损者,地高辛宜用小剂量($0.125mg$),每日 1 次或隔日 1 次。

(5)ARB:可作为 ACEI 不适合应用时的替代药物,对于轻、中度心力衰竭且 LVEF 低下者,ARB 可代替 ACEI 作为一线治疗药物,常用的 ARB 药物包括厄贝沙坦、氯沙坦、缬沙坦和替米沙坦等。ARB 的使用应从小剂量开始,在患者能耐受的基础上逐步将剂量增至推荐剂量或可耐受的最大剂量,每隔 1～2 周可考虑调整用量,如出现肾功能恶化或血钾升高,则应终止剂量调整。

2.药物治疗方案

(1)慢性心力衰竭的药物治疗

①轻度心力衰竭:可选用 ACEI、β 受体阻滞药、小剂量利尿药等,具体根据不同个体情况选用,

②中、重度心力衰竭:上述药物仍可选用,但 β 受体阻滞药必须在干体重时方可开始应用,利尿药量应加大,如氢氯噻嗪 50mg.每日 2 次;重度心力衰竭时常需静脉应用呋塞米(每次 20～100mg)、静脉滴注硝普钠(10～25μg/min),血压低者加用多巴胺(2～10μg/(kg·min))、静脉注射毛花苷 C(每次 0.2～0.4mg);c.单纯二尖瓣狭窄所致左心房衰竭,若为窦性心律时,首选硝酸酯类、禁用洋地黄类强心药。具体使用时,可选用硝酸甘油 0.5mg 舌下含服,可反复应用 5 次、每次间隔 5min,或静脉滴注硝酸甘油 10～50μg/min,同时口服或静脉应用利尿药,如呋塞米每次 20～40mg。

(2)急性心力衰竭的药物治疗

①一般治疗:患者取坐位,双下肢下垂,以减少静脉回流,高流量吸氧 6～8L/min,静脉注射吗啡 3～5mg,以达镇静和减少静脉回流的作用,老年患者可酌情减量。

②药物治疗:根据病情,可采用利尿药、血管扩张药、洋地黄正性肌力药物和支气管解痉药等进行处理,具体药物应用如下。

利尿药适用于急性心力衰竭伴肺循环和(或)体循环明显淤血及容量负荷过重的患者。首选呋塞米,先静脉注射 20～40mg,继以静脉滴注 5～40mg/h,总剂量在起初 6h 不超过 80mg,24h 内不超过 200mg。亦可应用托拉塞米 10～20mg 静脉注射。如呋塞米疗效不佳、加大剂量仍未见良好反应及容量负荷过重的急性心力衰竭患者,应加用噻嗪类和(或)醛固酮受体拮抗药:氢氯噻嗪 25～50mg,每日 2 次,或螺内酯 20～40mg/d。

血管扩张药应用于急性心力衰竭早期阶段:收缩压＞110mmHg 可安全使用;收缩压在 90～110mmHg 的患者慎用;收缩压＜90mmHg 的患者禁用,首选硝普钠静脉滴注 10μg/min 开始,血压低者加用多巴胺 2～10μg/(kg·min),使血压维持在 100/60mmHg 为宜。

正性肌力药物适用于低心排血量综合征患者,对血压较低和对血管扩张药物及利尿药不耐受或反应不佳的患者尤其有效,对于 1 周内未使用过洋地黄类强心药的患者,可用毛花苷 C 0.4mg 缓慢静脉注射,但既往病史不清、心肌梗死 24h 内慎用洋地黄类药物,二尖瓣病变所致肺水肿者禁用。

支气管解痉药可选用氨茶碱 0.125～0.25g 或多索茶碱 0.2g 缓慢静脉推注。需要注意的是此类药物不适于冠心病,如急性心肌梗死或不稳定型心绞痛所致的急性心力衰竭患者,亦不可用于伴心动过速或心律失常的患者。

(六)治疗管理

1.疗效监测

(1)慢性心力衰竭:用药前及用药期间须检测患者肝肾功能、电解质、血糖、血脂、心电图、超声心动图等;监护患者在用药过程中是否出现心力衰竭加重的症状,如体重在 1d 内增加 0.5kg 或 1 周内增加 2.5kg、呼吸困难加重(端坐呼吸)、踝部和下肢出现水肿、新出现的不规律咳嗽,以及眩晕等。此外,还需要积极监护患者基础疾病的药物控制情况,如血压、血糖、血脂是否达标等。

(2)急性心力衰竭:监护患者气道是否存在哮鸣音、监测血气分析的二氧化碳水平及用药疗程,根据上述指标判定停药或减量;监护患者的尿量,根据尿量水平是否达标增减利尿药剂量;监护患者血压、心率及用药疗程,根据血压水平及用药疗程调整用药剂量。

2.不良反应管理

(1)吗啡:监护患者用药时是否存在血压下降、便秘、呼吸抑制及皮疹等过敏反应。

(2)支气管解痉药:监护患者是否存在心率增快、心律失常、烦躁不安及恶心、呕吐等茶碱中毒症状。

(3)血管扩张药与正性肌力药物:监护是否存在过量降压,以及血管扩张药与正性肌力药物导致心律失常的现象。

(4)洋地黄类药物:监护洋地黄类药物的血药浓度,观察是否存在恶心、呕吐、室性期前收缩、房室传导阻滞。以及黄视、绿视等洋地黄药物中毒症状。

3.用药指导

(1)慢性心力衰竭:督促并指导患者坚持正确服药并告知患者用药目的、各种药物的主要药理作用、长期服用的注意事项和主要不良反应,以提高患者在服药过程中的自我监测能力。用药指导包括①审核患者用药是否存在遗漏、剂量、给药频率、药物相互作用、禁忌证及超适应证的情况;②仔细询问患者的用药情况,是否存在用药时间、同服药物、饮食状态甚至随意停药等未完全按照医嘱执行的情况;③教育患者合理安排生活起居,坚持低盐饮食,轻度心力衰竭患者通常控制每日 4g 盐,中度至重度心力衰竭患者每日不超过 2g 盐,建议患者使用标准用量的小盐勺,以方便控制盐的用量。

(2)急性心力衰竭:急性心力衰竭的用药指导包括①氨茶碱或多索茶碱静脉给药时间应短于 10min,并按时进行血药浓度监测;②呋塞米应以生理盐水为溶剂;③应根据患者的血压水平调整血管扩张药的用量,并在 72h 内停用硝普钠;④硝普钠应以葡萄糖为溶媒,给药时应避光;⑤及时进行地高辛、华法林的血药浓度监测。

四、心律失常

(一)定义及流行病学

心律失常是指心脏电活动的频率、节律、起源部位、传导速度或激动次序的异常,而使整个心脏或其中一部分活动过快、过慢或不规划,或者部分活动的程度发生紊乱,按其发生原理分为冲动形成异常和冲动传导异常。

全球范围内,在2004年经临床证实的心律失常人数已达4000万。近年来,随着心血管系统疾病发病率的快速上升,心律失常的发生率相应增多。发生心律失常的种类及严重程度常与心脏疾病的性质及其病情轻重有关。

(二)病因和发病机制

常见心律失常的病因可分为继发性和原发性,继发性心律失常可见于各种器质性心脏病,其中在冠心病、心肌病、心肌炎和风湿性心脏病中较为多见。原发性心律失常多由于正常人过度疲劳、饮浓茶、烟酒刺激或情绪波动较大等身体或精神上的刺激而造成。

心律失常的发生机制包括心脏激动起源异常、传导异常及起源和传导均异常。激动起源异常主要与心肌细胞膜局部离子流的改变有关,其表现形式有二,即起搏点(包括正常和异位)自律性增高和触发激动。传导异常分为传导障碍和折返激动。起源和传导均异常是指心脏内同时存在2个独立的起搏点,形成2个固定心律,由于异位起搏点周围存在保护性传入阻滞,故其激动不受窦房结激动的影响。

(三)临床表现

心律失常的临床表现主要为窦性心律失常、病态窦房结综合征、期前收缩、阵发性心动过速、心房纤维颤动、心室颤动和房室传导阻滞。

(四)治疗原则

抗心律失常药物的合理应用应注意以下几方面。

(1)识别并消除各种心律失常的促发因素。

(2)明确诊断,按临床适应证合理选药。

(3)掌握患者情况,实施个体化治疗方案。

(4)注意用药禁忌,减少危险因素。

(五)药物治疗

1.抗心律失常的药物分类

目前,抗心律失常药物分类广泛使用改良的 Vaughan Wilams 法,根据药物不同的电生理作用分为4类,见表4-2。

表4-2　抗心律失常药物分类

类别	常用药物
Ⅰ	Ⅰa　奎尼丁、丙吡胺,普鲁卡因胺
	Ⅰb　利多卡因、苯妥英、美西律、妥卡尼
	Ⅰc　氟卡尼、普罗帕酮、莫雷西嗪
Ⅱ	阿替洛尔、美托洛尔、索他洛尔
Ⅲ	多非利特、索他洛尔、胺碘酮
Ⅳ	维拉帕米、地尔硫䓬

2.室上性快速心律失常的药物治疗

(1)窦性心动过速:寻找病因(如缺血、心力衰竭、发热、缺氧等)并进行处理,在不违反治疗原则的情况下,可使用β受体阻滞药;不能使用β受体阻滞药时,可选用维拉帕米或地尔硫䓬。

(2)房性期前收缩:房性期前收缩见于器质性心脏病和无器质性心脏病者。对于无器质性心脏病且单纯房性期前收缩者,去除诱发因素外一般不需治疗。症状十分明显者可考虑使用β受体阻滞药。

(3)房性心动过速:房性心动过速(房速)较少见,药物疗效差,大多患者有器质性心脏病基础。应治疗基础疾病,去除诱因。发作时治疗的目的在于终止心动过速或控制心室率,可选用毛花苷C、β受体阻滞药、胺碘酮、普罗帕酮、维拉帕米或地尔硫䓬静脉注射。对反复发作的房性心动过速,可选用不良反应少的β受体阻滞药、维拉帕米或地尔硫䓬,也可合用洋地黄。如果心功能正常,且无心肌缺血,可选用Ⅰc类或Ⅰa类药物。对冠心病患者,可选用β受体阻滞药、胺碘酮或索他洛尔。对心力衰竭患者,可考虑首选胺碘酮。对合并病态窦房结综合征或房室传导功能障碍者,若必须长期用药,需安置心脏起搏器。对特发性房速,应首选射频消融治疗,无效者可口服胺碘酮。

(4)加速性交界区心动过速:多见于心肌炎、下壁心肌梗死、心脏手术后、洋地黄过量患者,也可见于正常人。积极治疗基础疾病后心动过速仍反复发作并伴有明显症状者,可选用β受体阻滞药。如因洋地黄过量所致,应停用洋地黄,并给予钾盐、利多卡因、苯妥英或β受体阻滞药。

(5)心房颤动及心房扑动

心房颤动的治疗:①控制心室率。永久性心房颤动一般需用药物控制心室率,常用地高辛和β受体阻滞药,必要时两药合用,剂量根据心率控制情况而定。上述药物控制不满意者可换用地尔硫䓬或维拉帕米。个别难治者也可选用胺碘酮或行射频消融改良房室结。②心律转复及窦性心律(窦律)维持。心房颤动心律转复有药物治疗和电复律2种方法。药物转复常用Ⅰa、Ⅰc及Ⅲ类抗心律失常药,包括胺碘酮、普罗帕酮、莫雷西嗪、普鲁卡因胺、奎尼丁、丙吡胺、索他洛尔等,一般分次口服。静脉给予普罗帕酮、依布利特、多非利特、胺碘酮终止心房颤动也有效。有器质性心脏病、心功能不全的患者首选胺碘酮,无器质性心脏病者可首选Ⅰ类药。

心房扑动的治疗:心房扑动相对少见,其药物治疗原则与心房颤动相同。

3.室性心律失常的药物治疗

室性心律失常根据心电图图形、发作时间、有无器质性心脏病和预后等分类,但均不能涵盖室性心律失常的所有特点,但对合并器质性心脏病特别是缺血和心功能不全的患者有预后意义,应作为临床治疗的依据。

(1)室性期前收缩:室性期前收缩从危险效益比的角度不支持常规抗心律失常药物治疗。应去除患者诱发因素,对有精神紧张和焦虑者可使用镇静药或小剂量β受体阻滞药,其治疗终点是缓解症状,而非室性期前收缩数目的明显减少。对某些室性期前收缩、心理压力大且暂时无法解决者,可考虑短时间使用Ⅰb或Ⅰc类抗心律失常药(如美西律或普罗帕酮)。

（2）有器质性心脏病基础的室性心动过速

非持续性室性心动过速:发生于器质性心脏病患者的非持续性室速很可能是恶性室性心律失常的先兆,应认真评价预后并积极寻找可能存在的诱因。心腔内电生理检查是评价预后的方法之一。如果电生理检查不能诱发持续性室性心动过速,治疗主要针对病因和诱因,即治疗器质性心脏病和纠正如力心衰竭、电解质紊乱、洋地黄中毒等诱因,在此基础上,应用β受体阻滞药有助于改善症状和预后。对于上述治疗措施效果不佳且室性心动过速发作频繁、症状明显者可以按持续性室性心动过速用抗心律失常药预防或减少发作。对于电生理检查能诱发持续性室性心动过速者,应按持续性室速处理。如果患者左心功能不全或诱发有血流动力学障碍的持续性室性心动过速或心室颤动,应首选埋藏式心脏复律除颤器(ICD)。无条件置入ICD者按持续性室性心动过速进行药物治疗。

持续性室性心动过速:对持续性室性心动过速的治疗包括终止发作和预防复发。利多卡因较常用,但效果欠佳,剂量大时易出现消化道和神经系统不良反应,而胺碘酮静脉用药安全有效。心功能正常者也可使用普鲁卡因胺或普罗帕酮。

（3）无器质性心脏病基础的室性心动过速:无器质性心脏病基础的室性心动过速药物治疗。

发作时的治疗:对起源于右心室流出道的特发性室性心动过速可选用维拉帕米、普罗帕酮、β受体阻滞药、腺苷或利多卡因;对左心室特发性室性心动过速,首选维拉帕米静脉注射。

预防复发的治疗:对右心室流出道室性心动过速β受体阻滞药的有效率为25%～50%,维拉帕米和地尔硫䓬的有效率为20%～30%,β受体阻滞药和钙拮抗药合用可增强疗效。如果无效,可换用Ⅰc类(如普罗帕酮、氟卡尼)或Ⅰa类(如普鲁卡因胺、奎尼丁)药物,其有效率为25%～59%,胺碘酮和索他洛尔的有效率为50%左右。对左心室特发性室性心动过速,可选用维拉帕米。

（4）其他特殊类型的室性心动过速

尖端扭转型室性心动过速:尖端扭转型室性心动过速发作期的紧急治疗措施如下(包括获得性QT延长综合征)。①首先寻找并处理QT延长的原因,如血钾、镁浓度降低或药物使用不当等,停用一切可能引起或加重QT延长的药物;②采用药物终止心动过速时,首选硫酸镁,首剂2～5g静脉注射(3～5min),然后以2～20mg/min速度静脉滴注。无效时,可试用利多卡因、美西律或苯妥英静脉注射;③异丙肾上腺素能增快心率,缩短心室复极时间,有助于控制扭转型室性心动过速,但可能使部分室性心动过速恶化为心室颤动,使用时应谨慎。

Brugada综合征:ICD能有效预防心脏性猝死,在安置ICD后,可试用胺碘酮和(或)β受体阻滞药。

极短联律间期的室性心动过速:维拉帕米能有效终止并预防其发作,对反复发作的高危患者应安置ICD。

加速性室性自主心律:在急性心肌梗死,特别是再灌注治疗时,加速性室性自主心律的发生率可达 80％以上。由于其频率不快，通常可耐受。除治疗基础疾病外，对心律失常本身一般不需处理。

(六)治疗管理

1.疗效监测

对心律失常积极进行药物治疗时，应结合患者的临床表现，对患者的心脏功能、肝肾功能及电解质平衡状况进行监测，必要时可考虑监测心肌损伤标志物，尤其是肌钙蛋白、BNP 或 NT-proBNP 水平的变化，频繁或持续发作的心律失常应行动态心电图检测或行超声心动图检查，了解有无潜在的结构性心脏病。

2.不良反应管理

抗心律失常药物间的相互作用可能是相互抵消，甚至发生促心律失常的相反结果。因此，应进行不良反应监测。如地高辛与奎尼丁合用可能导致地高辛中毒，使用时应监测地高辛浓度；维拉帕米与利多卡因合用易引发低血压现象，应避免静脉给药；β 受体阻滞药与普罗帕酮合用易使患者发生心动过缓、传导阻滞等。

3.用药指导

督促患者遵医嘱严格掌握剂量和间隔时间，以维持有效的血药浓度，保证治疗效果。同时告诫患者药物的相互作用及可能产生的不良反应，出现明显药物不良反应时应及时报告医师，调整用药。另外，帮助患者养成良好的饮食习惯，戒烟戒酒，不饮浓茶咖啡，生活规律，避免劳累，不做剧烈运动，并定期复查心电图。

五、血脂异常和高脂蛋白血症

(一)定义和流行病学

高脂血症是指血浆胆固醇(TC)和(或)三酰甘油(TG)水平过高，或血浆高密度脂蛋白胆固醇(HDL)水平过低的血脂异常现象。高脂血症是动脉粥样硬化和冠心病的主要危险因子。降低过高的血脂水平目的在于预防动脉粥样硬化和减少冠心病的发病率和病死率。流行病学资料分析表明，血胆固醇水平和冠心病的发生直接相关。胆固醇水平每升高 1％，冠心病的发生率提高 1％～2％。

(二)病因和发病机制

1.临界高胆固醇血症

除其基础值偏高外，主要是饮食因素即高胆固醇和高饱和脂肪酸摄入以及热量过多引起的超重，其次包括年龄效应和女性的绝经期影响。

2.轻度高胆固醇血症

一般是由于临界高胆固醇血症的原因所致，同时合并有遗传基因的异常。已知的能引起轻度高胆固醇血症因素包括低密度脂蛋白(LDL)清除率低下、产生过多和 LDL 富含胆固醇酯。

3.重度高胆固醇血症

重度高胆固醇血症是由下列多种因素共同所致：LDL 分解代谢减少、产生增加、LDL-

APO B 代谢缺陷和 LDL 颗粒富含胆固醇酯。由此可见,大多数重度高胆固醇血症很可能是多基因缺陷与环境因素相互作用的结果。

4.高三酰甘油血症

血浆中乳糜微粒(CM)、极低密度脂蛋白(VLDL)为富含三酰甘油最多的脂蛋白。凡引起血浆中 CM 和(或)VLDL 升高的原因均可导致高三酰甘油血症。

(三)临床表现

脂质在真皮内沉积可引起黄色瘤;脂质在血管内皮沉积可引起动脉粥样硬化,产生冠心病和外周血管病等。脂质在全身的沉积表现为黄色瘤、脂性角膜弓和高脂血症眼底改变及动脉粥样硬化病变。

1.表型分型

根据各种血浆脂蛋白升高的程度不同,高脂蛋白血症可分为 6 型。

2.临床分型

(1)高胆固醇血症:血清 TC 水平升高。

(2)高三酰甘油血症:血清 TG 水平升高。

(3)混合型高脂血症:血清 TC 与 TG 水平均升高。

(4)低高密度脂蛋白血症:血清高密度脂蛋白胆固醇(HDL-C)水平减低。

3.基因分型

部分高脂血症患者存在单一或多个遗传基因缺陷,多具有家族基因聚集性,有明显的遗传倾向,称为家族性高脂血症,包括家族性高胆固醇血症、家族性载脂蛋白$_{100}$缺陷症、家族性混合型高脂血症和家族性异常-脂蛋白血症等。

(四)治疗原则

应长期坚持饮食治疗。对于原发性高脂蛋白血症,若为高胆固醇血症者应限制高胆固醇食物的摄入,宜多食植物油等不饱和脂肪酸含量丰富的食品;对内源性高三酰甘油血症者,应限制总热量的摄入,加强体育锻炼,控制体重。经调整饮食及改善生活方式 3~6 个月后血脂仍不能控制于理想水平者,尤其并存多种危险因素时,应开始药物治疗。根据高脂蛋白血症的分型、危险因素、血脂水平等选择适宜药物。用药期间应监测血脂水平及其可能的副作用。对于继发性高脂蛋白血症者,如糖尿病、甲状腺功能减退症者,应积极治疗原发病。

(五)药物治疗

1.治疗药物分类

常见的调脂药包括他汀类、贝特类、烟酸类、胆酸螯合药、胆固醇吸收抑制药及其他类调脂药物。

2.药物治疗方案

(1)单纯性高胆固醇血症:是指血浆胆固醇水平高于正常,而血浆三酰甘油正常。可选用胆酸螯合药、他汀类等,其中以他汀类为最佳选择。

他汀类:一般耐受性较好,服用方便,有时出现胃肠反应,需定期监测肝、肾功能及肌酸磷酸激酶。常用药物有瑞舒伐他汀、阿托伐他汀、洛伐他汀、普伐他汀、辛伐他汀和氟伐他汀,均为睡前一次服用。

胆酸螯合药:考来替泊和考来烯胺,副作用主要是便秘,目前已较少选用。

胆固醇吸收抑制药:如依折麦布,与他汀类联用可以使其调脂作用进一步加强。副作用有头痛和恶心,偶有肌酶和肝酶升高。

其他类调脂药物:如普罗布考,尤其家族性高胆固醇血症患者首选,偶有肝功能损伤,肌酶一过性升高。

(2)单纯性高三酰甘油血症:轻度至中度高三酰甘油血症常可通过饮食治疗使血浆三酰甘油水平降至正常,不必进行药物治疗。中度以上高三酰甘油血症可选用鱼油制剂和贝特类调脂药物。

贝特类药物:一般耐受性较好,不良反应为胃肠道反应,一过性转氨酶升高和肾功能改变等。常用药物有非诺贝特、吉非贝齐、苯扎贝特、环丙贝特及益多脂,均为饭后服用。

鱼油制剂:有轻度降低 TG 和升高 HDL-C 的作用,如多不饱和脂肪酸制剂多烯康胶丸。

(3)混合型高脂血症:是指既有血浆 TC 水平升高又有三酰甘油水平升高。若以 TC 升高为主,首选他汀类;若以三酰甘油升高为主,可先用贝特类。如果单一药物控制效果不好,则需同时选用 2 种制剂,均从小剂量开始,采用早晨贝特类,晚上他汀类,避免血药浓度升高,同时严密监测肝功能和肌酶。烟酸类制剂对于这种类型血脂异常也较为适合,但由于烟酸会加重糖尿病,不适用于合并有糖尿病的家族性混合型高脂血症患者。胆酸分离剂会加重高三酰甘油血症,不适合用于本类患者的治疗。血液透析方法可加速降低 LDL,改善皮肤黄色瘤和心血管病变,但是儿童接受长期 LDL 分离术有困难。

(4)低高密度脂蛋白血症:首要目标是降低 LDL-C 并达到目标值。单纯低 HDL-C 时,以增加体力活动为主,必要时可考虑采用烟酸、他汀类或贝特类等升高 HDL-C 的药物,但主要是针对合并冠心病或冠心病等危症者。另外,应治疗引起 HDL-C 水平降低的原发病,如肾病综合征,糖尿病等。部分患者需要联合应用调脂药物,其中常用他汀类与其他调脂药物联用。如小剂量他汀类与依折麦布联用,其降脂达标率提高,副作用不增加,患者耐受性良好。他汀类与小剂量烟酸缓释剂联用,可明显提高 HDL-C,但个别患者因面部潮红等副作用不能耐受,同时有增加肌病和肝毒性可能。他汀类与胆酸螯合剂联用,可增加各自降低 LDL-C 的作用,但由于后者服用不方便,故此联用仅用于其他治疗无效的患者。他汀类可与多不饱和脂肪酸联合,用于混合型高脂血症的治疗。

(六)高脂蛋白血症的治疗管理

1.疗效监测

当前药物治疗主要以冠心病患者和心血管病高危人群为治疗对象,首选他汀类药物,所采用的药物剂量是以 LDL-C 达标为度(表 4-3)。

2.不良反应管理

使用降脂药物治疗时必须监测其不良反应,主要是定期检测肝功能和血肌酸磷酸激酶,详见表4-4。

3.用药指导

在用药过程中药师除应询问患者有无肌痛、肌无力、乏力和发热症状外,还要提醒患者注意药物的相互作用,还要定期做 LFTs,当肝酶、血肌酸磷酸激酶超过上限值时应停药。药师还应经常督促、指导患者坚持饮食调整和改善生活方式,以提高药物的疗效。

表 4-3　血脂异常患者开始治疗的 TC 和 LDL-C 值及其目标值

患者类别		TLC 开始(mmol/L)	药物治疗开始(mmol/L)	目标值(mmol/L)
无冠心病,有 2 个以下危险因子	TC	≥6.22	≥6.99	<6.22
	LDL-C	≥4.14	≥4.92	<4.14
无冠心病,但有 2 个或以上危险因子	TC	≥5.18	≥6.22	<5.18
	LDL-C	≥3.37	≥4.14	<3.37
合并冠心病或冠心病等危症	TC	≥4.14	≥4.14	<2.6
	LDL-C	≥2.59	≥2.59	<2.59
急性冠状动脉综合征或缺血性心血管疾病＋糖尿病	TC	≥3.11	≥4.14	<3.11
	LDL-C	≥2.07	≥2.07	<2.07

TLC:治疗性生活方式改变

表 4-4　主要降脂药物的监测指标、相互作用及副作用

药物	副作用	药物相互作用	检测指标
树脂	消化不良、胃胀气、恶心、便秘、腹痛和肠胀气	胃肠结合并使带有阴离子的药物吸收减少(华法林、地高辛、甲状腺素、噻嗪类利尿药);在服用树脂前 12h 或 4h 后服前述药物	每 4～8 周复查血脂情况,直到控制为止;此后长期监测,每 6～12 个月复查。达到稳定用药水平后检查 TG,此后需要时复查
烟酸	颜面潮红、瘙痒、刺麻感、头痛、恶心、胃灼热、乏力、皮疹,更严重的有消化性溃疡、血糖升高和痛风、肝炎及肝转氨酶升高	与降压药如 α 受体阻滞药合用时可能引起低血压;应用胰岛素或口服药的患者可能要调整用药剂量,因为会使血糖水平增加	达到 1000～1500mg/d 剂量后检查血脂情况,此后达到稳定用药剂量后复查。LFTs 基础值,并在第 1 年中每 6～8 周复查,此后有症状时复查。检查尿酸和血糖基础水平,并在达到稳定剂量后复查,糖尿病患者测量坐位和立位血压

药物	副作用	药物相互作用	检测指标
他汀类	头痛、消化不良、肌炎（肌肉痛＋CPK 大于正常值10 倍）、肝转氨酶升高	与抑制或影响 P450 3A4 系统的药物（如环孢素、红霉素、钙拮抗药、烟酸、纤维酸衍生物）合用时使肌炎的风险增加；与洛伐他汀和辛伐他汀合用时危险更大；与烟酸、纤维酸衍生物合用时应谨慎；洛伐他汀与华法林合用时使凝血时间延长	改变剂量后 4～8 周复查血脂情况，此后长期监测，每 6～12 个月复查。3 个月时 LFTs 基础值，此后定期复查。检查 CPK 基础值，并在患者有肌肉痛的症状时复查

第三节　呼吸系统疾病的药物治疗

一、急性上呼吸道感染

（一）定义和流行病学

急性上呼吸道感染是由病原微生物引起的自鼻腔至喉部的急性炎症的总称。以普通感冒和流行性感冒（流感）最为常见。任何年龄、性别均可发病，以春、冬季节为多，其中流感具有传染性。因病毒间无交叉免疫，可反复发病。

（二）病因和发病机制

70%～80%的急性上呼吸道感染由病毒引起，细菌感染常继发于病毒感染之后。普通感冒常由鼻病毒、冠状病毒、呼吸道合胞病毒和腺病毒等引起。流感由流感病毒引起，分甲型、乙型、丙型 3 型。细菌感染以化脓性链球菌最为常见，其次是流感嗜血杆菌、金黄色葡萄球菌、肺炎链球菌、卡他莫拉菌等，肺炎支原体和肺炎衣原体较少见。上呼吸道感染常通过含有病毒的飞沫、雾滴，或经污染的用具进行传播。常见于机体抵抗力降低时，如受寒、劳累、淋雨等情况，原已存在或由外界侵入的病毒和（或）细菌，迅速生长繁殖，导致感染。老幼体弱及有慢性呼吸道疾病者易患。

（三）临床表现

（1）急性起病。鼻、咽、喉明显充血、水肿，下颌下淋巴结大、压痛。

（2）普通感冒早期有咽部不适、干燥或咽痛，继之出现喷嚏、流涕、鼻塞、咳嗽。严重者可出现发热、咳嗽、头痛、全身乏力等症状。

（3）流感有畏寒、高热、头痛头晕、全身酸痛、乏力等症状，可伴有咽痛、流涕、流泪、咳嗽等，也可出现呕吐、腹泻等症状。

（4）普通感冒为自限性疾病。流感一般具有自限性，严重者可引发继发性感染，导致死亡。

(四)治疗原则

(1)轻度无并发症急性上呼吸道感染者可自行恢复。

(2)普通感冒以对症治疗为主。

(3)流感的治疗目的是改善病症、缩短病程、减少并发症、给予抗病毒治疗。严重且提示细菌感染者,给予抗菌治疗。

(4)预防流感的有效手段是接种流感疫苗。

(五)药物治疗

1.治疗药物分类

(1)非甾体消炎药(nonsteroid antiinflammtory Drugs,NSAIDs):抑制环加氧酶(cyclooxygenase,COX),产生解热、镇痛、消炎作用,缓解头痛、发热等症状。

(2)抗组胺药物:阻断组胺 Hi 受体,减轻鼻痒、流鼻涕、喷嚏、眼鼻刺激等症状。

(3)黏膜减充血药物:收缩局部血管,减轻鼻塞等症状。

(4)镇咳祛痰药物:镇咳药可抑制咳嗽反射,减轻咳嗽等症状;祛痰药使痰液变稀,便于咳出。

(5)抗病毒药物。

2.药物治疗方案

(1)对症治疗:含有解热镇痛药、鼻黏膜血管收缩药、镇咳药及抗过敏药等的复方制剂可有效缓解上呼吸道感染症状。

(2)抗病毒治疗:M_2 离子通道阻滞药如金刚烷胺、金刚乙胺,可用于甲型流感的预防和治疗,神经氨酸酶抑制药如奥司他韦、扎那米韦,可用于甲型、乙型流感的预防和治疗。

(3)抗菌治疗:若病毒感染后继发细菌感染,应及时使用抗生素。常用青霉素类、头孢菌素类、大环内酯类或喹诺酮类药物。

(六)治疗管理

1.预防措施

常锻炼身体并保持良好的生活习惯,提高机体抗病能力;对易感人群可注射病毒疫苗或接种卡介苗。注意患者隔离,防止交叉感染。

2.药学监护

儿童流感禁用阿司匹林或其他水杨酸类制剂。年老体弱者应避免使用大剂量非甾体消炎药。心脏病、高血压、糖尿病及甲亢患者慎用肾上腺素能类药物。幽门十二指肠梗阻、膀胱颈部梗阻、前列腺肥大、青光眼及甲状腺功能亢进症患者慎用氯苯那敏等有抗 M 胆碱受体作用的药物。

二、肺炎

见抗感染性疾病一章。

三、支气管哮喘

(一)定义和流行病学

哮喘是由多种细胞(如嗜酸粒细胞、肥大细胞、T淋巴细胞、中性粒细胞、气道上皮细胞等)和细胞组分参与的气道慢性炎症性疾病。这种慢性炎症可导致气道高反应性,通常出现广泛多变的可逆性气流受限,并引起反复发作性的喘息、气急、胸闷或咳嗽等症状。儿童患病率高于青壮年,发达国家高于发展中国家,城市高于农村。我国哮喘的患病率为1%~4%。

(二)病因和发病机制

哮喘存在家族聚集现象,亲缘关系越近,发病率越高。哮喘大多在遗传因素的基础上受到体内外多种因素激发而发病,包括吸入花粉等特异性或非特异性物质、呼吸道感染、气候改变、精神因素、剧烈运动及药物等。阿司匹林、吲哚美辛、普萘洛尔、普罗帕酮、青霉素、磺胺类药物等可引起哮喘发作。据统计,有4%~20%的哮喘发作是因服用阿司匹林而诱发,称为"阿司匹林哮喘"。哮喘的发病机制目前尚不完全清楚,目前认为哮喘的发病可能与1型变态反应、气道炎症反应、气道高反应性及气道神经调节失常等相关。

(三)临床表现

根据临床表现,哮喘可分为急性发作期、慢性持续期和临床缓解期。

哮喘急性发作是指喘息、气促、咳嗽、胸闷等症状突然发生,或原有症状急剧加重,常有呼吸困难,以呼气流量降低为特征,常因接触变应原、刺激物或呼吸道感染而发病,其程度轻重不一,可在数小时或数天内出现病情加重,偶尔可在数分钟内即危及生命,故应对病情做出正确评估,以便给予及时有效的紧急治疗。哮喘急性发作时按病情严重程度可分为4级:轻度、中度、重度、危重。慢性持续期是指每周均不同频度和(或)不同程度地出现症状(喘息、气急、胸闷、咳嗽等),根据临床表现和肺功能可将慢性持续期的病情严重程度分为4级:间歇状态、轻度持续、中度持续、严重持续。临床缓解期系指经过治疗或未经治疗症状、体征消失,肺功能恢复到急性发作前水平,并维持3个月以上。

(四)治疗原则

(1)哮喘尚不能根治,但通过有效的哮喘管理,通常可以实现哮喘控制。成功的哮喘管理目标是:①达到并维持症状的控制;②维持正常活动,包括运动能力;③维持肺功能水平尽量接近正常;④预防哮喘急性加重;⑤避免因哮喘药物治疗导致的不良反应;⑥预防哮喘导致的死亡。

(2)哮喘的管理主要包括4部分:①早期、定期评估和监测;②控制诱发加重哮喘的因素;③药物治疗;④在哮喘治疗中以伙伴关系的方式进行教育。

(五)药物治疗

哮喘的药物治疗应坚持对因治疗、对症治疗以及预防复发相结合,最终达到症状消失或减轻,发作次数明显减少,最大呼气流速峰值(PEF)接近正常目标。哮喘的预防和治疗应选择最低有效剂量,并密切注意有关药物不良反应的发生。在给药途径方面吸入疗法优于全身注射或口服治疗,前者的优点是气道内局部药物浓度高,用药量少,无或极少有全身不良反应。在吸入疗法中,有定量型气雾剂、干粉剂和雾化溶液等类型药物。

1.治疗药物分类

根据哮喘的病因和发病机制,哮喘的治疗机制主要包括舒张支气管平滑肌、消除支气管黏膜的炎症水肿、避免诱发因素。消炎药物包括糖皮质激素(激素)、色甘酸钠、酮替芬及某些炎性介质的拮抗药;支气管舒张药包括β2受体激动药、茶碱类药物和抗胆碱能药物。

(1)糖皮质激素:糖皮质激素是最有效的控制气道炎症的药物,通过多个环节对哮喘产生治疗作用。给药途径包括吸入、口服和静脉应用等,吸入为首选途径。吸入糖皮质激素(Inhaled glucocorti costeroid,ICS)是慢性持续期哮喘长期治疗的首选药物,局部消炎作用强,全身性不良反应较少,在口咽部局部的不良反应包括声音嘶哑、咽部不适和念珠菌感染。临床常用的吸入激素见表4-5。

表 4-5　常用吸入型糖皮质激素的每日剂量与互换关系

药物	低剂量(μg)	中剂量(μg)	高剂量(μg)
二丙酸倍氯米松	200～500	500～1000	＞1000～2000
布地奈德	200～400	400～800	＞800～1600
丙酸氟替卡松	100～250	250～500	＞500～1000
环索奈德	80～160	160～320	＞320～1280

口服给药适用于中度哮喘发作、慢性持续哮喘吸入大剂量激素联合治疗无效的患者和作为静脉应用激素治疗后的序贯治疗。一般使用半衰期较短的激素(如泼尼松、泼尼松龙或甲泼尼龙等)。泼尼松的维持剂量最好每日≤10mg。长期口服激素可以引起骨质疏松症、高血压、糖尿病、下丘脑-垂体-肾上腺轴的抑制、肥胖症、白内障、青光眼、皮肤菲薄导致皮纹和瘀斑、肌无力等。

严重急性哮喘发作时,应经静脉及时给予琥珀酸氢化可的松(400～1000mg/d)或甲泼尼龙(80～160mg/d)。无激素依赖倾向者,可在短期(3～5d)停药;有激素依赖倾向者应延长给药时间,控制哮喘症状后改为口服给药,并逐步减少激素用量。

(2)β₂受体激动药:通过作用于气道平滑肌和肥大细胞等细胞膜表面的β₂受体,舒张气道平滑肌、减少肥大细胞和嗜碱粒细胞脱颗粒和介质的释放、降低微血管的通透性、增加气道上皮纤毛的摆动等,从而缓解哮喘症状。此类药物较多,可分为短效(作用维持4～6h)和长效(维持12h)β₂受体激动药。

短效β₂受体激动药(short-acting beta2 agonist,SABA)吸入给药通常在数分钟内起效,疗效可维持数小时,是缓解轻度至中度急性哮喘症状的首选药物,也可用于运动性哮喘。哮喘发作时每次吸入沙丁胺醇100～200μg,或特布他林250～500μg,必要时每20min重复1次。1h后疗效不满意者应向医师咨询或去急诊。这类药物长期应用可引起β2受体功能下调和气道反应性增加,应按需间歇使用,不宜长期、单一使用,也不宜过量应用,否则可引起心悸、肌肉震颤等症状,甲状腺功能亢进症、高血压、心脏病患者慎用。短效β₂受体激动药溶液(如沙丁胺醇、特布他林)经雾化泵吸入适用于轻度至重度哮喘发作。口服给药虽较方便,但心悸、骨骼肌震颤等不良反应比吸入给药时明显增加。缓释剂型和控释剂型的平喘作用维持时间可达8~12h,如特布他林的前药班布特罗,作用可维持24h,可减少用药次数,适用于夜间哮喘患者的预防和治疗。

长效 β_2 受体激动药(long-acting beta2 agonist,LABA)吸入剂适用于哮喘(尤其是夜间哮喘和运动诱发哮喘)的预防和治疗。沙美特罗推荐剂量50ptg,每日2次吸入。福莫特罗推荐剂量4.5~9μg,每日2次吸入。福莫特罗因起效迅速,可按需用于哮喘急性发作的治疗。近年来推荐联合吸入激素和长效 β_2 受体激动药治疗哮喘。这两者具有协同的消炎和平喘作用,尤其适合于中度至重度持续哮喘患者的长期治疗。但不推荐长期单独使用长效 β_2 受体激动药。

(3)茶碱:适用于轻度至中度哮喘发作和维持治疗,具有舒张支气管平滑肌作用,并具有强心、利尿、扩张冠状动脉、兴奋呼吸中枢和呼吸肌等作用。口服药物包括氨茶碱和控(缓)释型茶碱。一般剂量为每日6~10mg/kg。口服控(缓)释型茶碱后昼夜血药浓度平稳,平喘作用可维持12~24h,尤适用于夜间哮喘症状的控制。本品与 β_2 受体激动药联合应用时,易出现心率增快和心律失常,应慎用并适当减少剂量。作为症状缓解药,在治疗重症哮喘时静脉使用茶碱可舒张支气管,负荷剂量为4~6mg/kg,维持剂量为0.6~0.8mg/(kg·h)。由于茶碱的"治疗窗"窄,以及代谢存在较大的个体差异,可引起心律失常,血压下降、甚至死亡,在有条件的情况下应监测其血药浓度,及时调整剂量和滴速,使茶碱的血药浓度保持在6~15mg/L。影响茶碱代谢的因素较多,吸烟、饮酒、服用抗惊厥药、利福平等均具有肝药酶促进作用,可缩短茶碱半衰期;老年人、持续发热、心力衰竭和肝功能明显障碍者,同时应用西咪替丁、大环内酯类药物(红霉素等)、氟喹诺酮类药物(环丙沙星等)和口服避孕药等都可能使茶碱血药浓度增加。多索茶碱的作用与氨茶碱相同,但不良反应较轻。

(4)抗胆碱药物:吸入抗 M 胆碱受体药物(如溴化异丙托品、噻托溴铵等)舒张支气管的作用比 β_2 受体激动药弱,起效也较慢,但长期应用不易产生耐药,与 β_2 受体激动药联合应用具有协同、互补作用。本品对有吸烟史的老年哮喘患者较为适宜,但对妊娠早期妇女和患有青光眼或前列腺肥大的患者应慎用。

(5)白三烯受体拮抗药:本品使用较为安全,尤适用于阿司匹林哮喘、运动性哮喘和伴有过敏性鼻炎哮喘患者的治疗。本品可减轻哮喘症状、改善肺功能、减少哮喘的恶化。作为联合治疗中的一种药物,此类药物可减少中度至重度哮喘患者每日吸入激素的剂量,并可提高吸入激素治疗的临床疗效,联用本品与吸入激素的疗效比联用吸入长效 β_2 受体激动药与吸入激素的疗效稍差。本品服用方便,常用药物有孟鲁司特钠10mg,每日1次;扎鲁司特20mg,每日2次;异丁司特10mg,每日2次。

(6)抗 IgE 治疗:抗 IgE 单克隆抗体可用于血清 IgE 水平增高的哮喘患者。

2.药物治疗方案

治疗哮喘的药物可分为控制药物和缓解药物。控制药物是指需要长期每日使用的药物,主要通过消炎作用使哮喘维持临床控制,包括吸入激素、全身用激素、白三烯调节药、长效 β2

受体激动药(长效 β_2 受体激动药须与吸入激素联合应用)、缓释茶碱、抗 IgE 抗体及其他有助于减少全身激素剂量的药物等;缓解药物是指按需使用的药物,可通过迅速解除支气管痉挛从而缓解哮喘症状,包括速效吸入 β_2 受体激动药、全身用激素、吸入性抗胆碱能药物、短效茶碱及短效口服 β_2 受体激动药等。

(1)哮喘急性发作期的治疗:治疗目的在于通过平喘及消炎治疗,尽快缓解症状,解除气流受限和低氧血症,同时还需制订长期治疗方案以预防再次急性发作。

对于具有哮喘相关死亡高危因素的患者,需要给予高度重视,这些患者应当尽早到医疗机构就诊。轻度和部分中度急性发作可在家中或社区治疗。治疗措施主要为重复吸入速效 β_2 受体激动药,在第 1 小时每 20 分钟吸入 2~4 喷。随后根据治疗反应,轻度急性发作可调整为每 3~4 小时 2~4 喷,中度急性发作每 1~2 小时 6~10 喷。联合使用 β_2 受体激动药和抗胆碱能制剂能够取得更好的支气管舒张作用。茶碱的支气管舒张作用弱于 SABA,不良反应较大,应慎用。部分中度和所有重度急性发作患者均应到急诊室或医院治疗。除氧疗外,应重复使用速效 β_2 受体激动药,推荐在初始治疗时连续雾化给药,随后根据需要间断给药(每 4 小时 1 次)。中、重度哮喘急性发作应尽早使用全身激素,推荐用法为泼尼松龙 30~50mg,每日单次给药。严重的急性发作或口服激素不能耐受时,可采用静脉注射或滴注,如甲泼尼龙 80~160mg,或氢化可的松 400~1000mg 分次给药。静脉给药和口服给药的序贯疗法有可能减少激素用量和不良反应,具体用法为静脉使用激素 2~3d,继之以口服激素 3~5d。

重度和危重哮喘急性发作经过上述药物治疗,临床症状和肺功能无改善甚至继续恶化,应及时给予无创或有创机械通气治疗。严格控制抗菌药物的使用指征,除非有细菌感染证据,或属于重度或危重哮喘急性发作。

(2)长期治疗方案的确定:哮喘长期治疗的目标是预防复发及巩固疗效。应以患者的病情严重程度为基础,根据其控制水平分级(表 4-6)选择适当的治疗方案。哮喘患者长期治疗方案分为 5 级。对以往未经规范治疗的初诊哮喘患者可选择第 2 级治疗方案,哮喘患者症状明显,应直接选择第 3 级治疗方案。每一级都应按需使用缓解药物,以迅速缓解哮喘症状。如果使用该分级治疗方案不能够使哮喘得到控制,治疗方案应该升级直至达到哮喘控制为止。当哮喘控制并维持至少 3 个月后,治疗方案可考虑谨慎地进行降级治疗,如减少药物种类、剂量等。

(六)治疗管理

通过有效的哮喘管理,通常可实现并维持哮喘控制。建立医患之间的合作关系是实现有效哮喘管理的首要措施,其中对患者进行哮喘教育是最基本的环节。此外,还应确定并减少危险因素接触。

哮喘药物的选择既要考虑药物的疗效及其安全性,也要考虑患者的实际状况,如经济收入和当地的医疗资源等。要为每个初诊患者制订哮喘防治计划,定期随访、监测,改善患者的依从性,并根据患者病情变化及时修订治疗方案。

表 4-6　控制水平分级

	完全控制 （满足以下所有条件）	部分控制（在任何 1 周内 出现以下 1～2 项特征）	未控制（在任何 1 周内）
白天症状	无（或≤2 次/周）	每周超过 2 次	出现≥3 项部分控制特征
活动受限	无	有	
夜间症状，甚至 憋醒	无	有	
需使用缓解药的 次数	无（或≤2 次/周）	每周超过 2 次	
肺功能（PEF 或 FEV_1）	正常或≥正常预计值/本 人最佳值的 80%	<正常预计值（或本人最 佳值）的 80%	
急性发作	无	≥每年 1 次	在任何 1 周内出现 1 次

哮喘的药学监护主要为治疗药物的疗效监护、患者依从性监护及药物不良反应监护 3 方面。药师需指导患者用药，明确患者是否已知晓不同药物的作用（控制药物还是缓解症状药物）、方法（尤其需要明确各种吸入剂型，如定量气雾剂、干粉吸入器、雾化吸入器等的使用方法是否掌握）及常见的药物不良反应及防范（如吸入糖皮质激素后应及时漱口等）。

四、慢性阻塞性肺疾病

（一）定义和流行病学

慢性阻塞性肺疾病（chronic obstructive pulmonary disease，COPD）是一种可以预防和治疗的常见疾病，其特征是持续存在的气流受限。气流受限常呈进行性发展，伴有气道和肺对有害颗粒或气体所致慢性炎症反应的增加。急性加重和合并症可影响患者整体疾病的严重程度。临床诊断 COPD 需要进行肺功能检查，吸入支气管舒张药后 $FEV_1/FVC\% < 70\%$ 表明存在持续性气流受限，即可诊断 COPD。COPD 目前居全球死亡原因的第 4 位，预计至 2020 年，COPD 将位居世界疾病经济负担的第 5 位。

（二）病因和发病机制

COPD 病因尚未完全阐明，一般认为与长期反复理化刺激（如吸烟、职业性粉尘和化学物质、空气污染）或感染有关，少数与过敏及遗传因素有关。呼吸道防御功能下降及免疫力降低，呼吸道易感性增高，是发病的内在因素。

目前普遍认为 COPD 以气道、肺实质和肺血管的慢性炎症为特征。除炎症外，肺部的蛋白酶和抗蛋白酶失衡、氧化与抗氧化失衡及自主神经系统功能紊乱（如胆碱能神经受体分布异常）等也在 COPD 发病中起重要作用。

（三）临床表现

慢性咳嗽通常为首发症状。咳嗽后通常咳少量黏液性痰。气短或呼吸困难是 COPD 的标志性症状，也是使患者焦虑不安的主要原因。喘息和胸闷不是 COPD 的特异性症状。

COPD 早期体征可不明显,在疾病的临床过程中,特别是较重患者,可能会发生全身性症状,如体重下降、食欲缺乏、外周肌肉萎缩和功能障碍、精神抑郁和(或)焦虑等。合并感染时可咳血痰或咯血,肺底可听到湿啰音。并发肺气肿时可出现桶状胸、肋间隙增宽,叩诊呈过清音,听诊心音遥远,呼吸音普遍减弱。如剑突下出现心脏搏动并且心音较心尖区明显增强时,提示并发早期肺源性心脏病。

COPD 病程可分为急性加重期与稳定期。COPD 急性加重期是指患者短期内咳嗽、咳痰、气短和(或)喘息加重,痰量增多,呈脓性或黏脓性,可伴发热等炎症明显加重的表现。稳定期则指患者咳嗽、咳痰、气短等症状稳定或症状轻微。COPD 稳定期基于症状、气流受限程度(行肺功能检查)、急性加重风险、合并症对疾病综合评估。

(四)治疗原则

COPD 治疗应围绕以下几个方面进行。

(1)戒烟,避免或防止粉尘、烟雾和有害气体的吸入。

(2)解除气道阻塞中的可逆因素,减缓肺功能下降的进程。

(3)控制咳嗽和痰液的生成。

(4)预防和消除呼吸道感染。

(5)控制各种并发症,慢性阻塞性肺疾病急性发作往往出现一些并发症,如呼吸衰竭、右侧心力衰竭、水电解质和酸碱失衡、心律失常、休克、肝肾功能障碍等,应采取措施处理上述并发症。

(五)药物治疗

1.治疗药物分类

COPD 常用治疗药物按药理学可分为支气管舒张药、糖皮质激素、抗菌药物及其他药物(如祛痰药、抗氧化药、免疫调节药)等。

(1)支气管舒张药:支气管舒张药可松弛支气管平滑肌、扩张支气管、缓解气流受限,是控制 COPD 症状的主要治疗措施。短期按需应用可缓解症状,长期规则应用可预防和减轻症状,增加运动耐力,但不能使所有患者的 FEV_1 都得到改善。与口服药物相比,吸入剂不良反应小,常作为首选。主要的支气管舒张药有 β_2 受体激动药、茶碱类药物、抗胆碱能药物,可单独或联合应用。

β_2 受体激动药:短效定量雾化吸入剂如沙丁胺醇、特布他林等,主要用于缓解症状,按需使用;福莫特罗为长效定量吸入剂。

茶碱类药物:可解除气道平滑肌痉挛,广泛用于 COPD 的治疗。缓释型或控释型茶碱每日 1~2 次口服可达稳定血药浓度,对 COPD 有一定效果。茶碱血药浓度监测对估计疗效和不良反应有一定意义。

抗胆碱能药物:如异丙托溴铵气雾剂,可阻断 M 胆碱受体,为短效 M 受体阻断药(short-acting muscarinic antagonist,SAMA)。噻托溴铵可选择性作用于 M3 和 M1 受体,为长效 M 受体阻断药(long-acting muscarinic antagonist,LAMA),作用长达 24h 以上,吸入剂量为

18μg,每日 1 次。长期吸入可增加深吸气量,减低呼气末肺容积,进而改善呼吸困难,提高运动耐力和生活质量,也可减少急性加重频率。

(2)糖皮质激素:COPD 稳定期长期应用糖皮质激素吸入治疗并不能阻止其 FEV_1 的降低趋势。长期规律的吸入糖皮质激素较适用于 $FEV_1 < 50\%$ 预计值,并且有临床症状及反复加重的 COPD 患者。这一治疗可减少急性加重频率,改善生活质量。联合吸入糖皮质激素和 $β_2$ 受体激动药,比各自单用效果好,目前已有布地奈德/福莫特罗、氟替卡松/沙美特罗 2 种联合制剂。对 COPD 患者不推荐长期口服糖皮质激素治疗。

(3)磷酸二酯酶-4 抑制药:对于伴有急性加重史和慢性支气管炎的 GOLD 3 级和 4 级患者,磷酸二酯酶-4 抑制药(phosphodiesterase 4 inhibitor,PDE4-I)罗氟司特与口服糖皮质激素联合应用可减少急性加重的发生。长效支气管舒张药治疗时加用罗氟司特也可减少急性加重的发生。

(4)其他药物

①祛痰药(黏液溶解药):COPD 气道内可产生大量黏液分泌物,可促使继发感染,并影响气道通畅,应用祛痰药有利于气道引流通畅,改善通气,但除少数有黏痰患者获益外,总体来说效果并不十分确切。常用药物有盐酸氨溴索、乙酰半胱氨酸等。

②抗氧化药:COPD 气道炎症使氧化负荷加重,加重 COPD 的病理、生理变化。乙酰半胱氨酸具有抗氧化作用,可降低疾病反复加重的频率。

③免疫调节药:对降低 COPD 急性加重严重程度可能具有一定的作用,但尚未得到确证,不推荐作常规使用。

④疫苗:流感疫苗可减少 COPD 患者的严重程度和死亡,可每年给予 1 次(秋季)或 2 次(秋、冬)。其含有灭活或活性、无活性病毒,应每年根据预测的病毒种类制备。

⑤中医治疗:辨证施治是中医治疗的原则,COPD 治疗亦应据此原则进行。

2.药物治疗方案

(1)COPD 稳定期治疗:稳定期 COPD 的治疗目的是减轻症状、阻止病情发展,缓解或阻止肺功能下降,改善活动能力,提高生活质量及降低病死率。药物治疗可预防和控制症状,减少急性加重的频率和严重程度,提高运动耐力。除药物治疗外.COPD 的治疗还包括氧疗、康复治疗,甚至外科治疗等。

(2)COPD 急性加重期的治疗:首先应根据症状、血气、胸部 X 线片等评估病情的严重程度,常见治疗措施如下。

控制性氧疗:氧疗是 COPD 加重期住院患者的基础治疗。吸入氧浓度不宜过高,需注意可能发生潜在的 CO_2 潴留及呼吸性酸中毒。氧疗 30min 后复查动脉血气,确认满意的氧合水平($PaO_2 > 60mmHg$,$SaO_2 > 90\%$)。

抗菌药物:引起 COPD 加重的最常见原因是气管-支气管感染,主要是病毒、细菌的感染。当 COPD 加重,有脓性痰者,应给予抗菌药物治疗。抗菌药物选择应依据患者肺功能及常见的致病菌,结合患者所在地区致病菌及耐药流行情况,选择敏感的抗菌药物。具体抗菌药物应用,见表 4-7。抗菌治疗应尽可能将细菌负荷降低到最低水平,以延长 COPD 急性加重的间隔时间。长期应用广谱抗生素和糖皮质激素易继发深部真菌感染,应密切观察真菌感染的临床征象并采用防治真菌感染措施。

表 4-7　慢性阻塞性肺疾病(COPD)住院患者应用抗生素的参考

组别	病原微生物	抗生素
Ⅰ级及Ⅱ级 COPD 急性加重	流感嗜血杆菌、肺炎链球菌、卡他莫拉菌等	青霉素、β 内酰胺酶/酶抑制药(阿莫西林/克拉维酸)、大环内酯类(阿奇霉素、克拉霉素、罗红霉素等)、第 1 代或第 2 代头孢菌素(头孢呋辛、头孢克洛)、多西环索、左氧氟沙星等,一般可口服
Ⅲ级及Ⅳ级 COPD 急性加重,无铜绿假单胞菌感染危险因素	流感嗜血杆菌、肺炎链球菌、卡他莫拉菌、肺炎克雷伯菌、大肠埃希菌、肠杆菌属等	β 内酰胺/酶抑制药、第二代头孢菌素(头孢呋辛)、氟喹诺酮类(左氧氟沙星、莫西沙星、加替沙星)、第三代头孢菌素(头孢曲松、头孢噻肟)等
Ⅲ级及Ⅳ级 COPD 急性加重,有铜绿假单胞菌感染危险因素	以上细菌及铜绿假单胞菌	第三代头孢菌素(头孢他啶)、头孢哌酮/舒巴坦、哌拉西林/他唑巴坦、亚胺培南、美洛培南等,也可联合用氨基糖苷类、氟喹诺酮类(环丙沙星等)

支气管舒张药:短效 β_2 受体激动药较适用于 COPD 急性加重期的治疗。若效果不显著,建议加用抗胆碱能药物。对于较严重的 COPD 加重者,可考虑静脉滴注茶碱类药物。

糖皮质激素:COPD 加重期住院患者宜在应用支气管舒张药基础上,口服或静脉滴注糖皮质激素,建议口服泼尼松 30~40mg/d,连续 7~10d 后逐渐减量停药。也可以静脉给予甲泼尼龙 40mg,每日 1 次,3~5d 后改为口服。

机械通气:可通过无创或有创方式给予机械通气,根据病情需要,可首选无创性机械通气。

其他治疗措施:维持液体和电解质平衡,补充营养,注意痰液引流,识别并治疗伴随疾病及合并症等。

(六)治疗管理

通过教育与管理可以提高患者及有关人员对 COPD 的认识和自身处理疾病的能力,更好地配合治疗和加强预防措施。主要内容包括:①教育与督促患者戒烟;②使患者了解 COPD 的病理生理与临床基础知识;③掌握一般和某些特殊的治疗方法;④学会自我控制病情的技巧,如腹式呼吸及缩唇呼吸锻炼等;⑤了解赴医院就诊的时机;⑥社区医生定期随访管理。

COPD 的药学监护要点主要为治疗药物的疗效监护、患者依从性监护及药物不良反应监护 3 方面。药师需指导患者用药,明确患者是否已知晓不同药物的作用(急性加重期用药还是稳定期用药)、方法(尤其需要明确各种吸入剂型,如定量气雾剂、干粉吸入器、雾化吸入器等的使用方法是否掌握)及常见的药物不良反应及防范(如吸入糖皮质激素后应及时漱口等)。

五、肺结核

(一)定义和流行病学

肺结核是指由结核杆菌引起的慢性肺部感染性疾病,占各器官结核病总数的 80%～90%。其他脏器的结核菌感染均称肺外结核。肺结核在许多国家和地区失控的原因主要是人免疫缺陷病毒(human immunodeficiency virus,HIV)感染的流行、多重耐药结核杆菌感染的增多等。

传染性肺结核患者排菌是传播的主要途径,尤其是痰涂片阳性患者。主要途径是患者与正常人间的飞沫传播。排菌量越多,接触时间越长,危害越大。糖尿病、硅沉着病(矽肺)、免疫抑制药(包括糖皮质激素)使用者、HIV 感染者均是结核病的易感者。

(二)病因和发病机制

结核杆菌是引起肺结核的病原菌,属于分枝杆菌,人型和牛型(尤以人型标准菌株 H37Rv)是人类结核病的主要致病菌。

病灶中的结核杆菌按生长速度可分为:A 群,代谢旺盛,繁殖能力强,致病力强,传染性大,但易被杀灭;B 群,在吞噬细胞的酸性环境中生长受到抑制,代谢缓慢;C 群,半休眠菌,只对少数药物敏感;D 群,全休眠菌,逐渐被吞噬细胞消灭,一般耐药,可引起久治不愈。B、C 菌群为顽固菌群。

耐药性是结核菌的重要生物学特征,抗多药结核杆菌感染已成为结核疫情回升的主要原因。根据耐药性的获得方式可分为天然耐药和获得耐药。天然耐药指从未接触药物治疗的患者,其野生结核菌株对某药不敏感,通常不引起严重后果;获得性耐药指药物与结核菌接触后出现的结核菌耐药。抗多药耐药结核菌是指体外至少对包括异烟肼和利福平 2 个或 2 个以上药物同时耐药的结核菌。耐药性产生的原因主要是结核杆菌细胞膜上的抗多药外转运泵将细胞内的药物转运至细胞外。联合用药可最大限度地减少耐药菌优势生长的机会和耐药性的产生。避免和克服细菌耐药是结核病化学治疗成功的关键。

结核菌入侵宿主体内,从感染、发病到转归均与多数细菌性疾病有显著不同,感染后是否发病,取决于宿主机体反应性和入侵结核杆菌的数量和毒力。结核菌发病引起的宿主反应具有特殊意义,分 4 个阶段。

第一阶段:吸入的结核菌在肺内沉淀,结核菌繁殖,在局部形成病变的同时,结核菌被非活化的肺泡巨噬细胞吞噬后运送至相应的肺门乃至纵隔淋巴结引起病变,形成早期感染灶。

第二阶段:T 细胞反应期,由细胞介导的细胞免疫和迟发型过敏反应形成,对结核病发病、演变和转归起决定性影响。

第三阶段:共生期,大部分感染者结核菌可以持续存活,细胞与宿主处于共生状态。

第四阶段:在机体迟发型超敏反应的影响下,水解酶可使肺及淋巴结干酪样坏死组织液化,形成空洞,引起支气管播散,发展成活动性肺结核,乃至全身血行播散。

(三)临床表现

肺结核临床多表现为慢性过程,呈多样性,可无任何症状,待各种临床表现出现,病变已达较重程度。

发热为肺结核常见的全身毒性症状,表现为长期午后低热,次晨降至正常,伴有乏力、食欲缺乏、消瘦、盗汗等;若肺部病灶进展播散,则呈不规则高热。呼吸系统症状包括咳嗽、咳痰、咯血、胸痛等。病变范围较大,患侧肺部呼吸运动减弱,叩诊呈浊音,听诊时呼吸音减低,或为支气管肺泡呼吸音。锁骨上下、肩胛间区叩诊略浊,咳嗽后偶可闻及湿啰音。

临床上一般将肺结核分为以下几类。

1.原发型肺结核

是指初次感染结核菌而发病者,多为儿童、青少年、少数民族及边远地区居民,成年人偶发。

2.血行播散型肺结核

由于机体免疫功能降低、变态反应增高,肺内原发灶及肺门纵隔淋巴结内的结核菌,通过淋巴血行引起血行播散型肺结核乃至全身血行播散型结核病。以儿童、青少年多见。

3.继发性肺结核

是指发生于原发结核病后任何时期的肺结核,又称初染后结核病,90%发生于成年人。

4.结核性胸膜炎

常发生于原发感染后阶段,原发感染后机体对结核菌变态反应性增高,结核菌可经原发灶或淋巴结经淋巴、血行散播至肺及胸膜,也可作为全身散播性结核病的一个组成部分,以儿童、青少年为主。

5.肺外结核

结核病可侵至胸壁、支气管、中枢神经系统、消化系统、泌尿生殖系统、骨关节乃至内分泌系统。

(四)治疗原则

肺结核的治疗以化学治疗(化疗)为主,目的是治愈疾病,达到杀菌灭菌、中断传播、防止复发、防止耐药性产生。其原则为早期、联合、适量、规律、全程。

1.早期

主要指早期治疗患者,一旦发现和确诊后立即给药治疗。对活动性病灶,早期合理化疗效果满意。

2.联合

指根据病情及抗结核药特点,联合2种以上药物,以增强和确保疗效,同时预防耐药菌的产生。

3.适量

指根据不同病情及不同个体,规定不同给药剂量。避免因剂量过大或不足产生毒副作用或耐药性。

4.规律

患者必须严格按照化疗方案规定的用药方法,有规律地坚持治疗,不可随意更改方案或随意停药。

5.全程

指患者必须按照方案所定的疗程坚持治疗,短程化疗通常为6～9个月。

其他治疗方法如免疫治疗、介入治疗、外科手术和中医、中药等治疗方法,一般只能作为辅助治疗手段。对于严重的耐药性肺结核,宜强调综合治疗,以提高疗效。

(五)药物治疗

1.治疗药物分类

(1)一线药物:异烟肼(isoniazid,INH),链霉素(streptomycin,SM),利福平(rifamplcln,RFP),吡嗪酰胺(pyrazinamlde,PZA),乙胺丁醇(ethambu-tol,EMB)和氨硫脲(thioacetazone,TBl)等。

(2)二线药物:对氨水杨酸(aminosalicylicacid,PAS),卡那霉素(kanamycin,KM),阿米卡星(amikacin,AKM),紫霉素(viomycin,VM),卷曲霉素(capreomycin,CPM),环丝霉素(cycosefinum,CS),乙硫异烟胺(ethionamide,1314 Th),丙硫异烟胺(prothionamide,1321Th)等。

2.化疗方法

(1)标准疗法:常用的治疗方法,使用INH、SM和PAS,每日用药,疗程12～18个月。

(2)短程疗法:使用高效抗结核药物,疗程缩短为6～9个月,主要药物有INH、RFP、PZA、SM。治疗9个月比6个月复发率低,一般为INH＋RFP＋PZA。

(3)间歇疗法和两阶段疗法:间歇疗法是指在临床上有规律地每周2～3次用药,能够达到与每日用药同样的效果,且具有毒性小、费用低、患者服药方便、耐受性好、易于监督执行等优点。两阶段疗法是指在疗程开始的2～3个月为强化治疗阶段,每日用药;此后为巩固治疗阶段,改为每周给药2～3次,直至完成全疗程。

(4)督导用药:医护人员按时督促患者用药,做到亲眼看着患者服药入口,加强随访宣教,提高其依从性,能大大提高治疗成功率。

3.化疗方案

(1)初治病例:未经抗结核药治疗或用药时间少于1个月的新发病例,可采用一线药物治疗,容易达到杀菌或抑菌作用。

(2)复治病例:复治病例的结核菌常产生继发耐药,应根据药物敏感试验选择3种以上敏感抗结核药物联合使用。初治失败的病例,常保留INH,加上2种以上未用过的药物,如KM、CPM、1321Th、喹诺酮类等,疗程一般需1年。

(六)治疗管理

1.预防措施

结核病控制的任务是控制传染源、减少发病、死亡和传播。实施国家结核病防治工作规则,坚持预防为主的方针,防治结合,发挥各级防治机构的作用,才能全面有效地预防、控制结核病。

化学药物预防一般采用 INH 300mg/d,顿服,时间为 1 年;或 INH 300mg/d,顿服,加利福喷汀每周 600mg 顿服,时间为 6 个月。疫苗接种也是结核病控制的重要手段之一,可通过卡介苗(bacillus calmette-guerin vaccine,BCG)接种等方法。

2.药学监护

肺结核治疗药物不良反应较多,需注意防范,如异烟肼、利福平、吡嗪酰胺、对氨水杨酸均可引起肝损害;异烟肼、乙胺丁醇、链霉素、卡那霉素等可见神经系统不良反应;胃肠道反应常见于口服对氨水杨酸、吡嗪酰胺、利福平等;链霉素、卡那霉素、阿米卡星、卷曲霉素等具有耳毒性及肾毒性。

第四节 消化系统疾病的药物治疗

一、消化性溃疡

(一)定义和流行病学

消化性溃疡(peptic ulcer)主要指发生在胃和十二指肠的慢性溃疡,亦可发生于食管下段、胃空肠吻合口周围及含有异位胃黏膜的梅克尔(Meckel)憩室。因溃疡的形成和发展与胃液中胃酸和胃蛋白酶的消化作用有关,故称消化性溃疡。约 95% 的消化溃疡发生在胃或十二指肠,故又分别称为胃溃疡(gastric ulcer,GU)或十二指肠溃疡(duodenal ulcer,DU)。

消化性溃疡是一种常见病,约 10% 的人在其一生中患过此病。临床上,十二指肠溃疡较胃溃疡多见,以青壮年多发,男多于女,儿童亦可发病,老年患者所占比例亦逐年有所增加。胃溃疡的平均患病年龄高于十二指肠溃疡约 10 年。

(二)病因和发病机制

消化道黏膜的完整性依赖于侵袭因素和防御因素的平衡。侵袭因素主要包括胃酸及胃蛋白酶的侵袭作用、幽门螺杆菌(helicobacter pylori,Hp)感染、长期服用非甾体消炎药(nonsteroidal antiinflammatory drugs,NSAIDs);防御因素主要是指胃和十二指肠黏膜自身的防御能力。此外,胃排空延缓和胆汁反流、胃肠肽的作用、遗传因素、药物因素、环境因素和精神因素等都与消化性溃疡发生相关。其中,胃溃疡以黏膜防御因素减弱为主,十二指肠溃疡以侵袭因素增强为主。

(三)临床表现

多数消化性溃疡患者具有典型的临床表现,即慢性、周期性、节律性上腹痛。十二指肠溃疡以饥饿痛为主,胃溃疡以餐后痛为主。可伴有上腹饱胀、反酸、暖气、恶心、呕吐、食欲缺乏、失眠等症状,疼痛较剧而影响进食者可有消瘦及贫血。部分患者平时缺乏典型临床表现,或以大出血、急性穿孔为其首发症状。特殊类型溃疡如幽门管、球后、胃底贲门区、巨大溃疡及多发性溃疡、复合性溃疡,腹痛可不典型,可有背部放射痛或夜间痛。消化性溃疡可发生上消化道出血、穿孔、幽门梗阻和癌变等并发症。

(四)治疗原则

1.内科基本治疗

调整生活方式,工作劳逸结合,避免过劳和精神紧张,改变不良的生活习惯,戒烟酒。注意饮食,避免摄入对胃有刺激的食物,停服 NSAIDs、糖皮质激素等致溃疡药物。

2.外科治疗

适用于急性穿孔、大量出血内科治疗无效、疑有癌变、难治性或顽固性溃疡等。

3.药物治疗

消化性溃疡药物治疗的近期目标是缓解症状、愈合溃疡,远期目标是消除病因、根除 Hp、防止复发、避免并发症。根据病情可选择抑制胃酸分泌药物、胃黏膜保护药物、根除 Hp 药物、对症治疗药物、并发症防治药物等。

活动期的治疗首选质子泵抑制药(protonpump inhibitor,PPI)或组胺 H_2 受体拮抗药(hista-mine type-2 receptor antagonist,H_2RA);合并出血等并发症以及其他治疗失败的病例应优先使用 PPI 治疗;腹痛明显者,在治疗开始阶段加用抗酸药;胃溃疡患者可考虑抑酸药和胃黏膜保护药联合应用;合并十二指肠胃反流或腹胀症状明显时可联合使用促胃肠动力药;预防溃疡复发,部分患者可采用"维持治疗";伴有 Hp 感染时必须行根除 Hp 治疗。

(五)药物治疗

1.治疗药物分类

(1)抑酸药:包括①PPI,即 H^+/K^+-ATP 酶抑制药,直接作用于泌酸的最终环节-质子泵,其抑酸作用强,特异性高,持续时间长久。常用 PPI 包括奥美拉唑(omeprazole)、兰索拉唑(lansoprazole)、泮托拉唑(pantoprazole)、雷贝拉唑(rabeprazole)及埃索美拉唑(esomeprazole)等。②H_2RA,竞争性拮抗 H_2 受体,能明显抑制基础胃酸及食物和其他因素所引起的胃酸分泌。代表药物有第一代产品西咪替丁(cimetidine),第二代产品雷尼替丁(ranitidine)和第三代产品法莫替丁(famotidine)、尼扎替丁(nizatidine)等。③抗胆碱能药,通过竞争性阻断胃壁细胞上的乙酰胆碱受体,减少胃酸分泌。代表药物有哌仑西平(pirenzepine)。因抗溃疡效果不理想、不良反应大,目前已很少应用。④促胃液素受体阻断药,代表药物为丙谷胺(proglumide)。抗溃疡效果弱于 H_2RA。

(2)抗酸药:主要为一些无机弱碱性物质,可中和胃酸,降低胃蛋白酶活性,减轻对胃黏膜的刺激和腐蚀,代表药物有铝碳酸镁(hydrotalcite)、氧化镁(magnesium oxide)、氢氧化铝(aluminium hydroxide)。

(3)胃黏膜保护药:通过促进胃黏液和碳酸氢钠盐分泌,刺激前列腺素合成,改善黏膜血流或在黏膜表面形成保护层增强黏膜抵抗力。常用药物有前列环素(prostaglandin,PG)衍生物、瑞巴派特(rebamipide)、替普瑞酮(teprenone)、吉法酯(gefarnate)、硫糖铝(sucralfate)、铋剂等。

（4）促胃肠动力药：能促进胃排空和增加胃黏膜血流量，增强幽门括约肌张力，防止胆汁反流，适用于消化性溃疡合并十二指肠胃反流或腹胀症状明显者。常用药物有甲氧氯普胺（metoclopramide）、多潘立酮（domperidone）、莫沙必利（mosapride）等。

（5）抗生素：主要有阿莫西林、克拉霉素、甲硝唑、四环素、呋喃唑酮、左氧氟沙星等，该类抗生素多在酸性环境中较稳定，在抗 Hp 感染联合用药中发挥作用。

2.药物治疗方案

（1）消化性溃疡的治疗：首选抑酸药 PPI 或 H2RA。使用标准剂量的 PPI（奥美拉唑 20mg/d、兰索拉唑 30mg/d、泮托拉唑 40mg/d、雷贝拉唑 10mg/d、埃索美拉唑 20mg/d）治疗 DU 的疗程一般为 2～4 周，GU 一般为 4～8 周。对 H2RA 无效的消化性溃疡患者，PPI 治疗 8 周后治愈率超过 90％。在消化性溃疡急性出血时，短期大剂量使用奥美拉唑治疗，对胃黏膜的愈合和预防再出血疗效良好。对 NSAIDs 相关消化性溃疡，无论是否继续使用 NSAIDs，采用奥美拉唑 20mg/d 口服 4～8 周，可实现溃疡愈合。

H_2RA 临床应用的常规剂量为：①西咪替丁，每次 200～400mg，每日 2～4 次，餐后及临睡前服；或 800mg，睡前一次服。②雷尼替丁，150mg，每日 2 次；或 300mg，睡前一次服。③法莫替丁，20mg，每日 2 次，早餐和晚餐后服用；或 40mg，睡前一次服。④尼扎替丁，300mg，睡前一次服。H2RA 治疗 DU 的疗程一般为 4～6 周，GU 一般为 6～8 周。

腹痛明显者，在早期联合治疗阶段可加用抗酸药。抗酸药常用给药方案：铝碳酸镁，1g，每日 3 次，疗程 6～8 周。

胃溃疡患者大多胃酸分泌正常，黏膜防御功能受损，故胃溃疡单用抑酸药疗效不如十二指肠溃疡，可考虑抑酸药和胃黏膜保护药联合用药。胃黏膜保护药的常用给药方案：①米索前列醇，每次 200μg，每日 4 次，餐前及临睡前服用，疗程 4～8 周，孕妇及心脑血管疾病者禁用；②硫糖铝，每次 1g，每日 4 次，口嚼成糊状后温开水吞服，餐前 1h 服用；③瑞巴派特，100mg，每天 3 次，餐前服用；④吉法酯，100mg，每日 3 次，餐前服用；⑤替普瑞酮，50mg.每日 3 次，餐后服用。

对于合并 Hp 感染的消化性溃疡患者，可联合使用铋剂。

对于合并十二指肠胃反流或腹胀症状明显的患者，可联合使用促胃肠动力药。

（2）抗 Hp 治疗：Hp 阳性的消化性溃疡患者，无论溃疡初发还是复发、活动与否、有无并发症，均应进行抗 Hp 治疗。根除 Hp 感染可使绝大多数 Hp 相关性消化道溃疡患者完全康复。目前单一用药疗效差，提倡联合用药。

抗 Hp 感染药物主要有抑酸药、铋剂、抗生素等。抑酸药通过提高胃内 pH.增加抗生素稳定性，提高抗 Hp 疗效；铋剂通过破坏 Hp 的细胞壁、阻止 Hp 黏附于胃黏膜上皮和抑制 Hp 所产生的蛋白酶、尿激酶和磷脂酶，从而发挥抗 Hp 功效；铋剂与抗生素合用有协同效应，可减少抗生素耐药机会。

抗 Hp 治疗的一线方案可分为 PPI 为基础和铋剂为基础的两大类方案，在 PPI 或铋剂基础上加用 2 种抗生素组成三联方案。

①以 PPI 为基础的常用三联疗法方案(疗程为 7～14d):a.PPI 标准剂量＋克拉霉素 500mg＋阿莫西林 1000mg,每日 2 次;b.PPI 标准剂量＋克拉霉素 500mg＋甲硝唑 400mg,每日 2 次;c.PPI 标准剂量＋阿莫西林 1000mg＋甲硝唑 400mg,每日 2 次;d.PPI 标准剂量＋阿莫西林 1000mg＋呋喃唑酮 100mg,每日 2 次。

PPI 标准剂量为:奥美拉唑 20mg/d 或兰索拉唑 30mg/d 或泮托拉唑 40mg/d 或雷贝拉唑 10mg/d 或埃索美拉唑 20mg/d。出于经济因素考虑,上述方案中的 PPI 可用 H_2RA 替代,如西咪替丁 400mg 或雷尼替丁 150mg 或法莫替丁 20mg,但根除率会有所降低。

②以铋剂为基础的常用三联疗法方案(疗程为 14d):a.铋剂标准剂量＋克拉霉素 500mg＋甲硝唑 400mg,每日 2 次;b.铋剂标准剂量＋克拉霉素 500mg＋呋喃唑酮 100mg,每日 2 次;c.铋剂标准剂量＋四环素 500mg＋甲硝唑 400mg,每日 2 次。

铋剂标准剂量为:枸橼酸铋钾 220mg 或 240mg、果胶铋 240mg。

因 Hp 对克拉霉素和甲硝唑的耐药率在我国逐步上升,2012 年第四次全国 Hp 感染共识意见提出,为提高初次根除 Hp 的成功率,建议采用含铋剂的四联 10d 疗法,或采用将抗生素分为前后 2 个阶段的序贯疗法,根除率均可达到 90% 以上。

根除 Hp 后是否继续抗溃疡治疗:若根除 Hp 方案疗效稍低、溃疡面积较大、抗 Hp 治疗结束时患者症状未缓解或近期有出血等,应考虑在抗 Hp 治疗结束后继续用抑酸药 PPI 治疗2～4 周(十二指肠溃疡)和 4～6 周(胃溃疡)。

复查时间:根除 Hp 治疗结束至少 4 周后进行 ^{13}C 或 ^{14}C 尿素呼气试验。

复发:消化性溃疡复发最常见的原因是未根除 Hp,对复发的患者,应查明可能存在的持续感染,若感染存在,应再次行抗 Hp 治疗。

(3)维持治疗:对于 Hp 阴性或根除 Hp 后仍有严重并发症的消化性溃疡患者、高龄或伴有严重疾病的消化性溃疡患者、需长期服用 NSAIDs 或抗凝药物的消化性溃疡患者,应进行维持治疗。常用药物为 H2RA 或 PPI,给药方案为:标准剂量的半量睡前服用,治疗时间根据具体病情决定。

(六)治疗管理

1.疗效管理

(1)治疗消化性溃疡:要求使胃液 pH＞3 的时间超过 18h/d,以溃疡是否愈合为标准。

PPI 抑制胃酸分泌效果较 H2RA 更强,且作用持久,能更快地促进溃疡愈合,不易发生耐药,目前为活动期消化性溃疡治疗的首选,尤其适合疼痛严重、合并出血或其他治疗失败的患者。在 PPI 药物中,奥美拉唑、兰索拉唑、泮托拉唑等第一代 PPI 存在起效慢、药动学个体差异大、与其他药物相互作用多等问题。雷贝拉唑可作用于 H^+/K^+-ATP 酶的 4 个位点,抑酸作用更强。因此,以雷贝拉唑和埃索美拉唑为代表的新一代 PPI 在临床上应用日趋广泛,雷贝拉唑的代谢可通过细胞色素 P450 介导的代谢和非酶代谢 2 条途径,是受 CYP2C19 相关的多态性影响最小的质子泵抑制药,因而雷贝拉唑与奥美拉唑等其他质子泵抑制药相比,药物间相互作用更少,服用更为安全,而且无明显个体差异。埃索美拉唑是奥美拉唑的单一光学异构体,其口服吸收比奥美拉唑快,因此可更快地缓解症状。

(2)抗 Hp 治疗:常用的抗生素主要有阿莫西林、克拉霉素、甲硝唑、四环素、呋喃唑酮、左氧氟沙星等。阿莫西林在体内外均有良好的抗 Hp 效果,胃内 pH 接近中性时,其杀菌活性显著增加,基本无 Hp 耐药性,缺点是可引起过敏反应,因此使用前需要做青霉素皮试。克拉霉素易于吸收,抗 Hp 效果好,但单独使用易耐药,与 PPI 合用,可提高其疗效,减少耐药发生率。甲硝唑有良好的抗 Hp 作用,但易耐药,目前已不推荐使用。四环素抗 Hp 效果好,且耐药菌株少,缺点是其不良反应较多。由于 Hp 耐药菌株的增加,呋喃唑酮和左氧氟沙星等在临床上的应用逐渐增多,两者均有较强的抗 Hp 活性。抑酸药在根除方案中起重要作用,PPI 的抑酸作用受药物作用强度、宿主参与 PPI 代谢的 CYP2C19 基因多态性等因素影响。选择作用稳定、疗效高、受 CYP2C19 基因多态性影响较小的 PPI,如埃索美拉唑或雷贝拉唑,可提高根除率。

2.不良反应管理

(1)PPI 对孕妇及儿童的安全性尚未确立,禁用于妊娠、哺乳期妇女和儿童;对严重肝受损者日剂量应予限制;对有药物过敏史、肝功能障碍患者及高龄者慎用。其中奥美拉唑、兰索拉唑、泮托拉唑服后偶见疲乏、嗜睡反应。

(2)H_2RA 对妊娠、哺乳期妇女禁用;对有过敏史、肝肾功能不全者和儿童慎用;对严重心脏及呼吸系统疾病者慎用;对急性胰腺炎、系统性红斑狼疮、器质性脑病者慎用。

(3)长期应用抗酸药最常见的不良反应是腹泻或便秘,所有抗酸药均产生暂时性代偿性盐酸分泌增多,对习惯性便秘者不宜使用。

(4)胃黏膜保护药前列环素衍生物(代表药物为米索前列醇)由于不良反应较多且价格昂贵,临床上作为二线用药,用于防治 NSAIDs 导致的溃疡。

3.用药指导

(1)掌握最佳服药时间:治疗溃疡病的药物有很多种,因作用机制不同服药的时间也不同。抗酸药主要是中和胃酸,降低胃及十二指肠 pH,其最佳服药时间是餐后 60~90min;抗胆碱药能减少胃酸分泌,解除平滑肌痉挛,延长胃排空,因其作用高峰在口服后 60~90min,故服药时间在餐前 15~30min 最佳;H_2RA 通过阻断组胺 H2 受体,减少组胺和促胃液素引起的胃酸分泌,现主张临睡前一次服药,不仅疗效好,又能减少药物的不良反应,可长期服用。

(2)注意联合用药方法:在应用一种药物治疗效果不好时,可根据患者的病情,考虑 2 种或 3 种药物联用,如抗酸药与抑制胃肠蠕动的药物联用,或 H_2RA 与抗酸药联用等,既可增加药物疗效,也可减少不良反应。而有些情况下,则应避免合用,如抗酸药可干扰硫糖铝的药理作用,两者不能合用。

由于消化道溃疡病可因 Hp 感染引起,因此尚需与抗菌药物联用,但要注意在治疗期间严禁服用对胃肠道有强烈刺激的药物,如激素类药物和解热镇痛类药物等。此外,为避免 Hp 耐药菌株的产生,严格掌握 Hp 根除的适应证,合理选用抗生素联合用药。

(3)药物相互作用:PPI 的抑酸效果较好,但是近期研究表明,PPI 可以通过竞争性结合细胞色素 P450 来抑制氯吡格雷在体内的代谢,减少其活性产物的产生。流行病学研究进一步确证,PPI 药物可以降低急性冠状动脉综合征(ACS)患者体内氯吡格雷的抗血小板功能,从而增加心血管事件的风险。因此,目前建议在合并心血管疾病的人群中,如已使用抗凝血药物氯吡格雷,需要评估其启用或继续服用 PPI 的风险。

我国 2012 版的《抗血小板药物消化道黏膜损伤的预防和治疗中国专家共识》指出,内镜和流行病学研究均发现,PPI 能明显降低服用阿司匹林或氯吡格雷患者所致消化道损伤的发生率。某些 PPI 可抑制 CYP2C19 通路而影响氯吡格雷的活化,其程度取决于 PPI 的代谢途径及其与 CYP 的亲和力。研究发现 5 种 PPI 对 CYP2C19 均具有竞争性抑制作用,其中泮托拉唑和雷贝拉唑的抑制能力最小。对于消化道出血的高危患者仍需联合 PPI,但要充分考虑不同 PPI 对氯吡格雷抗血小板作用的影响,建议避免使用对 CYP2C19 抑制作用强的 PPI,如奥美拉唑和埃索美拉唑。

二、上消化道出血

(一)定义和流行病学

上消化道出血是指屈氏韧带以上的消化器官,包括食管、胃、十二指肠、胆道、胰腺或胃空肠吻合术后的上段空肠等部位的出血。短时间内(数小时)出血量超过 1000ml 为大出血。据统计,每年每 10 万中有 50～150 人发生上消化道出血,且男性患者明显多于女性患者,男女比例约为 3.25∶1,该病病死率为 6%～10%。

(二)病因和发病机制

上消化道出血发生原因包括:消化道黏膜发生糜烂、溃疡,侵蚀血管导致出血;门脉高压症引发食管、胃底静脉曲张破裂导致出血;药物刺激或机体急性应激引发急性胃黏膜病变导致出血;胃肿瘤患者的肿瘤组织缺血坏死形成糜烂、溃疡,侵及血管导致出血;胃血管性疾病,如血管瘤、动静脉畸形、胃黏膜下恒径动脉破裂(Dieulafoy 病)等导致出血;各种原因引起剧烈呕吐、干呕,使腹内压或胃内压骤然升高,造成贲门、食管远端黏膜和黏膜下层撕裂,即食管贲门黏膜撕裂综合征(Mallory-Weiss 综合征),导致出血;上消化道邻近组织器官的疾病,如胆道结石、蛔虫、肿瘤、肝癌、肝脓肿、胰腺疾病、主动脉瘤、纵隔肿瘤、脓肿等,进一步发展可累及食管、胃、十二指肠等发生病变,导致出血;全身性疾病,如血液病、感染性疾病、尿毒症、遗传性疾病等,引起凝血功能障碍,导致出血。

(三)临床表现

1.呕血与黑粪

(1)病变部位在幽门以上者,常有呕血;病变部位在幽门以下,出血量大、速度快,亦可有呕血。

(2)呕血多为咖啡样或棕褐色,若出血量大、胃内停留时间短,则为暗红色血块或鲜红色。

(3)若出血量较少、速度慢,可仅有黑粪。黑粪呈柏油样,黏稠发亮。若出血量大、在肠内排泄快、停留时间短,粪便也可呈暗红或鲜红色。

(4)呕吐物及粪隐血试验呈阳性。

2.失血性周围循环衰竭

急性大量失血,可导致循环血容量迅速减少,出现头晕、心悸、乏力、口渴、心率加快、起立时发生晕厥等。严重者呈休克状态,表现为烦躁不安或神志不清、面色苍白、四肢湿冷、口唇发绀、呼吸困难、血压下降(收缩压<80mmHg)、脉压变窄(<25~30mmHg),尿量减少,严重者发生急性肾衰竭。

3.贫血和血常规变化

急性大量出血早期,血红蛋白浓度、红细胞计数、血细胞比容可无变化。3~4h后血液稀释,出现贫血。急性失血性贫血通常为正细胞、正色素性贫血。出血24h内网织细胞增高,4~7d可达到5%~15%。如大出血2~5h,白细胞计数可升高,达$(10\sim20)\times10^9/L$,血止后2~3d恢复正常。慢性失血性贫血一般为小细胞、低色素性贫血。

4.发热

大量急性出血后24h内可出现低热,一般不超过38.5℃,持续3~5d。

5.氮质血症

为肠源性氮质血症、肾前性氮质血症或急性肾衰竭引起,出血后数小时血尿素氮开始上升,24~48h达高峰,3~4d后降至正常。

(四)治疗原则

1.一般治疗措施

卧床休息,保持呼吸道通畅,防止窒息。活动性出血期间应禁食,出血停止可进冷、温流质;出血量大时可放置胃管,抽取胃液并观察出血情况。胃管内灌注止血药物,如去甲肾上腺素,严密监测生命体征,如心率、血压、脉搏、呼吸等,注意肢体温度、皮肤和甲床色泽、周围静脉特别是颈静脉充盈情况、尿量等。意识障碍和排尿困难者需留置导尿管,危重大出血者必要时进行中心静脉压、血清乳酸测定。定期复查血红蛋白、红细胞计数、血细胞比容等。

2.积极补充血容量

对于上消化道大出血,抗休克、迅速补充血容量的液体复苏措施应放在首位。应立即建立快速静脉通道,并选择较粗静脉以备输血,最好能留置导管。根据失血量在短时间内输入足量液体,以纠正循环血量的不足。对高龄和伴心、肺、肾疾病患者,应防止输液量过多,以免引起急性肺水肿。对于急性大量出血者,应尽可能施行中心静脉压监测,以指导液体的输入量。下述征象对血容量补充有很好的指导作用:①意识恢复;②四肢末端由湿冷、青紫转为温暖、红润,肛温与皮温差减小(1℃);③脉搏由快弱转为正常有力,收缩压接近正常,脉压>30mmHg;④尿量多于0.5ml/(kg·h);⑤中心静脉压改善。

常用液体包括生理盐水、平衡液、全血或其他血浆代用品。失血量较大(如减少20%血容量以上)时,可输入胶体扩容液。下列情况时可输血,紧急时输液、输血同时进行:①收缩压<90mmHg,或较基础收缩压降低幅度>30mmHg;②血红蛋白<70g/L,血细胞比容<25%;③心率增快(>120/min)。

3.上消化道大量出血的止血处理

(1)急性非静脉曲张破裂出血胃内降温:通过胃管以 0～4℃冰水反复灌洗胃腔使胃降温,从而可使其血管收缩、血流减少并可使胃酸分泌和消化受到抑制,出血部位纤维蛋白溶解酶活力减弱,从而达到止血目的。

药物止血:常用 PPI 或 H_2RA 等抑酸药物,目的是使胃内 pH 维持 6 以上,防止血痂溶解。该类药物对应激性溃疡和急性胃黏膜病变出血的防治也有良好作用。

(2)急性静脉曲张破裂出血药物止血:常用药物为垂体后叶素、生长抑素及其类似物。通过收缩内脏血管、减少肝门静脉血流量,降低肝门静脉及其侧支循环压力,以达止血效果。

三腔二囊管压迫止血:限于药物不能控制的出血。但该法患者痛苦,并发症多,停用后早期再出血率高,目前仅作为紧急暂时止血方法。

4.介入治疗

介入治疗主要是指选择性腹腔动脉造影,并对发现的出血灶行血管栓塞治疗,适用于药物止血、内镜止血无效而又不能耐受手术者。对于肝门静脉高压引起的食管胃底静脉曲张破裂出血,也可采用肝内门体静脉分流术(TIPS),也有很好的止血效果。

5.内镜治疗

起效迅速、疗效确切,应作为治疗急性非静脉性上消化道出血的首选。我国 2009 版《急性非静脉曲张性上消化道出血诊治指南》推荐对 Forrest 分级 Ⅰa～Ⅱb 的出血病变行内镜下止血治疗。常用的内镜止血方法包括药物局部注射、热凝止血和机械止血 3 种。药物注射可选用 1∶10000 肾上腺素盐水、高渗钠-肾上腺素溶液(HSE)等,其优点为简便易行;热凝止血包括高频电凝、氩离子凝固术(APC)、热探头、微波等方法,止血效果可靠,但需要一定的设备与技术经验;机械止血主要采用各种止血夹,尤其适用于活动性出血,但对某些部位的病灶难以操作。临床证据表明,在药物注射治疗的基础上,联合一种热凝或机械止血方法,可以进一步提高局部病灶的止血效果。硬化剂注射法或皮圈套扎曲张静脉,适用于食管胃底静脉曲张破裂出血者。

6.手术治疗

手术治疗适用于经药物和内镜治疗出血不止者,有呕血或黑粪,同时伴低血压的再出血者;输血总量>1600ml 仍不能止血者;出血速度过快,内镜无法看清出血病灶者;原发病灶需给予切除者。

(五)药物治疗

1.治疗药物分类

(1)止血药

血管加压素及其类似物:血管加压素通过结合血管平滑肌相应受体,收缩内脏动脉,减少内脏血流量,相应减少肝门静脉系统血流量。此外,血管加压素还能增加食管下端括约肌张力,收缩食管下端静脉丛,减少食管曲张静脉血流量。代表药物为垂体后叶素、特利加压素等。

生长抑素及其类似物:可选择性地直接收缩内脏血管平滑肌,并抑制其他扩张血管物质

(如胰高血糖素、血管活性肠肽、P物质、降钙素其他相关肽等)的分泌,间接阻断内脏血管扩张,减少内脏血流量;还可增加食管下端括约肌张力,收缩食管下端静脉丛,减少食管曲张静脉血流量,适用于静脉曲张性消化道出血的治疗。代表药物为生长抑素(14肽天然生长抑素)、奥曲肽(8肽生长抑素类似物)。

其他止血药物:①消化道局部止血药物,代表药物为去甲肾上腺素、孟氏液、凝血酶;②纠正凝血功能障碍和抗纤溶药物,代表药物为巴曲酶、氨甲环酸、维生素 K_1、酚磺乙胺。

(2)抑酸药(PPI)和H2RA:常用药物有奥美拉唑、兰索拉唑、泮托拉唑、雷贝拉唑和埃索美拉唑等。H_2RA常用药物有西咪替丁、雷尼替丁、法莫替丁等。

2.药物治疗方案

(1)静脉曲张性上消化道出血的治疗:静脉曲张性上消化道出血主要由于肝硬化、胰腺疾患等引起肝门静脉高压,导致食管和胃底静脉曲张破裂所致,其药物治疗原则以降低肝门静脉压力为主,主要选用血管加压素类或生长抑素类联合硝酸酯类血管扩张药止血。

血管加压素及其类似物的常用给药方案为:垂体后叶素,0.2U/min持续静脉滴注,可逐渐增加剂量至0.4U/min。但此剂量不良反应大,常见的有腹痛、血压升高、心律失常、心绞痛、心肌梗死等,有冠心病者禁用。目前主张同时使用硝酸酯类药物(如硝酸甘油),以增加疗效,减少不良反应。特利加压素为垂体后叶素的前体药物,在注射入血液后分子中的甘氨酰基被酶催化水解而产生持续低水平的加压素,对肝门静脉血压产生降压作用,但对动脉血压变化比使用垂体后叶素小得多,且血液的纤溶性几乎不增加。静脉推注1次其作用可维持4~6h。静脉推注1次2mg,每4~6小时重复1次,直到出血获得控制,最多使用24h。特利加压素被《肝硬化肝门静脉高压食管胃静脉曲张出血的防治共识》(2008,杭州)推荐为急性食管胃静脉曲张出血的一线用药。

生长抑素及其类似物的常用给药方案为:①生长抑素(14肽天然生长抑素)首剂250μg缓慢静脉注射,继以250μg/h的速度持续静脉滴注,至症状改善时停药。该制剂半衰期极短,滴注过程中不能中断,若中断超过5min,应重新注射首剂;②奥曲肽(8肽生长抑素类似物)首剂100μg,缓慢静脉注射,继以25~50μg/h持续静脉滴注,该制剂半衰期较长。

消化道局部止血药物,如口服或通过胃管注入去甲肾上腺素,也可用于急性非静脉曲张性上消化道出血的治疗。去甲肾上腺素可结合a肾上腺素能受体,收缩黏膜血管,促进止血。胃出血时以去甲肾上腺素8mg加入冰生理盐水100ml,30~60min/次。

(2)非静脉曲张性上消化道出血的治疗:非静脉曲张性上消化道出血(nonvariceal upper gastro-intestinal bleeding,NVUGIB)主要由消化性溃疡、应激相关性黏膜病变、药物刺激引发的急性胃黏膜病变等导致,多为酸相关性疾病。因此,其药物治疗以抑酸为主。

抑酸药能提高胃内pH,既可促进血小板聚集和纤维蛋白凝块的形成,避免血凝块过早溶解,有利于止血和预防再出血,又可治疗消化性溃疡。临床常用的抑酸药包括PPI和H_2RA,常用的PPI针剂有埃索美拉唑、奥美拉唑、泮妥拉唑、兰索拉唑、雷贝拉唑等,常用的H_2RA针剂包括雷尼替丁、法莫替丁等。临床资料表明:①PPI的止血效果显著优于H_2RA,它起效快并可显著降低再出血的发生率。②尽可能早期应用 PPI,内镜检查前应用 PPI 可以改善出血病灶的内镜下表现,从而减少内镜下止血的需要。③内镜介入治疗后,应用大剂量 PPI 可以降低患者再出血的发生率,并降低病死率。④静脉注射 PPI 剂量的选择,大剂量 PPI 治疗,如埃索美拉唑 80mg 静脉推注后,以 8mg/h 速度持续输注 72h,适用于大量出血患者;常规剂量 PPI 治疗,如埃索美拉唑 40mg 静脉输注,每 12 小时 1 次,实用性强,适于基层医院开展。早期的分析结果显示 H_2RA 对出血性胃溃疡有一定疗效,但大样本随机对照临床试验发现,H_2RA 与安慰剂止血效果差异无统计学意义,且药学研究显示 H_2RA 抑酸效果较弱,难以达到并维持胃内较高 pH 水平,在短时间内即可产生耐受性,骤然停用会引起胃酸分泌的反跳现象。因此,目前已不常规推荐用于急性非静脉曲张性上消化道出血的治疗。

(3)补充体液:常用液体包括生理盐水、平衡液、全血或其他血浆代用品。失血量较多(减少 20% 以上血容量)时,可输入葡萄糖注射液或右旋糖酐-70(右旋糖酐)等晶、胶体扩容液。收缩压低于 90mmHg 或血红蛋白低于 70g/L 者,应立即输血,紧急时输液、输血同时进行。同时,应避免输液或输血过快、过多,引起肺水肿,尽可能根据中心静脉压调整补液。

三、胃食管反流病

(一)定义和流行病学

胃食管反流病(gastroesophageal reflux dis-ease,GERD)是指胃内容物,包括从十二指肠流入胃的胆盐和胰酶等,反流入食管,引起以胃灼热、反酸为主的不适症状和(或)并发症的一种疾病。根据内镜检查显示食管黏膜有无糜烂、溃疡等炎症病变,可将 GERD 分为反流性食管炎(reflux esophagitis,RE)和非糜烂性反流病(non-erosive reflux disease,NERD)。胃食管反流病在西方国家十分常见,人群中 7%～15% 有胃食管反流症状,发病随年龄增加而增加,40～60 岁为高峰发病年龄,无性别差异,但有反流性食管炎者,男性多于女性[(2～3)∶1]。与西方国家比较,胃食管反流病在我国发病率较低,病情亦较轻。但近年来,亚洲国家发病率呈现上升趋势。

(二)病因及发病机制

胃食管反流病是由多种因素造成的消化道动力障碍性疾病。正常情况下食管有防御胃酸及十二指肠内容物侵袭的功能,包括抗反流屏障、食管廓清功能及食管黏膜组织的抵抗力。胃食管反流病的发病是抗反流防御机制下降和反流物对食管黏膜攻击作用的结果。

(三)临床表现

1.食管症状

胃灼热和反流是本病最常见的症状,而且具有特征性,被称为典型症状。胃灼热和反流常在餐后 1h 出现,卧位、弯腰或腹压增加时可加重,部分患者胃灼热和反流症状可在入睡时发生。其他非典型症状包括胸痛、吞咽困难、吞咽疼痛等症状。

2.食管外症状

反流物刺激或损伤食管以外的组织或器官引起的一系列症状,如咽喉炎、慢性咳嗽和哮喘。严重者可发生吸入性肺炎,甚至出现肺间质纤维化。一些患者主诉咽部不适、异物感、棉团感,但无真正吞咽困难,称癔球症。

3.并发症

包括上消化道出血、食管狭窄、Barrett 食管等。在食管黏膜修复过程中,鳞状上皮被柱状上皮取代称为 Barrett 食管。Barrett 食管是食管腺癌的主要癌前病变,其腺癌的发生率较正常人高 30~50 倍。

(四)治疗原则

1.一般治疗原则

首先应改变生活方式,摒弃不良生活习惯。睡眠时将床头端的床脚抬高 15~20cm,以患者感觉舒适为度。餐后易致反流,故睡前 3h 不宜进食,白天进餐后亦不宜立即卧床。注意减少一切影响腹压增高的因素,如肥胖、便秘、紧束腰带等。应避免进食使食管下括约肌(lowe-sophageal sphincter,LES)压降低的食物,如高脂肪、巧克力、咖啡、浓茶、洋葱、大蒜等。应戒烟及禁酒。避免应用降低 LES 压的药物及影响胃排空延迟的药物。合并有心血管疾患而服用硝酸甘油制剂或钙通道阻滞药可加重反流症状。支气管哮喘患者如合并胃食管反流可加重或诱发哮喘症状,尽量避免应用茶碱及多巴胺受体激动药。体重超重是 GERD 的危险因素,减轻体重可减少 GERD 患者反流症状。

2.药物治疗原则

药物治疗的目的是缓解疼痛或症状,减少食管反流的次数及持续时间、促进食管炎愈合、防止并发症及预防复发。GERD 的药物治疗过程分为控制发作和维持治疗 2 个阶段。控制发作阶段,应足量、足疗程使用治疗药物,必要时可多种药物联合使用,并根据病情采用降阶疗法或递增疗法。维持治疗阶段则以按需治疗为主要对策。

3.外科治疗

包括内镜治疗和抗反流手术治疗。内镜治疗适合需要大剂量药物维持、药物治疗无效或不能忍受长期服药的患者。GERD 内镜治疗方法有内镜缝合(胃腔内折叠术)、射频治疗、内镜下注射治疗和(或)置入治疗等。目前仅内镜缝合治疗获得我国食品药品监督管理局批准用于临床。抗反流手术主要指胃底折叠术,手术指征为:①严格内科治疗无效;②虽经内科治疗有效,但患者不能忍受长期服药;③经扩张治疗后仍反复发作的食管狭窄,特别是年轻人;④确证由反流引起的严重呼吸道疾病。手术治疗的疗效与药物治疗相当,但术后有一定并发症,且部分患者术后仍需规则用药。Barrett 食管伴高度不典型增生、食管严重狭窄等并发症,可考虑内镜或手术治疗。

(五)药物治疗

1.治疗药物分类

(1)抑酸药:GERD 的药物治疗以抑制胃酸分泌、减少胃酸反流为核心,常用抑酸药主要包括 PPI 和 H_2RA。H_2RA 仅适用于轻至中度 GERD 治疗,GERD 的食管炎愈合率为 50%～60%。胃灼热症状缓解率为 50%。PPI 抑酸能力强,是 GERD 治疗中最常用的药物,目前国内有奥美拉唑、兰索拉唑、泮托拉唑、雷贝拉唑和埃索美拉唑等可供选用。PPI 推荐采用标准剂量,每日早、晚2次,治疗RE的疗程8周,治疗NERD的疗程通常长于8周。

(2)促胃肠动力药:能增加LES压力、改善食管蠕动功能、促进胃排空,从而达到减少胃内容物食管反流及减少其在食管的暴露时间。常用多潘立酮、莫沙必利等。

(3)黏膜保护药:通过覆盖病变表面形成保护膜,减轻症状,促进食管炎愈合。常用药物有硫糖铝、胶体铋剂等。

(4)抗酸药:通过中和胃酸,提高胃及食管下段pH,降低反流物酸性和胃蛋白酶活性,减轻酸性反流物对食管黏膜的损伤,并可轻度增加下食管括约肌张力,从而缓解GERD的轻微症状。

2.药物治疗方案

(1)控制发作的治疗:目前控制发作的治疗方法主要分为降阶疗法和递增疗法2类。

降阶疗法:适用于有并发症、有进展性症状的重度胃食管反流病患者。第一步,促胃肠动力药+PPI+黏膜保护药,以尽快缓解症状,提高愈合率;第二步,溃疡愈合及症状缓解后,改用促胃肠动力药和(或)H_2RA,必要时加用黏膜保护药。

应用降阶治疗,50%的糜烂性食管炎患者1年内可避免症状复发,尽管小部分患者即使不用治疗也无症状。降阶治疗费用较阶梯上升治疗高,但可节省进一步检查、丧失工作能力的间接费用。该法不适于轻、中度GERD患者,长期使用应考虑复发率、费用及潜在的安全问题。

递增疗法:依据症状的发生频率和严重程度选择药物,是治疗有短暂反流症状GERD的最常用方法。第一步,采取非药物治疗(基础治疗主要为改变生活方式)或非处方药,如多潘立酮;若无效,则第二步选用低价位、疗效较肯定的药物,如促胃肠动力药和(或)H_2RA;若症状仍存在,则第三步选用价位更高、疗效更肯定的药物,如促胃肠动力药+ PPI+黏膜保护药。约60%无并发症的GERD患者经阶梯上升治疗后,不需侵袭性检查或长期治疗,症状缓解明显,复发率较低,成本-效果比较好。

(2)维持治疗:是巩固疗效、预防复发的重要措施,用最小的剂量达到长期治愈的目的,治疗应个体化。目前维持治疗的方法有3种:即维持原剂量或减量间歇用药、按需治疗。采取哪一种维持治疗方法,主要由医师根据患者症状及食管炎分级来选择药物与剂量,通常严重的糜烂性食管炎(LA C～D级)需足量维持治疗,NERD可采用按需治疗。H_2RA长期使用会产生耐受性;一般不适合作为长期维持治疗的药物。我国2007版的《胃食管反流病治疗共识意见》建议,维持原剂量或减量使用PPI,每日1次,长期使用以维持症状持久缓解,预防食管炎复发。间歇治疗是指PPI剂量不变,但延长用药周期,最常用的是隔日疗法。3天/次或周末疗法因间隔太长,不符合PPI的药动学,抑酸效果较差,不提倡使用。在维持治疗过程中若症状出现反复,应增至足量PPI维持。按需治疗仅在出现症状时用药,症状缓解后即停药。按需治疗建议在医师指导下,由患者自己控制用药,无固定的治疗时间,治疗费用低于维持治疗。治疗应个体化,一般对于症状频繁发作的患者可考虑给予标准剂量的PPI,症状控制后即可考虑半量或减量维持,如症状复发则需全量维持,而对于症状发作不频繁的患者一开始即可考虑按需治疗,有症状时用药,症状消失时停药。

(3)并发症治疗:食管狭窄除极少数严重纤维狭窄需行手术切除外,绝大部分狭窄可行内镜下食管扩张术治疗。扩张术后给予长程 PPI 维持治疗可防止狭窄复发。Barrett 食管必须使用 PPI 治疗及长程维持治疗,有指征者亦可考虑抗反流手术。

(六)治疗管理

1.疗效管理

PPI 是目前疗效最好的抑酸药,标准剂量的 PPI 经 4~8 周疗程后,可治愈 85%~90% 的轻症患者,治愈 60%~80% 的重症患者。对于重症患者或疗效不佳者,可加倍剂量或与促胃肠动力药联合使用,并适当延长疗程。促胃肠动力药通常作为"追加"方案添加在已有抑酸药物治疗方案之后。单独使用该类药物只对轻症 GERD 有效。黏膜保护药对轻症患者有效,对重症患者疗效较差。抗酸药由于其作用持续时间短,不能治愈食管炎,仅适用于症状轻、间歇发作的患者作为临时缓解症状用。

控制夜间酸突破也是 GERD 治疗的措施之一,夜间酸突破指在每天早、晚餐前服用 PPI 治疗的情况下,夜间胃内 pH<4 持续时间>1h,治疗方法包括调整 PPI 用量、睡前加用 H2RA、应用血浆半衰期更长的 PPI 等。有部分患者经标准剂量 PPI 治疗后,症状不能缓解。可能的原因有:①患者依从性差,服药不规律;②与个体基因型差异有关;③存在夜间酸突破;④内脏高敏感;⑤存在非酸反流。

2.不良反应管理

尽管 PPI 临床疗效出色,且无明显不良反应,但其长期使用的安全性仍值得商榷。长期使用 PPI 可使胃窦 G 细胞产生胃泌素增加,血清促胃泌素浓度升高。目前还未见因使用 PPI 导致胃窦肿瘤的病例,但已有致萎缩性胃炎和十二指肠息肉的报道。因此,应警惕长期抑酸对上消化道肿瘤发生的影响。

四、炎症性肠病

(一)定义和流行病学

炎症性肠病(inflammatory bowel disease,IBD)是一种病因尚未明确的慢性非特异性肠道炎症性疾病,主要包括溃疡性结肠炎(ulcerative colitis,UC)和克罗恩病(crohn disease,CD)。IBD 有慢性、自发性、间歇发作的病程。症状在活动期可表现为轻度到重度不等,缓解期可减轻甚至消失。一般来说,所表现出的症状取决于病变累及的肠管部位。

(二)病因与发病机制

炎症性肠病(IBD)的病因和发病机制尚未完全明确,已知肠道黏膜免疫系统异常反应导致的炎症反应在 IBD 发病中起重要作用,目前认为这是由多因素相互作用所致,主要包括环境、遗传、感染和免疫因素。环境因素作用于遗传易感者,在肠道菌丛的参与下,启动了肠道免疫及非免疫系统,最终导致免疫反应和炎症过程。由于抗原的持续刺激或(及)免疫调节紊乱,这种免疫炎症反应表现为过度亢进和难于自限。一般认为 UC 和 CD 是同一疾病的不同亚类,组织损伤的基本病理过程相似,但可能由于致病因素不同,发病的具体环节不同,最终导致组织损害的表现不同。

（三）临床表现

1.溃疡性结肠炎

临床特点：①病变主要累及结肠黏膜和黏膜下层；②范围多自远段结肠开始，可逆行向近段发展，甚至累及全结肠；③呈连续性分布。临床主要表现为腹泻、腹痛和黏液脓血便。

临床分型：按本病的病程、程度、范围及病期进行综合分型。

（1）根据病情活动分：①初发型，指无既往史的首次发作；②慢性复发型，临床最多见，发作期与缓解期交替；③慢性持续型，症状持续，间以症状加重的急性发作；④急性暴发型，少见，急性起病，病情严重，全身毒血症状明显，可伴中毒性巨结肠、肠穿孔、败血症等并发症。上述各型可相互转化。

（2）根据严重程度分：①轻度，最常见。腹泻每日 4 次以下，便血轻或无，无全身症状，红细胞沉降率正常（<20mm/h）。②中度，介于轻度和重度之间。③重度，腹泻每日 6 次以上，明显黏液血便；伴发热、心率加快（>90/min），贫血（Hb<75％正常值）等全身表现；红细胞沉降率>30mm/h。

（3）根据病变范围分：可分为直肠炎、直肠乙状结肠炎、左半结肠炎（脾曲以远）、广泛结肠型（脾曲以近）或全结肠型。

（4）根据病情分期：分为活动期和缓解期。

2.克罗恩病

（1）临床特点：①可发生于消化道任何部位；②常见于回肠末端和结肠；③多呈节段性、非对称性分布。临床主要表现为腹痛、腹泻、瘘管、肛门病变和不同程度的全身症状。

（2）根据病情严重度分：①轻度，指无全身症状、腹部压痛、包块及梗阻者；②重度，指有明显腹痛、腹泻、全身症状及并发症者；③中度，介于两者之间。

（四）治疗原则

治疗目标为缓解疾病症状、缓解黏膜炎症、维持疾病处于缓解状态、重建肠道黏膜屏障的平衡、减少复发和并发症、提高患者的生存质量。治疗原则分为一般治疗、营养支持治疗和手术治疗。

1.一般治疗

急性发作期或病情严重时，均应卧床休息，所有克罗恩病患者必须强调戒烟。食用富含营养、少渣、易消化食物，避免牛奶和乳制品，注意多种维生素、叶酸和矿物质的补充。要纠正低蛋白血症，必要时禁食给予静脉高营养。如出现腹泻，可应用微生态制剂、双八面蒙脱石，一般不用复方苯乙哌啶。腹痛可用阿托品、匹维溴铵等治疗，中毒性巨结肠不宜用阿托品。

2.营养支持治疗

IBD 患者营养不良情况普遍存在，营养治疗（包括肠内营养）对 IBD 具有诱导缓解、维持缓解、改善营养状态、利于疾病恢复的作用。

3.手术治疗

（1）UC 手术治疗的指征：急性或慢性药物治疗失败；出现了难以控制的药物相关并发症；

疾病本身或药物治疗损害生活质量;出现严重并发症,如穿孔、急性肠扩张;阻碍正常生长发育;发生直肠或结肠癌。而且,患 UC 10 年以上者或直肠活检证实有癌前病变者,应手术以防结肠癌变。

(2)CD 手术治疗的指征:药物治疗失败;因疾病或其药物治疗而丧失能力、阻碍儿童生长发育、肠梗阻、瘘管形成、脓肿形成、中毒性巨结肠、穿孔、出血或癌变。

(五)药物治疗

1.常见治疗药物

(1)水杨酸制剂:包括柳氮磺吡啶(SASP)、5-氨基水杨酸(5-ASA)。SASP 适用于轻、中型患者或重型经糖皮质激素治疗已有缓解者。5-ASA 新型制剂(包括美沙拉嗪、奥沙拉嗪、巴柳氮等)疗效与 SASP 相仿,优点是不良反应明显减少,但价格较昂贵。没有证据显示不同类型 5-ASA 制剂疗效上有差别。

(2)肾上腺皮质激素:按泼尼松 $0.75\sim1mg/(kg\cdot d)$ 剂量服用,其他类型全身作用激素的剂量按相当于上述泼尼松剂量折算给药。达到症状缓解后开始逐渐缓慢减量至停药,注意快速减量会导致早期复发。该类药物作用机制为非特异性消炎和抑制免疫反应,适用于对氨水杨酸制剂疗效不佳的轻、中型患者,对重症溃疡性结肠炎和克罗恩病病情活动性最强时应作为首选药物。不良反应为类肾上腺皮质功能亢进症,表现为向心性肥胖、满月脸、痤疮、低血钾、高血压、糖尿病、精神和行为异常、骨质疏松等,并可诱发和加重感染、消化性溃疡。

(3)免疫抑制药:主要用于克罗恩病的治疗,也用于顽固性即用水杨酸制剂和肾上腺皮质激素无效或依赖的溃疡性结肠炎的治疗。常用药物有硫唑嘌呤(AZA)、巯嘌呤(MP)、甲氨蝶呤(MTX)和环孢素(CsA)。该类药物最主要的不良反应是骨髓抑制,在治疗过程中,应严密观察血常规、肝功能变化。

(4)抗菌药物:主要用于重症或有中毒性巨结肠的溃疡性结肠炎或克罗恩病有肛周和结肠病变患者的治疗。常用药物为甲硝唑,其他可选用的抗菌药物有氨基糖苷类、第三代头孢菌素类和喹诺酮类。

(5)微生态制剂:改善肠道微环境,恢复机体正常菌群,下调免疫反应。如双歧杆菌活菌制剂、地衣芽孢杆菌活菌制剂等。

(6)生物制剂:如英夫利昔单抗(IFX),是一种与人肿瘤坏死因子(TNF-α)结合在一起的重组的嵌合体单克隆抗体。用于常规保守治疗无效的慢性活动性克罗恩病和有活动性瘘管形成的中、重度克罗恩病患者。溃疡性结肠炎对激素及免疫抑制药治疗无效或激素依赖或不能耐受时,可考虑 IFX 治疗,国外研究已肯定其对溃疡性结肠炎的疗效,我国正在进行上市前Ⅲ期临床试验。

2.溃疡性结肠炎的治疗

(1)诱导缓解(活动期治疗):①轻度溃疡性结肠炎,可选用 SASP,每日 $4\sim6g$,或相当剂量的 5-ASA 制剂;②直肠乙状结肠炎,局部用 5-ASA 栓剂或相同剂量 SASP 保留灌肠作为一线治疗方案,如无效,可改用激素保留灌肠每晚 1 次,15d 为 1 个疗程,间隔 15d 再灌肠 1 个疗程,坚持 6 个月至 1 年复发率明显降低。如无效则口服激素;③左半结肠炎,口服＋局部应用 5-ASA 联合治疗优于单一治疗;④全结肠炎,根据直肠症状,最好选择口服 5-ASA 联合局部使用 5-ASA 或糖皮质激素;⑤中度溃疡性结肠炎,可用上述剂量水杨酸制剂治疗,不佳者改用激素;⑥重度溃疡性结肠炎,一开始应使用较大剂量的激素。

未用过口服激素者可口服泼尼松 40～60mg/d;也可直接静脉给药。已用过口服激素者,静脉滴注甲泼尼龙 40mg/d,或氢化可的松 300～400mg/d,疗程一般 10～14d。病情控制后改为口服泼尼松 40mg/d,而后逐渐减量至停药,疗程 6 个月。如大剂量激素治疗 7～10d 无效,可考虑使用环孢素(每日 2～4mg/kg),持续静脉滴注,用药期间严密监测血药浓度。也可考虑使用 AZA 或 6-MP,欧美推荐的目标剂量为 1.5～2.5mg/(kg·d),亚裔人种剂量宜偏低,如 1mg/(kg·d)。对合并有高热、白细胞增多、腹膜炎体征或中毒性巨结肠的患者,可给予广谱抗生素治疗,多选用第三代头孢菌素和甲硝唑。此外,加强对症支持。抗胆碱能药、止泻药、非甾体类消炎药和阿片类药有促发结肠扩张的危险,应停用。

对于慢性活动性或激素依赖型溃疡性结肠炎患者,免疫抑制药往往有效。该类药物发挥作用的时间在 3～6 周,最大作用在 3 个月,治疗时间一般不超过 1～2 年。

(2)缓解期的治疗:除初发病例、轻症远段结肠炎患者症状完全缓解后,可停药观察外,所有患者完全缓解后均应继续维持治疗。维持治疗的时间尚无定论,可能是 3～5 年甚至终身用药,诱导缓解后 6 个月内复发者也应维持治疗。目前已公认糖皮质激素无维持治疗的效果,在症状缓解后应逐渐减量,过渡到用氨基水杨酸维持治疗。SASP 的维持治疗剂量一般用于控制发作,多用 2～3g/d,并同时口服叶酸。亦可用与诱导缓解相同剂量的 5-ASA 类药物。6-MP 或 AZA 等用于上述药物不能维持或对糖皮质激素依赖者。

3.克罗恩病的治疗

(1)活动期的治疗:轻度克罗恩病可以用 SASP4～6g/d 或 5-ASA 制剂 4g/d,分 3～4 次服用。对 SASP 无效或不能耐受者也可试用甲硝唑或环丙沙星口服。若无反应可口服激素治疗,泼尼松 40～60mg/d,症状控制后逐渐减量。

中度克罗恩病可用上述剂量水杨酸制剂和(或)抗生素治疗,反应不佳者改用激素;中度小肠病变推荐应用布地奈德/泼尼松和(或)抗生素治疗,不推荐应用 5-ASA。

重度克罗恩病应口服泼尼松(40～60mg/d)进行治疗,临床症状缓解后逐渐减量直至停药。如无反应改为静脉给药。若大剂量激素治疗无改善,可同时使用 AZA 或 6-MP。生物制剂英夫利昔单抗诱导缓解有效。合并感染或脓肿时,应给予合适的抗生素或必要的引流治疗。

慢性活动性或激素依赖性克罗恩病,如不能立即手术,应考虑免疫调节药治疗。硫唑嘌呤或 6-硫嘌呤是一线选择药物,特别适用于有瘘管的患者。

(2)维持治疗:单用泼尼松和 SASP 往往无效,主张使用 5-ASA 或免疫抑制剂维持治疗。前者不良反应小,但缓解效果有限,后者有效维持缓解,但因毒性而作为二线用药。

(3)特殊类型克罗恩病治疗:如口腔病变,可采用氢化可的松或硫糖铝的凝胶局部用药。如累及胃、十二指肠,可用 PPI、H_2RA、硫糖铝等使症状部分或完全缓解,中度至重度患者可用激素或免疫抑制药。如肛周出现急性化脓性感染、肛周或直肠旁脓肿时,应进行外科引流。而非化脓性慢性瘘管以抗生素、免疫抑制药或英夫利昔单抗等内科治疗为主。

(六)治疗管理

选择溃疡性结肠炎治疗方案主要取决于病变的范围及病情的严重程度。

急性期的治疗糖皮质激素优于水杨酸制剂,但对直乙状结肠炎和左半结肠炎者局部应用5-ASA 制剂和皮质激素有相同的疗效甚至更优。严重的溃疡性结肠炎患者应静脉滴注皮质激素,严重而又难治的患者可静脉滴注环孢素诱导缓解,慢性急性发作的全结肠炎药物治疗短期无效者仍应手术治疗。泼尼松初始剂量为 0.75~1mg/(kg·d),再增大剂量对提高疗效不会有多大帮助,反会增加不良反应。达到症状完全缓解开始逐步减量,每周减 5mg,减至20mg/d 时每周减 2.5mg 至停用,快速减量会导致早期复发。注意药物相关不良反应并做相应处理,宜同时补充钙剂和维生素 D。

轻、中度溃疡性结肠炎患者选用 SASP 和 5-ASA 治疗,一般选用 SASP,如有磺胺过敏或SASP 有毒副作用则选用 5-ASA;位于左半结肠患者,多用灌肠治疗;重症患者除积极支持疗法外,常用激素治疗,6-MP 等免疫抑制药由于毒副作用大,国内目前应用甚少;病史超过 10年者,癌变机会较多,因而倾向于手术治疗,溃疡穿孔、癌变是手术指征。临床上,UC 的治疗时常会将氨基水杨酸制剂与硫唑嘌呤类药物合用,但氨基水杨酸制剂会增加硫唑嘌呤类药物骨髓抑制的不良反应,应特别注意。

治疗过程中需要严密监测 AZA 的不良反应。不良反应以服药 3 个月内常见,又尤以 1 个月内最常见。但是,骨髓抑制可迟发,甚至有发生在 1 年及以上者。用药期间应全程监测定期随诊。最初 1 个月内每周复查 1 次全血细胞,第 2~3 个月内每 2 周复查 1 次全血细胞,之后每月复查全血细胞,6 个月后全血细胞检查间隔时间可视情况适当延长,但不能停止;最初 3个月每月复查肝功能,之后视情况复查。欧美的共识意见推荐在使用 AZA 前检查硫嘌呤甲基转移酶基因型,对基因突变者避免使用或减量严密监测下使用。但硫嘌呤甲基转移酶基因型检查预测骨髓抑制的特异度很高,但敏感度低(尤其在汉族人群),应用时要充分认识此局限性。

缓解期的患者应以 SASP 或 5-ASA 制剂维持治疗为主,维持剂量减半,维持时间为 6 个月至 1 年。长期服用 5-ASA 制剂维持治疗可减低复发率。

五、酒精性肝病

(一)定义和流行病学

酒精性肝病是因长期大量饮酒所致的肝损害,主要包括酒精性脂肪肝、酒精性肝炎、酒精性肝纤维化和酒精性肝硬化。初期通常表现为脂肪肝,进而可发展成酒精性肝炎、肝纤维化和肝硬化;严重酗酒时可诱发广泛肝细胞坏死甚至肝衰竭。根据流行病学调查资料,酒精所造成的肝损伤有阈值效应,即达到一定饮酒量或饮酒年限,肝损害风险会大大增加。

(二)病因及发病机制

影响酒精性肝损伤进展或加重的因素较多,目前国内外研究已经发现的危险因素主要包括:饮酒量、饮酒年限、酒精饮料品种、饮酒方式、性别、种族、肥胖、肝炎病毒感染、遗传因素、营养状况等。酒精性肝病主要是乙醇及其衍生物在代谢过程中直接或间接诱导的炎症反应,氧化应激、肠源性内毒素、炎性介质和营养失衡(尤其是蛋白质-热量营养不良)等多种因素相互作用的结果。

"二次打击"学说:酒精因素作为初次打击,通过氧化应激促使反应性氧化物增加,而诱发肝脂肪聚集。在氧化应激相关的脂质过氧化及炎性细胞因子的作用下,使脂肪变的肝细胞发生第二次打击,造成炎症、坏死和纤维化。

(三)临床表现

1.临床症状

酒精性肝病并无特定的症状和体征,酒精性脂肪肝是短期(数天)持续饮酒后一种反应,没有任何症状。在酒精性肝病的早期症状变化很大,包括恶心、呕吐、上腹部不适、虚弱、消瘦及乏力。严重的酒精性肝炎症状多继发于肝门静脉高压,如消化道出血、腹水和肝性脑病。终末期酒精性肝病的临床表现与其他原因肝损伤类似。有些慢性嗜酒者严重的肝疾病可伴有肝外表现,包括外周神经病变、痴呆、心肌病和营养不良。

体检可发现肝脾大和肝门静脉高压的征象(如腹水、水肿和黄疸),晚期肝病患者常可见蜘蛛痣(皮肤上分支状扩张的红色毛细血管,中心的浅表小动脉分支呈放射状排列,形状像蜘蛛腿样),肝掌是晚期肝病患者的另一非特异性表现,表现为小鱼际皮肤明显发红。酒精性肝硬化比其他原因肝硬化更常见。

2.临床分型

(1)轻症酒精性肝病:肝生物化学指标、影像学和组织病理学检查基本正常或轻微异常。

(2)酒精性脂肪肝:影像学诊断符合脂肪肝标准,血清 ALT、AST 或 GGT 可轻微异常。

(3)酒精性肝炎:是短期内肝细胞大量坏死引起的一组临床病理综合征,可发生于有或无肝硬化的基础上,主要表现为血清 ALT、AST 升高和血清 TBL 明显增高,可伴有发热、外周血中性粒细胞升高。重症酒精性肝炎是指酒精性肝炎患者出现肝衰竭的表现,如凝血机制障碍、黄疸、肝性脑病、急性肾衰竭、上消化道出血等,常伴有内毒素血症。

(4)酒精性肝硬化:有肝硬化的临床表现和血清生物化学指标的改变。

(四)治疗原则

酒精性肝病的治疗原则包括戒酒和营养支持,减轻酒精性肝病的严重程度,并改善已存在的继发性营养不良,同时对症治疗酒精性肝硬化及其并发症。

1.戒酒

是治疗酒精性肝病的最重要的措施。戒酒可逆转酒精性脂肪肝和减轻酒精性肝炎的程度。对有黄疸、腹水和胃肠道出血的酒精性肝硬化患者,戒酒可显著延长生存期。戒酒过程中应注意防治戒断综合征。

2.营养支持

酒精性肝病患者多伴有蛋白质-热量营养不良,且与疾病的严重程度和病死率相关,故需要良好的营养支持,应在戒酒的基础上提供高蛋白、低脂饮食,并注意补充维生素 B、维生素 C、维生素 K 及叶酸。

(五)药物治疗

(1)糖皮质激素可改善重症酒精性肝炎(有脑病者或 Maddrey 指数>32)患者的生存率。

(2)美他多辛可加速酒精从血清中清除,有助于改善酒精中毒症状和行为异常。

(3)腺苷蛋氨酸治疗可以改善酒精性肝病患者的临床症状和生物化学指标。多烯磷脂酰胆碱对酒精性肝病患者有防止组织学恶化的趋势。甘草酸制剂、水飞蓟素类、多烯磷脂酰胆碱和还原性谷胱甘肽等药物有不同程度的抗氧化、消炎、保护肝细胞膜及细胞器等作用,临床应用可改善肝生物化学指标。双环醇治疗也可改善酒精性肝损伤。但不宜同时应用多种抗炎保肝药物,以免加重肝负担及因药物间相互作用而引起不良反应。

(4)酒精性肝病患者肝常伴有肝纤维化的病理改变,故应重视抗肝纤维化治疗。目前有多种抗肝纤维化中成药或方剂,今后应根据循证医学原理.按照药物临床试验管理规范(GCP)进行大样本、随机、双盲临床试验,并重视肝组织学检查结果。以客观评估其疗效和安全性。

(5)积极处理酒精性肝硬化的并发症(如肝门静脉高压、食管胃底静脉曲张、自发性细菌性腹膜炎、肝性脑病和肝细胞肝癌等)。

(六)治疗管理

目前,有多种方法可用于评价酒精性肝病的严重程度及近期存活率,主要包括 Child-Pugh 分级(表 4-8)、凝血酶原时间-胆红素判别函数(Mad-drey 判别函数)及终末期肝病模型(MELDF)积分等,其中 Maddrey 判别函数有较高价值,其计算公式为:4.6×凝血酶原时间(PT)差值(s)+血清胆红素(TBL)(mg/dl)。

表 4-8　Child-Pugh 分级

积分	胆红素(μmol/L)	白蛋白(g/L)	PT 延长(s)	肝性脑病(级)	腹水
1	≤34	>35	1~4	无	无
2	35~51	28~35	4~6	1~2	轻度
3	>51	<28	>6	3~4	中、重度

≤6 分为 A 级;7~9 分为 B 级;≥10 分为 C 级

第五章　临床药师与医、护、患的沟通

第一节　概　　述

　　临床药师是指以系统药学专业知识为基础,并具有一定医学和相关专业基础知识与技能,直接参与临床用药,促进药物合理应用和保护患者用药安全的药学专业技术人员。他们运用丰富的现代药学知识与医师一起为患者提供最安全合理、经济的用药方案,协助医师为患者在最佳时期选择正确的药物及剂量,避免药物相互作用的不良反应,在临床合理用药中发挥关键作用。错误处方和药物的不良反应给许多患者及家庭、社会带来了沉重的负担,在大量药物中选择优化方案的需要促成了临床药学的形成与发展。20世纪60~70年代,美国首先建立了临床药学这一新兴学科,把过去传统的药学教育重点由"药"转向"人"。由于我国目前的药学教育传承了西方20世纪70年代以前的教育模式,整个教育体系在人才培养目标中主要注重对药物的研制、生产和销售,培养的是药品供应人才,而不是全程药学服务人才,忽视药品存在和发展的最终目的对患者的人文关怀;传授的专业知识以化学知识为主,而对如生物医学等专业知识和实践技能缺乏训练,忽视对临床药物治疗方案的选择和评价能力的培养,从而出现了知识结构的欠缺。而在我国传统药师的工作中,是以药物为工作中心,缺少与患者及医护人员关于合理用药的沟通,从而导致了药师沟通困难。据报道,2006年我国国家不良反应监测中心收到的药品不良反应报告达到369000例,2007年收到药品不良反应报告达到547000例,比2006年增长48.11%,却仍未达到平台期。2012年,国家药品不良反应监测网络共收到药品不良反应/事件报告120万余份,原因之一是由于我国的不良反应监测制度不健全,而药师未与患者及医护人员进行良好的沟通也是导致不良反应发生而被忽略的重要原因。

　　1987年,我国卫生部批准了12家重点医院作为全国临床药学试点单位。2002年1月,国家卫生部和国家中医药管理局颁布了《医疗机构药事管理暂行规定》,明确"临床药学工作应面向患者,在临床诊疗活动中实行医药结合。临床药学专业技术人员应参与临床药物治疗方案设计,建立重点患者药历,实施治疗药物监测,逐步建立临床药师制"。此前,药师的主要工作是药品调剂,因此,医师普遍认为药学人员的主要工作应该是药品供应。有学者对临床药学服务认知度做过调查,发现医师对临床药学服务的认知度比较低,61.7%的医师认为药师的工作内容应该是调剂,或者应该"为医师提供最新的药物信息"(占78.4%),认为需深入临床参与查房者仅占21.3%。这种认知状态,使从事临床药学服务的药学人员受到医师排斥,开展工作可能会遇到一些困难。2006年我国卫生部公布了第一批临床药师试点培训基地。各基地学员在接受了 1 年的培训后,完成了一项关于临床药师在实际工作中所遇到困难的问卷调查,调查显示:列第一位的困难是临床相关医学知识缺乏,占到 90%;第二位的困难是与医护、患者的沟通困难,占到 80%。药师沟通在国外已被学者们研究了数十年。2001 年的一个统计中显示,当时美国已有 75%的药学院开设了药师沟通技巧的课程。而在理论体系上,大致有布鲁斯·伯格和罗伯特·贝尔德斯里等 2 种。布鲁斯·伯格认为药师沟通在于与患者及医护人员建立良好的合作关系,在这种关系中,交换信息,才能通过恰当的药物治疗来优化患者服务。罗伯特·贝尔德斯里等认为沟通是以患者为中心的服务的基础,沟通技巧的发展是一个复杂的过程,需要长期投入去提高和练习。对于药师沟通的概念化及衡量,国外在过去几十年中涌现出了大量的研究。他们建立各种模型,通过邮件调查、电话访问、非参与性的观察等方式收集数据,以研究药师沟通中的各个环节问题。患者模拟法也成为高校药学教育工作者在沟通技巧培训课程中一个基本的手段。由此可见,药师沟通在国外是临床药学教育中一个必不可少的课程模块,是临床药学研究的一个重要组成部分。因此,现在临床药师除了完成药品的供应分发等工作外,还要加强与医师、护士、患者的沟通,协助临床医师参与患者用药方案的制订,并对患者进行用药指导,以提高用药依从性、增加药物疗效、降低毒副反应的发生率。

沟通是人们在互动过程中通过某种途径或方式将一定的信息传递给接受者,并获得理解的过程。临床药师应努力学习和探索与患者沟通的技巧,提高沟通能力,从而促进双方的心理沟通,最终达到增进患者身心健康的目的。临床药师的工作职责中包含着与不同的对象(医师、护士、患者、其他人员)进行沟通。在这些过程中,沟通能否顺利进行,就取决于临床药师自身是否具备沟通的技巧。例如在对患者进行服药指导时,患者因为患病而容易产生情绪波动,有的患者会对治疗药物有抵触情绪,尤其是儿童,对药物一般采取抗拒态度。面对这种情况,临床药师如果没有一定的交流技巧,患者不但不能积极配合治疗,甚至会产生相反的效果,耽误治疗。另外,沟通可发生在不同的情况下,有时非常紧急,例如在急诊时临床药师参与诊断和治疗,在这种情况下如何选择沟通的时机,沟通内容的多少和准确性等各方面都是临床药师所需沟通技巧中非常重要的。如果没有一定的技巧,整个医疗服务的效果都会受其影响。临床药学通常应用的沟通模型有以下几种类型。

1.用药指导模型

该模型主要指临床药师就药物的用法、用量及注意事项等对患者进行指导,同时包括一些用药常识介绍、合理用药知识宣传、板报或期刊之类的普及性教育工作。该模型的特点是临床药师相对主动,患者被动接受指导。

2.用药咨询模型

患者主动向临床药师咨询用药有关的一些问题,该模型的特点是患者相对主动,临床药师根据患者的疑问进行解答。优点是针对性较强,沟通围绕患者的提问进行。

3.互动沟通模型

临床药师和患者在特定的场合下,以平等的地位进行的双向的信息交流和沟通。在这种模式下,临床药师本着为患者服务的思想,不仅关心患者的生理状况,同时关注其心理和精神状况,患者把临床药师视为可信赖的朋友,愿意向其倾诉自己的感受和与药物有关的问题。沟通的内容不仅涉及药物的用法用量、不良反应、禁忌、药物相互作用、患者的用药史、过敏史、疾病史、生理状况等药学内容,还可能涉及患者的家庭、隐私、心理状况、经济情况等社会内容。该模式是药患沟通的理想模型。良好的互动沟通可提高患者的用药依从性,促进患者合理用药,从而改善患者的生活质量。

4.临床药师参与查房模型

临床药师定期到住院病房查看患者病历,了解患者用药情况,直接与患者面对面交流,关心其疾病控制状况及用药感受,对重点病例发表用药意见,解答医师提出的用药问题,参加危重症患者的救治和病案讨论,协助医生设计用药方案并对药物进行鉴别和遴选,对重点患者建立药历,深入开展药物不良反应监测和重点药物血药浓度监测工作。该模型主要的优点是整个沟通过程是围绕患者的疾病状况、用药史及目前的治疗方案开展,医师与患者的沟通有了临床药师的参与使内容更加全面而详细,使得治疗方案更加完善。

第二节　临床药师的沟通技巧

一、临床药师与医师的沟通

1.临床药师对改善临床合理用药的作用

临床药师主要的职责是协助临床医师选药和合理用药,参与临床药物治疗方案设计与实施,承担医院临床药学教育和对药师、医师、社区医师进行培训,并进行临床药学研究,提供科学的监测或实验数据,将临床药学的科学数据(如血药浓度、尿药浓度)和药学理论知识相结合,使患者不受或少受用药有关的损害,帮助医师减少用药风险,提高临床药物治疗水平。临床药师同医师的合作应明确以患者的利益为中心,他们进入临床,参与医师查房,建立用药药历,与医师讨论的问题可涉及药物治疗、疾病诊断、实验室数据分析等方面的内容,同时可以向医师介绍和推荐更适合某种疾病的新药,使医师及时了解其治疗领域药物的最新动态,最后以建议和讨论的方式向医师提供药物治疗方案。临床药师还应配合医院相关科室,对治疗窗窄的药品进行事前、事中、事后3个阶段的监控,并对其是否合理用药进行评估。随着药学事业的不断发展,新药、新剂型、新品种日益增多,临床医师不可能完全掌握这些药物的特点,因此,临床上的处方错误及不合理用药现象时有发生。一个系统性评价显示,7%的医嘱可出现处方错误,但大部分错误医嘱在使患者出现损害之前可通过临床药师的干预来纠正。当审核处方发现不妥时,临床药师可以请医师前来修改或亲自请医师修改错误处方,并耐心给患者解释,提高处方合理性。

2.临床药师与医师沟通的原则与内容

(1)临床药师与医师沟通的原则:临床药师如何让沟通达到目的,也需要遵守以下几条原则。

①沟通时注意场合和时机。临床药师在临床参与药物治疗时,药师人员只是团队中的一员,医师应该是主体,药师只是起到助手作用,不是指导者而是合作者。临床药师不宜过度参与临床用药工作,更不能顶替医师的工作,切忌过度以帮助者的姿态交流。平常的临床药物试验等,药师是主要执行者,临床药师和医师可以就试验的结果进行讨论。

临床药师在选择与医师沟通的时机一定要适宜,临床药师协助医师或是护士时,不能打断或是耽误别人的工作,不可选择在医师抢救患者或进行疾病检查时进行沟通,不可选择在患者床边就患者的用药问题尤其是存在争议性较大的问题进行沟通。这样做不但达不到沟通的效果,而且还影响了医师的工作,甚至引起不必要的医疗纠纷。在不同的场合下采用不同的沟通方式,不能颠倒。

②沟通内容需专业、准确。临床药师与医师的交流中可以尽可能地采用专门的、准确的医学术语,保证沟通内容的准确性。我国的临床药师大多都是药剂化技术型人才,在相关的学校学习的知识绝大多数是以化学作为主要学科的药学教育,因此大部分的临床药师缺乏治疗学、临床药理学、病理学、病理生理学等方面的临床医学知识。当临床药师经过在校的培训和学习走向工作岗位以后,临床药师的工作仍以医院药物的制备、检验及供应等为主,这就导致临床药师在进行药物治疗的实际工作中缺乏临床经验,也造成了临床药师与医师进行交流时,存在沟通障碍。因此,临床药师一方面要不断加强药学知识和临床知识的学习,另一方面要真正走入临床实践,比如在参加患者药物治疗前应预先查看患者病历,了解疾病的诊断和相关检查,不懂之处应虚心请教。因为只有在实践经验的基础上才能详细了解临床的需要,只有这样,临床药师与医师的沟通才能准确、专业。

③以患者为中心。药物的使用关系到患者的健康,因此,临床药师如果发现医务人员工作中的失误会影响到治疗的顺利进行并威胁到患者的健康,这时要果断地与相关人员进行沟通,或是委婉地"劝解",或是直截了当地点名,不可因为任何原因对患者健康造成伤害,这也是对一名临床药师沟通技巧的最低要求。

(2)临床药师与医师沟通的内容

①药物的治疗方案:《医疗机构药事管理规定》中规定临床药师应全职参与临床药物治疗工作,评价药物治疗的适应性,根据患者的病理生理情况选择最适给药剂量,积极预测、预防发现、处置药物不良反应,对药物临床使用的安全性、有效性和经济性进行监测、分析、评估,实施处方和用药医嘱点评与干预,避免各药物之间由于药效学和药动学的相互影响而增加不良反应,防治错误用药的发生,减少药品损害事件。

在专科用药上,临床药师切忌与专科医师争辩,医师对于不同患者的用药剂量、疗程、不良反应预判等都有丰富的用药经验,临床药师若有不同的看法,可通过文献检索验证自己的看法,在合适的时候与医师讨论。临床药师还可根据患者实验室数据和病情的变化,向医师主动介绍药物在该患者体内可能发生的吸收、分布、代谢、排泄等情况,用科学的数据帮助医师进行决策。临床药师与医师在合理用药上沟通的成功,取决于医师对临床药师专业水平的认可程度和信任程度。因此,要解决这个问题,临床药师必须熟练掌握专科药物的基本特性、及时了解专科疾病的药物治疗进展、熟练掌握专科疾病其他并发症的药物治疗方案、熟练掌握药物不良反应的处理方法。

对于医师违反处方原则、药物说明书要求以及国家法律法规等规定的,药师应坚持原则、实事求是、依法办事。但是,对不合理用药进行干预,既要达到安全用药的目的,又不能损害医师的自尊心;不能将医师视为对立面,而是要视医药护为一个团队。因此,当发现医师用药有不妥之处应该采取请教的方式、探讨的态度与其沟通。若临床用药使用范围或剂量出现超出药品说明书的情况时,临床药师可首先查阅文献或指南,明确超说明书用法是否有足够的文献支持,是否对患者利大于弊。如果是,将该用法上报药事管理和药物治疗委员会,并让患者知情同意,如若不是,临床药师应首先劝说医师修改用药方案,要指出药品说明书是通过国家有关行政管理部门批准,是具有法律效力的,只要不与《中华人民共和国药典》(2010 版)及配套的《用药指南》相矛盾,就必须依照执行。药物手册或教科书不具法律效力,只能作为用药参考,而药品说明书的法律效力远高于一般的药物手册和教科书。同时,临床药师应考虑临床医师的专业意见,考虑是否有超出说明书应用的必要性,寻找用药的循证医学证据,结合临床药物治疗实践,进行药物临床应用研究;开展药物利用评价和药物临床应用研究。临床药师发现药品不良反应、药品损害事件后,应当积极救治患者,立即向有关部门报告,并做好观察与记录。

②药物信息咨询服务:为医师提供高质量的药物信息咨询服务,可以展示出药学服务的价值,使药师对自己的能力更有信心。为与医师建立良好的沟通关系,首先应将提供药物最新信息由间接的远距离服务改变为直接的面对面服务,将药品供应由被动转变成主动解决用药难题。并且,医师需要新上市药品、新进口药品、医院以前未使用药品品种的相关信息,临床工作中不断了解新药的治疗评价和使用安全知识,满足临床需求。临床药师要利用专业期刊、信息系统、学术交流、临床实践等,多种渠道做好药学信息的收集、整理和评价工作,向医师介绍医院用药信息和权威的用药资料,宣传用药知识和药物的合理利用,介绍新药和药物的不良反应等信息。

临床药师的药学知识面广、药物信息量大,适时向医师提出用药建议可取得良好的沟通效果。医师有时遇到用药难题会询问临床药师,有的问题若不能立即回答,应大胆承认自己知识的不足,并及时查阅有关文献资料,给医师明确的答复,最好给予医师几种可供选择的方法,在此过程中努力提高自己的专业知识,这样既赢得了医师的信任,又真正成了"医师助手"。

3.临床药师与医师沟通的策略

(1)增加沟通频率:临床药师应考虑定期与医师会面,可以通过书信、传真电话咨询甚至是组织有关药物信息或共同感兴趣的研讨会增加沟通。

(2)处理矛盾:药师与医师的合作过程不可避免的总是出现矛盾,药师需要解决矛盾和协商的技巧,在给医师提出建议时避免产生矛盾的方法包括用清晰简洁的语气来报道真实信息;表现得通融并承认自己的理解不足;避免批评同事;提倡反馈以确定他人是否理解并鼓励他们提问和评价;患者是所有医疗专业人员共同关注的目标,药师提出任何建议都是有利于患者治疗,这样可以减少医师对药师个人行为的注意力,从而减少对抗和争论。

(3)移情:临床药师通过让他人知道自己已经理解他的观点,可以减少紧张关系,从而以一个更加平等的合作关系来解决问题。

(4)保持自信:药师的自信态度也有助于与医师发展更好的合作关系,可以让医师知道他的意见得到了同样的关注。要达到这个效果,还是需要将沟通的焦点放在患者的问题上。保持自信的态度既给予了对方足够的尊重,也会获得对方的尊重,从而产生双赢的效果。

二、临床药师与护士的沟通

1.临床药师与护士沟通的意义

护理人员是临床药学治疗的直接操作者,也是药物作用结果和不良反应的第一见证人。临床药师通过与护士的沟通交流,可统计临床用药物过程中发现的不良反应、不当配伍等问题,并结合药学理论知识加以总结。同时,这种沟通交流可使护士掌握常用的药学知识,有利于护士在执行医嘱时,第一时间提醒医师更改不适当的医嘱,阻止一些不良反应事件的发生。临床药师通过与护士的沟通,让护士理解医嘱,从而会严格执行医嘱,例如抗菌药物每 8 小时给药 1 次,应严格执行,而不是白天分 3 次全部滴完,保证护士在做用药交代或回答患者关于药物方面问题时知识的准确,促进临床安全、合理用药。

2.临床药师与护士沟通的内容

(1)药品储存:住院患者用药从中心药房领出后,由病房护士负责管理。一些化学药品与生物制品对储存条件有特殊要求,否则会影响药品的药效,甚至变性。但是由于护士的药品专业知识有限,病房护士在药品的管理中对一些药品的特殊要求不够重视,并与无特殊要求的药品混放储存,没有根据有效期、批号、剂型、生产商等进行分类保存。因此,临床药师有必要根据他们的需要定期开展有关合理用药方面的讲座,及时提供新理论和新知识应用信息。

(2)药物分类与作用机制:临床护士了解药品分类,但是对于各类药物的化学特点及作用机制并不是十分清楚。临床药师可以结合临床用药案例向护士介绍各类药物的化学特点、主要作用机制及所引起的不良反应,这样不但可以帮助护士理解地记忆工作中需要的知识,同时也有助于理解各类新上市药品的主要化学特点,起到举一反三的作用。

(3)患者出院带药:病房每天都要面临着许多患者康复出院,医师会针对患者的具体情况开具某些口服药或针剂让患者带回,护士根据处方将医嘱输入电脑,患者结账完毕至药房凭处方取药。临床药师发药过程中会遇到各种问题需与护士沟通交流,比如药品不仅是品种多,同一成分的药品商品名、剂型也很多,护士在录入医嘱时有时会混淆录错,临床药师应及时、耐心的与护士沟通,确保患者正确安全用药。

(4)药物信息咨询服务:护士在注射药物配置过程中,因对药物的理化性质、酸碱性及药物的配方知识相对匮乏,一些常用的注射药物禁忌表,又查不到相关的知识,临床药师可运用药学知识给予答复。临床药师通过了解临床用药情况,结合实际查阅相关文献,再对护士进行介绍,可以有效避免机械地根据药品说明书用药,防止不良反应发生。

3.临床药师与护士沟通的策略

(1)把握各自的位置和角色：虽然工作的对象、目的相同，但临床药师和护士工作的侧重面和使用的技术手段不尽相同。临床药师主要的职责是直接参与临床药物治疗工作，审核用药医嘱或处方，指导护士做好药品请领、保管和正确使用工作，掌握与临床用药有关的药物信息，为医务人员和患者提供及时、准确、完整的用药信息及咨询服务。护士的职责是能动地执行医嘱、做好躯体和精神护理，向患者解释医嘱的内容，取得患者的理解和合作。在临床工作中，临床药师要认真指导护士做好药品请领、保管和正确使用工作，对护士提出的问题要虚心接受，并引起重视。临床药师与护士沟通对时机及场所的选择非常重要，临床药师不可在患者、医师面前责备护士操作不当，而当对某些比较严重的问题，仅通过电话进行简单交流或在护士正在进行操作时沟通等都会影响沟通效果。

(2)真诚合作、互相配合：临床药师和护士在医院为患者服务时，只有分工不同，没有高低之分。药护双方的关系应相互尊重、相互支持、真诚合作而不是不发号施令与机械执行的关系。该合作关系有赖于临床药师和护士双方面的磨合与相互理解，减少抱怨和指责，在工作中真诚合作，共同为医疗安全负责。药护双方要充分认识对方的作用，承认对方的独立性和重要性，支持对方工作，在专业上要相互学习，在工作中取长补短，形成一个相互理解、相互支持的合作氛围。临床药师尤其要尊重护士，理解其辛勤劳动，重视护士提供的患者情况，及时修正治疗方案。

三、临床药师与患者的沟通

临床药师不仅需要与医师合作，还应同患者直接接触，开展患者用药教育。临床药师作为"帮助者"的作用已经被很多药学组织明确定义了，1991年药学实践联合会声称："药学实践的任务是帮助人们最好的使用药物。"临床药师与患者沟通的诸多好处可以用1990年美国DHHS政府办公室报告中的一句话来概括"临床药学服务提高了患者监护的价值，不仅提高了临床治疗效果和患者依从性，而且减少了与药物不良反应相关的健康监护的支出费用"。临床药师与患者沟通的目标有如下几条：与患者建立信任的关系；关心和关注患者；帮助患者处理他或者她的用药；帮助患者适应他或者她的疾病；预防或者减少不良反应，以及现在或者将来的不坚持用药问题；提高患者处理这些问题的能力；帮助患者和其他医疗专业人员在制订治疗方案方面的合作。在成年人的教育中，老师和学生会形成一种帮助性的关系，这种关系以教学活动中的互动性为其特征。所以，药师必须让患者参与进来共同解决关系到其自身疾病和药物使用方面的问题。

1.临床药师在改善医患关系中的价值

医患关系是医疗实践活动中人际关系的核心，和谐的医患关系是实现以患者为中心，减轻患者心身痛苦，促进医患间理解与支持，创造最佳心身状态的需要。临床药师对改善医疗关系有重要作用。近年来，我国医患矛盾突出，医患之间缺乏信任。有数据显示，全国73.3%的医院都曾发生过患者及其家属使用暴力殴打、威胁、辱骂医护人员的现象，59.3%的医院发生过因患者对治疗结果不满而扰乱医院正常诊治秩序、威胁医务人员人身安全，61.48%的医院发生过患者去世后,患者家属在医院内摆设花圈、烧纸和设置灵堂的不和谐事件。这种现象发生的主要原因包括药品处方不合理、医疗费用高、患者健康意识的提高但缺乏医药知识导致误解等。临床药师协助医师制订最佳治疗方案,进行处方监督(内容可包括药品品种、数量、价格),减少处方中过多的药品数量,并为医师提供不断更新的药品目录,尽可能从国家基本药物目录中选择药品,这种对不合理药物处方的干预还可大大减少医疗支出,稍微缓解患者"看病贵"的问题。

临床药师与患者的沟通的另一个好处是缓解医患之间的压力。由于面对患病的人群,临床药师和医师的工作是充满压力的。临床药师在与患者的沟通中,了解患者的情况,并且获得他们的合作,最终可减轻患者和医师、药师3方面的压力。

临床药师与患者的沟通也可使患者增加医药知识,缓解医患关系紧张局面。药学查房时,药师在与患者的交谈中应注意言辞,不诋毁医师,不否定医师的用药方案,可以作一些双方均可接受的解释,即使是医师有错也应事后与医师沟通。比如,一风湿性心脏病患者拟进行心脏瓣膜置换术,临床药师在查房时患者及家属非常气愤,认为入院都1个星期了,医师仍不做手术,会耽误病情。此时,临床药师根据自身经验询问患者是否长期服用阿司匹林,得到肯定回答后,告知术前应停用阿司匹林1周,否则手术容易大出血。患者听后表示了对医师的理解。临床药师不制造矛盾,并将新矛盾化解,为改善医患关系提供帮助。

2.临床药师应了解患者的需求

临床药师应判断患者最感兴趣的、想要知道的及可理解的信息量,从而为他提供适当的信息或指导。所有的药学服务工作都需要药师和患者有效沟通,在患者愿意接受药师服务的情况下进行。因此,药师在进行药学服务过程中一定要关注患者的用药心理,做好与患者的沟通。临床药师与患者沟通时需留意3个方面:留意沟通对象的教育程度、情绪状态及对沟通的感受;留意沟通对象对病情的认知程度和对交流的期望值;留意自身的情绪反应,学会自我控制。同时临床药师还应注意4个避免:避免使用刺激对方情绪的语气、语调、语句;避免压抑对方情绪、刻意改变对方的观点;避免过多使用对方不易听懂的专业词汇;避免强求对方立即接受医师或者药师的意见。总之,针对不同类型及不同疾病的患者,临床药师应使用不同的技巧、多种方法以达到沟通的目的。

提供药学服务的临床药师,必须从患者疾病的角度思考,而不是医学上界定的症状。因为每个人在不同社会条件下,其对症状的感知、评价及所采取的行动可能有所不同,例如每个人可能对疼痛的注意不同,对疼痛的定义不同,寻求帮助、向他人倾诉、调整自己的状态以适应疾病的程度也各不相同。比如,当一个肺炎患者需要接受抗生素治疗,他不仅是一个"肺炎"患者,还是一个不得不推掉1周工作并希望得到家庭成员同情的患者。还有患者可能认为对他来说高血压不是什么大不了的事情,他无论如何也不相信药物有益,因此他也不会按时服用降压药。这对药师来说,意味着每次沟通必须以开放的心态处理,尊重患者本人对疾病和药物治疗的认识。

另外,在与患者沟通时,临床药师还需考虑个人对疾病的情绪反应。个体可能经历的情感有沮丧、恐惧、焦虑、受伤害、愤怒、依赖、内疚、抑郁及自尊丧失的感觉。大多数人日常生活都有一定规则,但往往会被不同程度的疾病破坏。比如高血压患者会被嘱咐限盐、戒烟、不能吃喜欢吃的食物。这种情绪可能使患者表现出对药师不尊重或愤怒,从而不坚持用药。虽然临床药师不能消除导致沮丧情绪的原因,但他们可以鼓励患者找到替代的乐趣,帮助患者如何使疾病或治疗带来的不便降低到最小。患者很可能会因为疾病所带来的一些真实或假想的问题而感到恐惧,比如担心疾病对身体产生的影响(疼痛、致残、死亡等)、病情是否会继续恶化、治疗的副作用或疾病对其社交的影响(如朋友或家人的震惊、厌恶、恐惧等)。这时患者会出现神经质的反复提问、渴望得到关注、需要一再的保证。所以当临床药师发现患者的恐惧、担心、抑郁时,需要表达自己认识到并接受这些感觉,也可以鼓励患者讨论这些问题,把患者的疾病可能产生的后果解释给他们,适当的时候也可以做出保证,让他们把担心转换成正确对待疾病的观点,这样可以帮助他们减轻忧虑,必要时指导患者寻求专业的心理辅导。有些患者在患病期间可能变得非常依赖,或者拒绝别人。虽然依赖在一定程度上是必要的,但应鼓励患者自力更生,依靠自己。长期或严重的及由此产生的对他人的依赖可能会导致明显的丧失自尊。药师应具备确定这种情绪的警惕性,并通过一些方式帮助患者改善自尊。比如药师可以让患者参与治疗的选择,教他们如何监测症状,让他们来决定是想要片剂还是针剂,使患者觉得自己能控制自己的疾病或治疗。药师通过关注、关心患者,使患者重新找回自信。

　　不同病情的患者可能对药物治疗有不同看法,不同患者群体也可能对信息和咨询有不同的需求和愿望。患者用药有各种各样的原因:一是实用,用药可以控制症状、缓解不适;二是心理,可以减少担心;三是希望通过药物过上"正常生活"。同时,长期使用药物对患者来说是有病的一个符号,代表自己和他人是不同的,甚至是不如别人。因此,患者不断地对是否吃药及以何种方式吃药做出独立的决定。当患者从医疗专业人员那里得到信息和建议时,结合自己以往的信息、经验和偏见,对是否改变其健康行为再做出决定。药师普遍认为患者主要是想了解如何服药及怎样储存药物等信息,但其实患者最想了解的是药物的不良反应和相互作用的信息,但是临床药师如何口头说明和解释不良反应是很困难的,如果使用了"很常见"或"很罕见"这样的用语,人们往往会高估了不良反应发生的可能性,而使用数字化的描述(如百万分之一)会更好。但患者获得越多的信息,就越降低了他们对信息的理解能力。因此,药师应采用更简单的方式来描述可能发生的风险,比如可以将药物治疗的风险和日常生活中每天可能发生的风险(如道路交通事故)来进行比较,这种方式可以帮助患者理解。

　　临床药师在考虑患者对疾病和用药的感受时,还应该考虑疾病和药物对患者生活质量(简称 QOL)的影响。比如,对 1 名需要长期服用降压药的高血压患者来说,血脂、尿蛋白等实验室检查其实对患者来说意义不大,而患者可能更关注的是药物不良反应带来的不适、健康感觉的下降、医药费用的增加和活动受限等,这时患者的生活质量实际已经降低了。这样的负面影响可能会导致患者不坚持用药,使他们降低对医师和药师的信心,病情会继续恶化,出现恶性循环。因此,临床药师可通过如下几条改善药物对患者生活质量的影响。

　　(1)与患者讨论治疗是否有可能干扰其生活的重要方面。

（2）向患者解释治疗可以得到的效果及尚不能达到的效果，帮助患者权衡成本和利益。

（3）为患者提出建议，如何减少由于治疗而带来的对患者 QOL 的负面影响。

（4）准备解答患者有关药物不良反应的问题。

（5）与医师交流患者的药物不良反应，并向医师提供备选方案。

（6）将患者生活方式的特点记入医疗文书之中。

3.临床药师应做好用药指导，提高患者用药依从性

临床药师深入病房、门诊的患者，开展随机问卷咨询调查，掌握不同层面对不同药物不良反应的个体性差异并建立其相关数据库。随着新药品种的增加和国产药品说明书的过于简单，患者很难对药品有正确的认识，只有通过掌握药物知识的临床药师进行用药咨询，才能使患者预防错误的发生并纠正可能已发生的错误，减少医患纠纷。在回答药物反应异常时（治疗反应异常或出现不良反应），可针对患者的疑虑、恐惧心理加以解释，适当提出处理办法，避免使用复杂的治疗方案，应使用通俗易懂的语言，表现自信可以增加患者对药物治疗的信心，让患者觉得药师是在认真的倾听，让患者感觉被重视，激发患者进一步沟通的需求，提高依从性。近年国外还有通过网络的方式随访患者，为患者提供用药指导。有学者对 778 例高血压患者进行为期 1 年的随访，发现与单纯进行家庭血压监测的高血压患者相比，有临床药师网络随访指导用药的高血压患者血压控制的更好（收缩压下降 13.2mmHg，$P < 0.001$；舒张压下降 4.6mmHg，$P < 0.001$；$RR = 3.32$，$P < 0.001$），提示临床药师对患者疾病管理起着关键的作用。

依从性是指个体行为（如服药、调节饮食或改善生活方式）和医疗或健康指导一致的程度。不坚持用药是指可危害患者用药结果的漏服药物或错误服药。有研究显示，50% 的高血压患者在诊断明确 1 年后中断药物治疗，40% 在服用降压药 10 年后停药。不坚持用药可导致多种不良后果，包括疾病状态的延长或加重，导致住院治疗，甚至出现极端的情况—死亡。不仅处理不坚持用药所导致的不良后果需要费用，所浪费的药物、所损失的工作日对于社会以及卫生保健系统来说也是巨大的花费。临床药师本身应对治疗结果负有责任，所以理解导致不坚持用药的因素并采取行动来解决这个问题就显得十分重要。

首先，临床药师应认真对待不坚持用药的患者。每次患者取药时，药师与患者沟通的一个重要部分就是辨别不坚持用药的问题。举例如下。

例1：王女士拿着一张氢氯噻嗪的处方再次来药房取药。药师查看患者的病历时，注意到离上次开处方的时间是正好的，于是开始与患者谈话。

药师：您好，您的处方写好了，看起来您的病情正在好转，您觉得自己好些了吗？

患者：是的，但是感觉有点乏力。

药师：可能是低钾，以前告诉过您每天要喝橙汁或吃香蕉，您做了吗？

患者：（不好意思承认自己忘了）哦，是的，有时。

药师：好，以后尽量记得。3 个月后再来复诊开药吧。

患者：好的。

由于患者的病历并未显示出问题,这位临床药师并没有打算和患者探讨坚持用药的问题。临床药师虽然评价了药物的效果,但询问方式过于简单。当用药的一个问题已经显现,临床药师没有追问以进一步弄清这个问题或试着用有效的方式去解决它。

例2:

药师:您好,您今天感觉怎么样?

患者:还好,就是感到乏力。

药师:哦,我知道这种感觉。您坐下,我们来讨论一下您的用药情况,确定您的药是不是发挥了最好的作用。

患者:哦,这当然好了。

药师:我看您用氢氯噻嗪有一段时间了,您觉得效果怎样?

患者:是有用的吧,血压确实能降低,但晚上总得上厕所,弄得总是睡不好觉。

药师:是的,睡不好觉确实很让人觉得很累。

患者:我真的很累。有时我会停几天,这样我才能歇一歇,但血压又升高了,所以我又开始吃。

药师:哦,我明白了。您多长时间像这样停药1次?

患者:或许几周1次。如果我的脚肿了,我又会多吃几粒补上。

药师:这样吃药方法可不太好。这么说您的问题是感到疲劳,晚上不得不起来上厕所?

患者:是的。

药师:看看怎么能解决您的问题。您每天什么时候吃药呢?

患者:早上起来服。

药师:多数人会有忘记吃药的情况,您会有这种情况吗?

患者:1周有好几次,有时候早上忘记吃,等想起来的时候吃可能已经是晚上了。

药师:规律服药是很重要的。如果忘了吃,体内液体就会蓄积,上厕所就比平常多了,另外晚上服药也增加了晚上起来上厕所的可能性。所以您尽量每天服药,把它作为早上起床的第一件事。我会给您1个日历和1个服药提示包装,帮您记住规律用药。

患者:哦,好的,我确实需要规律服药。

药师:另外,您觉得乏力可能是起夜次数太多造成的,也可能是氢氯噻嗪引起的低钾引起的。以前我提到过服这种药物时为了补钾,需要每天喝1杯橙汁或吃香蕉,我也知道记住这些事情挺难的。

患者:是的,我根本就没那么做。

药师:好的,可能这就是问题所在了,我建议您看医师,我会告诉他您的感觉,也会告诉他您没有喝橙汁、吃香蕉等,医师可能会帮您查血钾,如果低,她可能会给您补钾。

患者:好,我今天会去看医师的。

药师:还有什么问题吗?

患者:没有,我回家会坚持服药,最好也多吃点含钾的食物。

药师：很好,几天后我会给您打电话,看您做的怎么样了,也了解一下医师的建议。

患者：嗯,再见。

这次,临床药师与患者进行了一次完整的沟通,药师问了适当的问题以发现不坚持用药的情况,包括细节和影响因素。但药师没有评论患者的健忘和对用药的缺乏理解,使得患者感觉自然,这才能充分了解患者不坚持用药的问题。药师和患者一起发现了解决不坚持用药问题的最好办法,然后征得患者同意可以和医师讨论。最后,药师安排了随访,以监测不坚持用药问题的解决是否成功,之后记录了她的干预。

为了鼓励和帮助患者坚持用药,临床药师应把每个患者看作是潜在不依从者。为了建立预防不坚持用药的计划,药师应思考坚持的理由和坚持的困难。药师在与患者的沟通中,应注意以下3点。

(1)和患者的沟通方式：临床药师应在沟通过程中关注患者,避免使用专业术语,直接询问患者是否在服药中感到困难,尽可能让患者参与互动及制订治疗决策(如何按时服药、推荐的剂型)；切忌坚持让患者服从,取而代之是给患者提供帮助；说服患者坚持用药会使他们获得最大的好处；不要用可能出现的不良后果吓唬患者,或威胁患者考虑不坚持用药的风险；尽量发现患者可能会考虑的成本和效益问题,在患者想到这些问题之前对药物进行说明；鼓励进一步的交流,提示患者在将来遇到任何问题或产生疑虑时可以打电话讨论；在患者再次取药时,发现患者对其疾病和治疗是否存在信念和认识的变化。

(2)通过和患者适当的沟通,临床药师能确定何种信息能更好地预防不坚持用药并如何提供这些信息。提供信息可能对态度和行为有影响,并可随之对依从性产生影响。患者需要知道关于自身状况的信息以及药物预期的起效方式。比如对于需长期服用氨氯地平的高血压患者,临床药师需告知药物有助于维持血压平稳,但初始服用氨氯地平可能需要5～7d才能达到药物的最大效果,药效可维持30余小时,因此需每天坚持服用,1周后降压药的最大效果趋于稳定。换句话说,这些信息可以让患者知道何时能够感受到治疗效果,这样可以防止患者对疾病状况或药物疗效产生误解,防止"按需"间断用药情况的发生。另外,临床药师还应告知药物可能发生的常见不良反应及如何预防或减轻不良反应。药师应强调这些反应非常少见,但一旦这些反应发生,能够识别它们是很重要的,这样才能早期得到干预。

(3)由于不坚持用药是一种行为,临床药师预防不坚持用药的策略有如下几种：和医师一起简化治疗方案,包括减少药物种类、减少用药频次、调整用药方案以使其更好地和患者的日常生活融合；提供药物治疗备忘录和集成容器,如带有提示功能的药盒；通过电话或电子邮件提醒患者坚持用药；争取患者配偶或其他家庭成员的支持,帮助和鼓励患者服用药物。这些方法不仅有助于预防由于服药困难导致的不坚持用药,并且也有助于改变患者的态度和信念。

4.临床药师应重视药物信息服务,扩大药物信息传递面

随着生活水平提高、健康意识增强,人们对疾病和诊疗也更加重视,然而大多患者缺乏医学专业知识,对医疗工作的高风险和局限性理解不够,对医疗的期望值过高,药物治疗的局限性与可能导致的不良反应不能客观认识,最终导致医患关系紧张的局面。药学服务是药师应

用药学专业知识,向公众(包括医护和患者)提供直接的、负责的与药物应用有关的服务,它要求药师在从事药学服务时要以患者为中心,要对患者用药结果负责,要致力于改善患者预后和提高生活质量。当临床药师考虑对患者进行教育及提供用药信息,他们一般会想到口头教育的方式或者是提供书面资料,然而药师可能只是利用这些现有的资料来迎合患者的各种需要,他们通常不会考虑患者是否有接受这些信息的能力,也不会考虑用不同的方法传授知识或者通过不同途径帮助患者利用哪些知识来改变行为。因此针对不同的患者,临床药师可以使用各种各样的信息提供方法。

(1)授课:这是信息陈述的传统方式,患者是被动地接受信息,药师不可能针对每个患者的理解能力进行干预,因此这种方式更适用于大的群体,比如社区等。授课不仅能提升药房及临床药师个人在社区里的专业形象,也能帮助药师树立与患者交谈的信心。由于授课内容比较枯燥,所以加入个人经历的描述及特殊病例的讨论,会使听众更好的理解讲述的内容甚至可能影响他们的行为和态度。

(2)对话:虽然对话这种沟通方式比授课更为耗时,但对于改善患者用药理解及态度更为有效。然而患者对于口头信息的理解及记忆能力也是有限的。疼痛、不适、压力会干扰患者的注意力和记忆力,由于这些因素,患者往往在就诊后会立即遗忘50%以上的信息。患者忘记或忽视医师口头医嘱的原因很多,可能是因为焦虑或是无法记住,也可能是难以理解过于专业的医学术语。对于冗长的药物信息,临床药师不要尝试一次性地提供太多的信息,最好是分多个时间点与患者交流。对话不一定要面对面的交流,还可以通过电话或网络进行。电话沟通尤其适用于那些不能到达药房、在药房咨询不能获得隐私保护的患者,这种方式可以减少用药依从性相关的问题,提高患者的满意度。网络教育可能比其他教育方法更为有效。比起与人面对面的交流,患者会更倾向于网络的虚拟沟通,因此,临床药师对患者的健康评估及病史采集能更隐私的完成。临床药师与患者的对话还可以加入患者的家庭成员或有相似问题的其他患者作为共同学习者。这样患者的家属可以给患者更多的支持,患者之间的讨论也可以改变他们的用药态度和行为。

(3)书面信息:美国食品与药品监督管理局要求2006年前药品制造商在药品的包装中都插入说明书,以让95%的患者能获得有用的书面信息,并建议所有处方药在发放时都附带一张信息插页。虽然临床药师经常向患者提供书面信息,但并不经常提及。单独使用书面资料不能提高患者用药的依从性,反之,若患者曲解了书面资料上本不明确的语言,反而会需要临床药师更多的解释。因此,书面信息可以作为对话的辅助,在与患者进行对话沟通时同时使用书面信息会比单纯的口头交流更有效。对于接受能力较弱的人群比如老年人,可以将书面资料带回家,如果有不懂之处,可以在随后与药师的对话中进行沟通。书面资料可以通过多种途径提供给患者,比如小册子或者是袖珍书籍。临床药师应该仔细检查给患者的任何资料,以确保其能够反映并强调口头信息的内容,并且这些信息应尽可能根据患者的病情来制订以免造成误解,例如男性或老年女性患者没必要了解妊娠期用药注意事项。

(4)视听信息:图片和视频能促进患者对药物使用的理解。比如哮喘患者看了别人正确使用药物吸入器的视频后,不仅知道了正确用药的方法,还能增加自己正确合理使用的信心。让患者看到与他们相似的患者能够解决与他们相似的用药问题,比临床药师给他们专业信息更有说服力。虽然这些资料最初可能需要较大的成本来制作,但一旦重复使用,就会成为一种性价比较高的沟通方式,因为它可以节约药师或医师的时间。与评价书面信息一样,临床药师还需评价视听资料是否合适患者。

(5)技术示范:当某种药物需要特殊的给药技术时,如吸入或注射,那么由药师或录像带演示的操作是一种有效方法,它比单纯的口头指导更容易让人理解。如果患者能在药师的指导下发现某些潜在的错误,就可以立即更正。

(6)其他方法:临床药师还可以提供给患者一本日记以监测他们的用药情况及疾病演变进展,通过记录每日的症状来反应药物是否起效。通过药师与患者之间口头或书面的契约也能帮助患者提高用药依从性。24h公众医疗服务热线进行的电话咨询也为患者教育和咨询提供很大的方便,适用于提供急救治疗和用药问题。虽然大多数服务最初是由护士回答患者的问题,但现在很多药师参加到了这种服务之中,指导患者进行合理药物治疗。社区小组也是有效的健康教育团体,临床药师作为沟通的主导者,也可以帮助推动社区志愿者的服务,更适用于老年患者和低文化水平的女性患者。

也许没有哪一种单一的策略能在任何场合对所有患者有效,但临床药师只要为患者提供了药学信息,患者就会对药师有积极正面的印象。药师与患者的沟通同样对药师的职业有好处。药师在技术土和机械上的作用在将来会被轻松取代。近年来药学领域有着许多改变,比如摆药机、计算机的自动分发等,同时,护士已经发挥提供药学服务和患者咨询的作用,计算机可以帮助医师选择药物和确定药物相关问题。如果临床药师不能与患者进行良好的沟通,不能为患者进行药物信息服务,那么临床药师实际上只扮演技工的角色,久而久之,这种职业地位将消失。所以说,与患者进行沟通,不仅是法律和职业的需求,也是临床药师个人的需求。逐步减少的职业地位影响了临床药师的自我价值和对工作的满意度。总而言之,临床药师认为为患者进行药物信息服务是获得工作满意度的最好途径,这是用他们多年学习而获得的知识给药师提供一个机会来证明他们的专业能力。

四、临床药师与其他相关人员的沟通

1.临床药师与其他人员沟通的作用

在医院工作中,临床药师除了要与医师、护士、患者沟通外,还要经常与其他健康工作者沟通。其他健康工作者包括医技辅诊、后勤服务等间接为患者服务的人员。由于临床药师与这些人员的工作职责、工作性质和工作环境不同,受教育的程度、看问题的角度和处理问题的方法也不同,所以,在人际交往中可能产生不同的交往心理和矛盾,影响相互的协助关系。要处理好这些关系,交往双方必须树立全面观念,相关尊重、相互理解、相互支持、相互配合。

2.临床药师与其他人员沟通的内容与策略

随着临床药学的不断深入临床发展,临床药师不但要掌握过硬的药学知识,还要熟悉相关的疾病知识,及实验室检验指标、影像学知识等,因此,临床药师应加强与相关医技辅诊科室的

沟通。以谦虚的态度向别人请教不懂的知识,不能不懂装懂,同时,当其他医技辅诊人员向自己请教问题时,要耐心解答。

(1)与医技辅诊人员的沟通:由于医技辅诊科室如检验科、影像学科等所包含的专业类别与药学专业的区别较大,独立性更强,临床药师一般不太了解医技辅诊人员的工作内容,医技辅诊人员也不太了解临床药师的工作特点,因此容易造成工作中不能相互支持和相互配合,一旦出现问题,还容易产生互相推诿或互相埋怨的现象。临床药师与其他医技人员虽然专业不同,职责不同,但工作目标相同,没有谁轻谁重以及高低贵贱之分,都是为患者的健康服务,都应得到他人的尊重和理解。在与其他医技人员的交往中,临床药师应注意体现自身良好的职业道德和个人修养,利用多种方式与不同知识层次、不同专业类别的人沟通。如果在沟通中因为临床药师的原因导致沟通障碍,临床药师应主动承担责任,多做自我批评和自我检查。如果因为对方的原因造成一时的工作被动,也不要一味地指责埋怨,而应根据情况采取对方能够接受的方式提出自己的意见和看法,并主动帮助对方做好善后工作,将失误的不良影响降低到最低的程度。同时,与其他医技人员之间保持良好的支持与配合关系,在工作中不仅要考虑自身的工作困难,也应设身处地地为对方着想。如果对方工作安排困难时,临床药师在不影响患者疾病治疗的情况下,主动调整工作方案,尽可能为对方提供方便。

(2)与后勤人员的沟通:医院后勤部门是维持医院良好运行的重要支持部门。后勤人员能够为临床药学提供环境、生活、物资、安全等各种保障,其工作内容与临床药学工作中的生活服务内容关系密切,因此临床药师离不开后勤人员的支持与理解。但有的临床药师对后勤人员的劳动并不尊重,认为他们不是专业人员,工作技术性不强,不能直接为医院创造经济效益。因此,在与后勤人员的交往中,常以命令的口气要求他们给予帮助,对后勤人员支持和鼓励少,挑剔和指责多。而后勤人员则由于缺少他人的理解与鼓励,也对自己的工作岗位不重视,不愿为临床一线工作主动提供服务,有时甚至故意拖延时间,导致临床药学工作不能正常进行,从而影响临床药师与后勤人员的关系沟通。因此,临床药师应理解、尊重、体谅后勤人员的劳动,加强对公共设施的保护,用平等、和蔼的语气与后勤人员进行沟通。

第六章　静脉药物治疗的实践与技能

第一节　静脉药物治疗概述

静脉药物治疗是将有治疗预防和营养支持作用的药物,如电解质液、抗菌药物、细胞毒药物、血液、血液制品、代血浆制剂、中药注射剂、营养物质等通过静脉注射方式或加入于载体输液中静脉滴注,使人体体液容量、成分、渗透压维持或恢复正常,机体需要的营养物质得到补充,疾病得以缓解、好转或痊愈,是临床药物治疗的重要方式之一。静脉药物治疗也称为静脉输液治疗,是治疗学的分支学科。

根据药物动力学原理,静脉输注途径给药,从药物进入人体到发挥治疗作用共分 3 个阶段。首先,药物进入体内后随血液分布至各脏器组织,到达病灶部位,使病灶部位药物达到有效浓度并维持一定时间直至消除,这是药动学时段;其次药物到达相应的脏器组织或病灶部位,通过与组织细胞内受体结合,发挥其药理作用,这是药效学时段;最后,药物作用于病灶部位或疾病的病理过程,转变为治疗效应,产生治疗作用,即治疗学阶段。

一、静脉药物治疗发展史

(一)国外发展史

静脉药物治疗是一项高度专业的技术,涵盖肠道外输液、临床营养支持、静脉用药调配、给药与输液治疗技术等。

静脉输液技术的发展经历了近 500 年的曲折历程,在 20 世纪逐渐形成一套完整的体系,成为最常用、最直接有效的临床治疗手段。William Harvey 于 1628 年提出血液循环理论,为后人开展静脉药物治疗奠定了理论基础,被称为静脉药物治疗的鼻祖。1656 年,英国医师 Christopher 和 Robert 将药物以羽毛管为针头注入狗的静脉内,开创了静脉治疗的先河。1665 年,Richard Lower 在动物间进行了输血。1667 年,John Baptiste Denis 将羊血输给病人,但导致患者死亡。1831 年,霍乱肆虐欧洲之际,苏格兰人 Thomas Latta 用煮沸灭菌的 Latta 液注入患者静脉,补充因霍乱呕吐、下泻而丢失的体液获得成功。由此,Thomas Latta 被认为是第一位成功奠定人体静脉药物治疗模式的医师,随后人体静脉输液进入了快速发展时期。1874 年,Fagg 用 0.9％ NaCl 液治疗糖尿病昏迷患者,获得成功。1883 年,Stadelmann 用自制的 Stadelmann 液治疗糖尿病昏迷患者,获得良好疗效,开创了输注高张液的新纪元。1892 年,Cantani 将其配制的 Cantani 液救治霍乱患者。1907 年,捷克人 JohnJansky 确定 ABO 血型系统,使静脉输血成为安全且有效的急救手段,为人类输血奠定了生理学基础。但静脉药物治疗导致的感染和热原反应一致困扰着人们。1910 年，Sydney Ringer 以 0.9％NaCl 液为基础研制成林格液，即 1L 林格液含 Na$^+$ 147mmol、K$^+$ 4mmol、Ca^{2+} 2.25mmol、CI 155.5mmol，渗透浓度 309mOsm/L。1911 年，Kasch 给患者输入葡萄糖液作为供能物质。1914 年，Hustin 将枸橼酸钠葡萄糖液用作血液抗凝血药获得成功，为临床输血与血液储存奠定了基础。同年，Henriques 和 Anderson 将水解蛋白输给动物。1920 年，Yamakawa 将脂肪作为供能物质输给患者。1923 年，Florence Seibert 在蒸馏水中发现热原，为阐明输液热原反应奠定了病理生理学基础。1930 年前，静脉输液仅用于急症患者，且规定护理人员只能协助准备静脉输液所需要的材料，而真正执行静脉穿刺操作的为医师，所有输液用液体均为医院自行制备。1931 年，美国人 Dr.Baxter 与同事在改造后的汽车库内生产出世界上第一批工业化输液产品 5％葡萄糖注射液，并在第二次世界大战期间被大量应用于伤、病员的抢救，为推广静脉输液治疗创造了条件。1932 年，Alexis Hartmann 改进了林格液，研制成 Hartmann 液，即乳酸钠林格液：1L 乳酸钠林格液含 Na$^+$ 130mmol、K$^+$ 4mmol、Ca^{2+} 1.5mmol、Cl$^-$ 109mmol，乳酸盐 28mmol，渗透浓度 273mOsm/L。因其电解质成分、含量、渗透浓度近似血浆，又被称为平衡液，是截至目前仍被临床广泛应用的细胞外液补充剂。1940 年，CarlLand-sleiner 和 Alexander Weiner 在人红细胞内发现了 Rh 阳性抗原，为推广输血治疗拓宽了道路。1946 年，Darrow 研究制成高钾液，1L 中含 K$^+$ 35mmol。1950 年，百特公司开发出输血、输液用塑料软袋，为实施密闭式输血、输液创造了条件。1960 年，塑料袋装的静脉输液剂投入市场，使密闭式输液得到广泛应用。同年，Wretlind 研制成脂肪乳剂，为静脉营养治疗提供了高热能输液剂。1967 年，Dudrick 确立了中心静脉营养疗法。至此，静脉药物治疗作为独立的治疗技术已趋于成熟，并发展为治疗学的分支学科。

(二)国内发展史

1.新中国成立前

20 世纪 20 年代以后，特效化疗药物、抗菌药物及疫苗相继问世，感染性疾病防治研究日益广泛，注射给药方式逐渐用于临床，中国也开始接触并使用注射药物。但由于当时具备条件的医院及合格诊治资格的医师极少，即使比较发达的大城市也大都将输液作为一种纯盈利的治疗方法，注射 1 剂盐水即需索洋 10 元，其本质是以追求金钱为目的，输液治疗只是手段。

2.新中国成立初期

在中华人民共和国成立初期，由于长期战争的破坏、制药工业落后和国外的封锁，缺医更少药，政府要求医院药学部门和药师千方百计解决、保障预防和治疗药物需求，医院制剂在此背景下应运而生并得到了迅速发展，相继研究、开发并生产了大量的口服、外用制剂和注射剂，为当时的我国医疗卫生事业做出了重要贡献。我国的静脉输液，在 20 世纪 50 年代初、中期也首先由医院药剂科和医院药师研究配制。当时条件十分困难，输液瓶为三角烧瓶，瓶盖为油纸加纱布，再用棉线绳包扎，药液过滤用的是精制棉及滤纸加上减压过滤装置，但生产了可供临床使用的静脉输液，极大推动我国临床输液治疗的发展，尤其是治愈和挽救了很多抗美援朝受伤的伤病员和患者。

3.改革开放后

医疗机构的管理体制随改革开放开始转型,国家财经拨款逐年减少,医疗机构生存的外部环境有了很大的变化,医疗资源供求矛盾开始显现乃至突变。我国制药工业的快速发展和外企的大量进入,药品供应迅速改善,大多数药品供大于求。制药企业间出现了无序的恶性竞争,医务人员合理用药知识的不足也越加明显,加之医务人员与患者对医疗观念认识的变化,过度静脉输液问题日益凸显,静脉滴注葡萄糖注射液成为一般疾患的普遍治疗方式,也导致抗生素、解热镇痛药、维生素及激素等注射药物的过度使用。

与此同时,由于患者大量增加,医院人流密度也大大增加,静脉药物调配环境条件差的问题也变得突出,基本上都是由护士在治疗室样的开放环境中进行。更值得重视的是,社会和政府管理部门对药学部门的定位和药师的作用普遍缺乏正确认识,使得药师有责但无实质的用药干预权。医院药师成了药品数量、金额的管理者与分发者,促进医院安全、有效使用药物的职能长期缺位。因此,在药物尤其是抗菌药物和输液过度使用的背景下,给药不正确、不适宜等用药状况无人干预,静脉药物治疗给患者造成的危害远比其他药物严重得多。同时,医院因用药尤其是应用静脉输液药物而引起的纠纷时有发生,也加剧了医患矛盾。

4.规范静脉药物治疗

我国《医疗机构药事管理规定》于 2002 年 1 月颁布实施,其中特别指出,医疗机构要根据临床需要逐步建立全肠外营养和肿瘤化疗药物等静脉液体调配中心,实行集中调配和供应。静脉用药调配中心(室)由省级卫生行政部门按照《静脉用药集中调配质量管理规范》进行审核、批准。为加强医疗机构药事管理,规范医疗机构临床静脉用药调配中心(室)的建设和管理,保障医疗质量和医疗安全,2010 年 4 月 20 日正式出台了《静脉用药集中调配质量管理规范》和《静脉用药集中调配操作规程》,要求医疗机构遵照执行。

我国第一家静脉药物调配中心于 1999 年在上海诞生。10 多年来,在上海、北京、山东、江苏、福建、广东、云南、陕西等许多省(市)的数百家医院陆续建立了静脉用药调配中心(室)。由于没有现成的标准可参照,各医院只能根据自身实际情况建立静脉用药调配质量标准和操作规范,开展静脉用药配伍、相容性、稳定性等研究。规范、权威的国家级《静脉用药集中调配技术标准》尚在制订过程中。

(三)静脉输液系统发展史

输液也被称为静脉药物溶媒或载体溶液,输液容器演变过程与静脉药物治疗技术的发展同步,经历了玻璃瓶、塑料瓶、PVC 软袋、非 PVC 软袋的变革。静脉输液系统随着相关理论和技术的发展经历了 3 个阶段。

1.第一代静脉输液系统

20 世纪 50 年代之前,由广口玻璃瓶和天然橡胶材质制造的输液管路所组成的全开放式静脉输液系统。

2.第二代静脉输液系统

为半开放式静脉输液系统,由玻璃或硬塑料容器与带有滤膜的一次性输液管路构成。第二代静脉输液系统改进了输液管路,减少了污染机会,溶液生产更集中,工业化程度更高,质量和安全性得到极大提高。

3.第三代静脉输液系统

又名全密封静脉输液系统,将玻璃或硬塑料输液容器改为塑料材质软袋。在重力滴注过程中软袋受外界大气压力逐渐扁瘪,不再用进气针使袋内外气体连接。软袋一次成型,进针和加药阀均为双层结构,可避免溶液与外界或橡胶直接接触,因而具有非常优越的防止污染作用。同时由于为封闭系统,无外界空气进入,避免了玻璃和硬塑料容器输液滴注时必须导入空气而引起的污染。

20世纪30年代前,静脉输液多在药房调配;50~60年代,随着制药工业的发展,药房调配减少,工业化生产的静脉输液直接用于临床,但仍有一些患者因特殊情形需要单独调配。因此,1969年,世界上第一个静脉用药调配中心于美国俄亥俄州州立大学医院建立。随后,美国及欧洲各国医院纷纷效仿建立。迄今为止,美国93%的营利性医院和100%的非营利性医院,以及欧洲、澳大利亚和日本的医院也大多建有相应的静脉药物调配中心(室),实施规模不等的静脉药物治疗。

二、静脉药物治疗的临床意义

(一)静脉药物治疗的适应证

下列情形,适用于静脉药物治疗。

(1)分子量较大不易经胃肠道吸收,或在胃液中不稳定的药物。

(2)皮下或肌内给药引起疼痛和创伤的药物。

(3)浓度高,或强刺激性,或输入药量大,不宜采用其他注射方法给药的药物。

(4)需使药物持续发挥较强作用情形。

(5)由于静脉给药无"首关效应",直接入血,起效迅速,常用于危急重患者静脉营养支持,以实现迅速发挥疗效的目的。

(6)静脉注入药物或造影剂,用于诊断、试验、摄片如造影、CT、磁共振等。

(7)快速补充体液和输血。

(8)静脉给药可更好控制给药速率,延长药物作用时间。

(9)静脉给药速率可调可控,如出现异常或过敏反应,可立即终止给药。

(二)静脉药物治疗的局限性

(1)多种药物加入同一载体输液剂可能不相容,即存在配伍禁忌。

(2)有发生过敏性休克的潜在危险。

(3)可能发生血管刺激或注射部位肿痛。

(4)药物一旦进入血液,发生的危害难以逆转。

(三)静脉药物治疗的特点

(1)可快速进入人体达到治疗有效浓度,起效迅速。

(2)可克服肌内注射或皮下注射引起的局部刺激。

（3）可迅速补充身体所丧失的体液或血液，调节体液或血液酸碱平衡。正常人的体液保持着一定的 H^+ 浓度，以维持正常的生理和代谢功能。当各种致病因素，如失血、脱水、离子紊乱、酸碱平衡失调等导致人体体液正常的容量、分布和电解质浓度发生改变时，机体可通过泌尿系统及呼吸系统进行调整，保持内环境稳定。当致病因素持续存在，机体无法代偿时，则可导致各种疾病的发生，甚至危及生命。静脉药物输注可及时纠正水、电解质紊乱和酸碱平衡失调，恢复机体的正常生理功能。

（4）可为不能进食的患者，补充必需的营养素、电解质、水分和热量。静脉用营养药物通过静脉途径为患者提供机体必需的糖类（如葡萄糖）、脂肪、氨基酸、维生素及微量元素等营养素，使不能正常进食或消耗性疾病患者仍能维持良好的营养状态，帮助术后或危重患者渡过危机，获得继续治疗的机会。

（5）未按规范操作，导致静脉药物污染则可能产生全身性感染，也可能产生输液反应。

（6）滴注过量或滴速过快，易产生不良反应，甚至危及生命。

（7）持续过量输注，易造成循环负荷过重或电解质失衡。

（8）医源性疾病的增多。

（9）错误的静脉用药易产生严重的医疗后果。

所以在选择静脉用药时，一定要权衡利弊，根据病情选择适宜的药物、适宜的输液溶媒和适宜的用量，设计合适的给药方案。静脉用药调配中心（室）应严格遵守操作规范，确保患者用药安全、有效。需要指出的是，医院药师是静脉药物安全使用中的一个必不可少的重要角色。

(四)我国静脉药物治疗的现状

静脉输液是临床常用的给药方式。西方发达国家医院输液比例约占住院患者 50%，而我国医院住院患者静脉输液的比例高达 80%，有些医院的比例甚至高达 90%。毫无疑问，我国为全球最大的输液国家。专家认为，许多静脉用药并无必要，或可通过口服给药途径代替。

我国静脉输液用量大，与民众的心态有关，有的患者以为输液能使病好得快，医师也愿意使用输液，但往往忽略了静脉输液给药本身的风险。

静脉输液治疗应十分谨慎。凡能口服的尽量口服，除非重病或紧急抢救等确有静脉给药指征。而我国即使是一般感冒、发热、腹泻，患者也要求、医师也给予静脉输液。认识上存在误区，静脉输液治疗的益处被夸大。开展合理用药和安全用药宣传教育，有助于正确选择防治方式。

第二节　静脉药物治疗的分类与原则

一、静脉药物治疗分类

按照给药途径静脉药物治疗分为静脉滴注和静脉推注 2 种主要方式。静脉滴注给药药物不经吸收过程直接从静脉输入人体循环系统,再经血液循环到达机体各器官和组织。静脉滴注给药是一种十分重要的给药途径,是临床药物治疗的重要措施。静脉滴注给药可有效用于重症患者的抢救,预防和纠正内环境紊乱,供给患者必要的营养,促进组织修复。静脉滴注给药速度快,不受消化道吸收影响,直接进入血液循环,迅速达到预期血浓度,快速发挥作用,是胃肠给药的一种可靠的替代治疗手段。静脉滴注,常将1种或数种药物溶解于适当体积载体输液中给予。静脉推注时,药物通过注射器给予。混合在一起的药物品种越多、浓度越高,发生配伍禁忌或相互作用的概率越大。

给药方式不同,药物起效时间和药物作用的持续时间也不同,可根据患者疾病治疗需要选择。

静脉药物治疗按照药物的种类分为全静脉营养治疗、细胞毒药物治疗、抗菌药物治疗、普通输液药物治疗和中药注射剂静脉输液治疗等。

二、静脉药物治疗原则

静脉输注药物广泛用于脱水、循环血容量的急性丧失和休克、体液中电解质成分浓度异常,如高(低)钠血症、高(低)钾血症及酸碱平衡异常的治疗,热量和营养(如"全合一"营养液)补充,为抗菌药物及化疗药物等静脉给药的载体。静脉药物治疗起效迅速,剂量易控,作用可靠,尤其适合不能口服的患者或不能口服给药的药物,被广泛用于临床急救及危重患者的治疗。

虽然静脉药物治疗有着其他给药途径无可替代的优势,但与此同时,也带来许多问题。如不方便,用药期间患者不能随意行动;有创伤性,如局部疼痛、静脉炎、空气栓塞、漏液伴生的皮下组织红肿和炎症等;输液本身或药物配伍产生的微粒会引起输液反应,甚至产生肉芽肿等;药液灭菌不彻底、配液环境或操作污染可能产生热原反应;静脉输液中往往加入多种治疗药物,这些药物的理化配伍和药效学相互作用较其他给药途径更为复杂、更加难以预料。最后,静脉药物治疗往往要消耗更多的医疗资源,与口服给药途径相比不符合药物经济学原则。因此,进行静脉药物治疗必须掌握下述原则。

(1)严格掌握静脉用药适应证,尽量首先选择口服给药途径,能口服不注射,能肌内注射不静脉注射。

(2)尽量采用序贯疗法,病情危急时采用静脉给药方法,病情缓解后立即换用口服序贯治疗。

(3)加强无菌观念,规范操作规程,减少由于处置和操作不当引起的药物污染不良事件。

(4)合理控制滴速,防止流速过快或过慢引起的药物不良反应。

(5)加强输液监护,注意观察患者对静脉输液治疗的反应,做好发生输液反应的应急准备。

三、内科系统疾病静脉药物治疗原则

分析讨论胃肠、肝胆、胰腺等消化系统疾病、糖代谢失衡及心肾功能衰竭等内科系统疾病的静脉药物治疗原则。

(一)消化液丢失患者静脉输液治疗原则

胃肠液丢失是水及电解质失衡的常见原因。呕吐、腹泻、胃肠减压、肠瘘、引流管引流等均可引起胃肠液丢失。此外，任何影响液体经胃肠道吸收的因素，都会造成水、电解质失衡。幽门梗阻、急性胃扩张、胃减压吸引及反复呕吐致使胃肠液大量丢失的病人，应采用复方电解质葡萄糖 M3A 注射液治疗。因严重腹泻、小肠吸引及小肠造口术致肠液丢失的病人，应采用乳酸钠林格液治疗。由于上述 2 种情况丢失的体液均为等渗的细胞外液，可根据低血容量所产生的临床症状，以及血细胞比容升高情况确定补液量。一般血细胞比容每升高 1%，提示细胞外液欠缺 500ml，其中血管腔欠缺 100ml，组织间隙欠缺 400ml。补液后，如临床症状消失，排尿量及中心静脉压(central venous pressure，CVP)恢复正常，提示欠缺的液体量已补足。

(二)急性肠梗阻患者静脉输液治疗原则

急性肠梗阻是指"肠管内容物通路发生急性通过障碍"，导致肠管本身功能损害和全身体液功能紊乱。补充水和电解质以及纠正酸碱平衡是非手术治疗肠梗阻极为重要的措施，即使准备手术的病例，也应有一段时间充分补充水和电解质，纠正酸碱平衡，从而降低手术并发症和死亡率。欲维持有效循环血容量，应精确计算病人体液的丢失量，尤其应正确估计腹腔、肠腔内积液量，根据 CVP、平均动脉压(mean artery pressure，MAP)、每小时尿量、皮肤黏膜充盈情况、心率(heart rate，HR)、脉压和实验室检查(血细胞比容和 BUN)等补充体液欠缺。预防性应用抗菌药物对急性单纯性肠梗阻的预后无特殊影响，但可明显降低绞窄性肠梗阻并发症发生率和病死率。故当疑似绞窄性肠梗阻时，应常规应用预防性抗菌药物。抗菌药物可抑制肠道内细菌繁殖，减轻肠壁破坏，延缓毒素扩散和吸收，推迟全身性中毒症状的发生。常用的抗菌药物有头孢菌素类和喹诺酮类药物，厌氧菌常用甲硝唑和替硝唑等。其他对急性肠梗阻有作用的药物还包括肾上腺皮质激素和生长抑素。因绞窄性肠梗阻导致全身性感染、中毒时，可在足量有效抗菌药物保护下给予肾上腺皮质激素。

(三)急性胆道感染与胆囊炎患者静脉输液治疗原则

胆囊每天持续分泌胆汁 600~1000ml，经胆道流入十二指肠，帮助脂肪消化及脂溶性维生素的吸收。胆汁中的阳离子主要是钠和钾离子，阴离子主要是碳酸氢根和氯离子，胆汁酸、胆固醇和磷脂是胆汁中主要成分。胆道及胆囊疾患时，尤其是重症急性胆管炎时，胆汁大量丢失，可引发致死性的水、电解质和酸碱失衡。扩容治疗和应用血管活性药是急性胆道感染和胆囊炎的治疗原则。重症急性胆管炎、胆囊炎初期治疗为纠正脱水及电解质失衡。液体选择主要为平衡盐液及复方电解质葡萄糖 R4A 注射液，轻度代谢性酸中毒者可选用平衡盐液纠正，较重者应考虑碳酸氢钠液治疗。感染性休克时，需迅速扩充血容量，早期输入部分胶体溶液可更有效地将液体保留在血管内，以迅速改善低血容量及休克表现。然后再以平衡液维持，避免过量输液所致的组织水肿及肺功能不全。

(四)急性胰腺炎患者静脉输液治疗原则

根据病理变化和严重程度，急性胰腺炎可分为轻型急性胰腺炎和重症急性胰腺炎。胰腺坏死程度与全身症状密切相关。重症急性胰腺炎病死率可达 30% 以上。静脉药物治疗包括液体复苏,纠正酸中毒和电解质紊乱,防治肾功能不全,应用血管活性药物、肾上腺糖皮质激素、抗菌药物,营养支持治疗及给予其他对急性胰腺炎有作用的药物。急性胰腺炎常因局部和腹腔内大量炎性渗出液及呕吐和肠腔内液体潴留,导致血容量明显减少,严重时可发生休克。故治疗的首要步骤是大量补液,恢复有效循环血量。补液时,可参考心率、血压、液体出入量、CVP及四肢末梢循环情况,根据血气和生化结果,纠正水、电解质及酸碱失衡,一般用乳酸钠林格液。凝血功能异常和低蛋白血症患者,可适当补充新鲜冷冻血浆和人血白蛋白。重症胰腺炎患者患病初期,每天补液量多超过 $5\sim6L$,有时甚至可超过10L。补液应以胶体溶液为主,以提高血浆胶体渗透压,减少毛细血管渗漏。如果液体需要量少,可以补充等渗的电解质溶液,或高晶体、高胶体混合液,使组织间液迅速向血管内转移,产生强心利尿作用。伴有严重蛋白丢失时,应补充血浆与人血白蛋白。急性胰腺炎病人易发生代谢性酸中毒,监测乳酸盐水平不仅可反应病情严重程度,且可作为判断疗效及预后的指标。目前,常用的纠酸药物为5%碳酸氢钠,根据监测的血气和乳酸盐数据调整用量。对伴有肾功能不全的急性胰腺炎病人,应及时纠正血容量不足、低血压、组织低灌流等。充分补液后仍有肾功能不全表现时,可适当应用呋塞米利尿。急性胰腺炎休克类似于早期脓毒性休克,充分补液后休克仍无明显改善时,则应给予儿茶酚胺类药物(多巴胺或去甲肾上腺素)治疗,以增加外周血管阻力,提高血压,增加静脉回流,减少血液淤滞,改善心肌供血。急性胰腺炎病人伴严重中毒症状,呼吸困难或已发生急性呼吸窘迫综合征,有肾上腺皮质功能减退、休克加重表现者,应给予大剂量肾上腺糖皮质激素短期冲击治疗,以稳定溶酶体膜,降低毛细血管通透性,减轻组织水肿,有利于胰腺炎症消退。但是,应在足量、有效的抗菌药物保护下应用激素,以免感染扩散。且激素不宜用于有弥散性血管内凝血表现、疑有应激性溃疡或已有消化道出血表现、有严重细菌或真菌感染患者。激素本身也可引起胰腺炎,故无明显指征一般不宜应用。急性胰腺炎病人选择抗菌药物的原则是能通过血-胰屏障、在胰腺组织内达到有效浓度、可有效抑制引起胰腺感染的致病菌。常用的抗菌药物有头孢噻肟、头孢拉定、氧氟沙星、环丙沙星的左旋制剂、甲硝唑等。禁食可减少急性胰腺炎患者胰腺的内分泌和外分泌,使胰腺处于休息状态,是胰腺炎的基础治疗措施。因为食物可以促使胃、十二指肠和胰腺分泌,所以,必须禁食期间应给予胃肠外营养,以脂肪和葡萄糖作为基础供能物质,同时补充氨基酸保证正氮平衡。其他对急性胰腺炎有效的药物治疗包括抑制胰腺外分泌、抑制胰酶活性、改善胰腺微循环的药物和血管活化因子拮抗剂等。

(五)糖尿病患者静脉输液治疗原则

糖尿病患者静脉药物治疗原则包括:首先,尽快补充因低血糖所致的细胞外液和相关电解质离子丢失。因为,当血糖水平下降时,水分将从细胞外液转移到细胞内液,使细胞外液量进一步下降;其次,补充从尿中不断丢失的电解质和水。再适当补充细胞内液欠缺的水和电解质离子,因糖原与蛋白质再合成过程需消耗电解质和水,且其过程比较缓慢。静脉药物治疗应因人而异,根据病人血糖异常的病因、体液和电解质欠缺量、合并心血管疾病情况,制订相应的静脉输液治疗方案。

(六)其他疾病患者静脉输液治疗原则

伴有明显贫血症状的慢性贫血病人(Hct<18%,Hb<60g/L)可根据治疗需要适当补充全血I低蛋白血症患者,可适当补充人血白蛋白。扩容治疗如不能迅速恢复血流动力学时,则应给予血管活性药,如多巴胺、多巴酚丁胺、肾上腺素等。多巴酚丁胺有较强的正性肌力作用,与多巴胺合用可改善心功能,升高血压。当患者出现低排高阻和心力衰竭等表现时,则应给予血管扩张药及利尿药。

第三节　静脉药物治疗集中调配医嘱审核

静脉药物治疗集中调配医嘱审核是保证医嘱准确执行的重要环节,涉及《医疗机构药事管理条例》《处方管理办法》中药品调剂的相关内容,包括人员资质、软件和流程管理等。审方人员应为具有药师以上专业技术职称任职资格的人员,审核结果应由审核药师签名或加盖专用签章,签名或者专用签章式样应当在本医疗机构留样备查。

一、静脉药物治疗医嘱审核

(一)静脉药物治疗医嘱的规范性和合法性

(1)医嘱(包括电子医嘱)中病人识别信息是否清晰完整,包括病区、姓名、性别、年龄、床位等识别信息。患者识别信息都是在住院登记时记录完成的,不可避免地存在多种原因导致的记录错误。如人口流动日益频繁,国外患者或者少数民族地区患者日益增加,加之许多家长给孩子取名喜好标新立异,由此引起的姓名难写难记。

一般住院登记时发生的患者识别信息错误,多在患者入院后由护士更改,临床会出现患者识别信息发生变化的情况。当然,换床位、换病区的情况也常见于临床。所以,要求药师在审核需要集中调配的医嘱时,一定要仔细辨别患者的识别信息。

需要指出的是,患者信息识别的准确性也是我国医疗机构评审标准中有关"患者安全"的首条要求。

(2)药品名称、规格是否完整清晰、易于识别。药品名称应使用通用名,如氯化钾注射液,市售制剂有2种规格,10ml:1g和10ml:1.5g,但临床常见"氯化钾注射液10ml 1支",无法判断10ml的规格是指1g含量还是1.5g含量。

(3)用法用量是否完整清晰。漏写用法或用量,只写数量不写单位。如"注射用头孢西丁钠0.5g3",无法判断是3g还是3瓶。注射用头孢西丁钠的规格是每瓶0.5g,而3g与3瓶剂量整差1倍。

(4)输液成组划定是否清晰,组内药品给药频次是否一致。输液成组不清晰,给药频次前后不一致可见于手写医嘱和电子医嘱。见于手写医嘱的情况,可因医嘱书写不规范引起,如临时医嘱或增加药物,但又未说明。因此,医嘱单上容易出现先开的药成组且用法一致,而增加的药成组模糊、无法调配。见于电子医嘱系统,则由于缺乏静脉配置中心运行经验。以往,这种情况多由在配置输液打输液卡时由护士发现并得到避免。而静脉药物集中调配时，则由药师在审核医嘱时发现并予以纠正。

（5）成组输液中应开具或药品自带溶媒。初次运行静脉药物集中调配的医疗机构，常出现医嘱中不开具溶媒的情况。多与医师习惯有关，如习惯于溶媒与治疗药物分成 2 个医嘱开出，或口头医嘱护士进行配置。

静脉药物配置中心是集中药物调配，再由中心药房集中发药。药师应及时与医师沟通，并拒绝调配没有溶媒的医嘱。

（6）医嘱应有医师的有效签字。药师应拒绝调配已经被停止执行或废止的医嘱，拒绝调配无行医资质医师包括实习、进修医师开具的医嘱。

（7）附加用药是否易于理解，无歧义，可执行。有些医疗机构出于多种原因，允许患者自行外购自费、价格昂贵或供应紧张的药品，而在医嘱上会以"自备"字样区别于医院内药品。对于静脉配置中心，上述医嘱则是无法执行的医嘱。意味着静脉配置中心将调配不完整的静脉输液交由病区，再由病区加入自备药物。这种操作潜藏着极大的医疗风险，且一旦发生不良事件难以追究责任。

静脉药物集中调配中心的药师应仔细审核医嘱的附加要求，及时发现并拒绝调配无法执行，或如果执行易发生医疗风险的医嘱。

（二）静脉药物治疗医嘱的适宜性与可操作性

（1）必须做皮试的药物，应注明过敏试验及阴性试验结果。

（2）医嘱用药与临床诊断的相符性。我国绝大部分二级以上医院病历首页的临床诊断项均采用 ICD-10 编码，手术使用 ICD-9 编码，静脉配置中心药师应熟悉相应编码，熟悉病区、医师特点和临床诊断，准确及时判断医嘱用药与临床诊断的相符性。

（3）剂量、用法的正确性。超剂量使用，如抗菌药物和支持药物（如氨溴索、维生素 C 粉针）的超剂量使用是静脉配置中心常见不合理医嘱，应及时发现，并予以纠正。

（4）选用剂型与给药途径的合理性。

（5）是否有重复给药现象。

（6）是否有潜在临床意义的药物相互作用、配伍禁忌、溶媒禁忌。药物相互作用、配伍禁忌常见于静脉配置中心运行初期，以后逐步减少，而溶媒禁忌则长期存在，且逐步上升。因为溶媒选择不仅关乎配伍，还关乎药物浓度及滴定速度，而后者与药物的治疗效果和不良反应密切相关。临床上常见以下几种情况。

1）说明书明确指定可用和不可用溶媒时，仍选择不可用溶媒。如头孢曲松钠不宜选用林格液含钙溶媒；多烯磷脂酰胆碱严禁选用 0.9％氯化钠溶液、林格液等电解质溶液，而只能选用不含电解质的葡萄糖注射液。

2）说明书明确指定可用溶媒，但未说明其他溶媒是否可使用。如某些中药注射液均要求选择 5％葡萄糖注射液或 0.9％氯化钠注射液 500ml 作为溶媒，输液反应最少，其他溶媒则未置可否。250ml 容量则因浓度过高，常发生输液反应。

3)说明书推荐了溶媒,但其他溶媒也未发生任何问题。这意味着每个未遵循说明书选择溶媒的病例,实际也在验证其新医嘱组合中溶媒的安全性。

4)说明书无选择溶媒的特别说明,但患者病理生理状况需要慎重选择合适的溶媒。如糖尿病患者,选择葡萄糖溶媒时应当更加谨慎。

(三)静脉药物治疗医嘱的有效性和安全性

(1)静脉药物治疗禁忌,包括妊娠禁忌、交叉过敏、禁忌证、年龄禁忌。静脉药物集中调配前,须结合患者病史审核医嘱中潜在的交叉过敏。直接过敏物质易被发现,而交叉过敏则易被忽略。妊娠患者或潜在妊娠患者,均应重点审核使用药物的 FDA 安全级别。同时,也应仔细审核来自儿科病房的儿童、新生儿患者的医嘱。

(2)应及时动态掌握国家或地方医药卫生管理部门发布的药物使用警示信息,并按警示要求审核含警示药物的医嘱。国家食品药品监督管理局加强了重点药物事件的及时披露和药企召回药品信息的及时发布,如鱼腥草注射液事件。这就要求药师一定要及时关注国家发布的重要警示信息,及早发现问题药品医嘱,及时干预药物调配。

(3)药师应对临床抗菌药物的使用进行有效跟踪及医嘱审核,及时发现并纠正无指征使用、超剂量超疗程使用、超权限使用、不合理联合使用、频繁换药或其他不符合《抗菌药物使用管理办法》的事项。

(4)药师应结合患者病历,对特殊人群,包括老年人、儿童、新生儿、妊娠者的医嘱进行针对性审核。对肝、肾功能障碍或不全患者,或含肝、肾毒性较大的药物的医嘱,动态结合患者肝、肾功能状况,审核药物剂量和安全性。

需要指出的是,药师对肝、肾功能的评估和药物使用的评价,不仅仅在患者初始入院阶段,而应贯穿于患者整个住院期间,全程掌握患者肝、肾功能变化,并根据变化情况审核医嘱,包括已经执行的医嘱。

(5)应动态审核抗肿瘤药物医嘱执行情况,应结合患者化疗方案及体表面积审核化疗药物剂量和周期,并审核医嘱的适宜性。

(6)对于为保证疗效或输注安全而规定滴速的药物,药师应审核溶媒容量,以及患者每日输液总量的合理性。护理技术操作规范建议成年人静脉滴速一般为 $40\sim60$ 滴/分,心肺功能障碍患者应适当减速。有些药物说明书也相应规定滴定速度和配置浓度。半衰期较短的药物(如青霉素),溶媒量过大势必增加滴定时间,将严重影响药物治疗效果。为达到安全有效的用药目的,应选择适宜的溶媒容量配置成合理药物浓度,在安全的滴速范围内静脉滴注。

药师审核静脉滴注医嘱时,应注意药品说明书规定的安全滴速,审核溶媒容量,如注射用门冬氨酸鸟氨酸说明书要求最终溶液浓度不超过 2%。

(四)处方集与计算机辅助医嘱审核

(1)应建立全处方集,分析医师医嘱习惯,收集总结审方结果,解释并及时对外发布,或与医师进行交流。有条件的医疗机构应开展验证性试验,将试验结果作为药师医嘱审核的临床依据。

（2）药师应加强专业知识的学习，不断补充新药使用、新的临床发现等相关知识，做到知识的常审常新。应鼓励静脉用药集中调配中，使用相关计算机程序辅助医嘱审核。

1）计算机辅助医嘱审核有助于提高医嘱审核的效率，维持审核标准的一贯性，提高医嘱审核结果的传递速度。有条件的医疗机构应推广使用计算机辅助医嘱审核技术。

2）但应当注意，计算机辅助医嘱审核技术，不能替代药师审核医嘱的法律地位和法律责任，医嘱审核的结果必须由药师发布并签字备查。

（3）医疗机构应建立、健全组织结构，定期召开会议，审定计算机辅助医嘱审核的项目及数据库标准，并授权指定药师按照静脉药物调配医嘱审核标准及时更新数据库。

二、特殊人群静脉药物治疗医嘱审核

（一）老年人静脉药物治疗医嘱审核

老年人用药医嘱审核首先需要了解老年人的药动学和药效学特点，掌握老年人用药原则，严格控制老年人的用药剂量，以保证老年人的用药安全。

1.老年人药动学特点

老年人胃酸分泌少，胃排空时间延长，肠蠕动减弱，血流量减少，血浆蛋白含量随年龄增长逐渐降低。因此，老年人与血浆蛋白结合的药物减少，而游离型药物浓度明显增加。随着年龄的增长，肝质量占全身质量的百分比减少约 30%（80 岁），肝血流量减少约 40%（65 岁），微粒体酶活性降低，功能性肝细胞减少，使药物在肝中的代谢减慢。老年人肾体积缩小，肾小球及肾小管细胞数量减少，肾功能随之衰减，80 岁的老年人肾功能下降约 50%。肾血流量减少及肾小球滤过率的降低，使药物清除率减低，血浆浓度增高，消除半衰期延长，从而老年人更易发生与剂量相关的不良反应。

2.老年人药效学特点

老年人对大多数药物敏感性增加，作用增强，不良反应发生率增高。老年人对中枢抑制药敏感性的增加，可使影响内环境稳定的药物作用增强。老年人对肝素及口服抗凝血药、对肾上腺素及耳毒性药物更敏感，更易引起听力损害，增加药物变态反应发生率。由于多种内分泌受体数目均随增龄增长而减少，老年人对作用于内分泌受体的相关药物如类固醇、胰岛素及 β 肾上腺素受体兴奋药敏感性下降，效应降低。

老年人患有多种疾病，同时应用多种治疗药物时，用药依从性差，从而影响药物疗效。用药依从性是指患者遵照医嘱服药的程度，遵照医嘱服药是治疗成功的关键。老年人用药依从性降低可能与老年人记忆力减退、反应迟钝、对药物不了解、忽视按医嘱服药的重要性、漏服、忘服或错服、多服药物有关。用药依从性降低可影响药物疗效，引起无效治疗和不良反应。

3.老年人用药的原则

（1）明确诊断，明确用药指征。老年人不宜盲目对症治疗，对症治疗不利于疾病的进一步检查和诊断。老年人应尽量减少同服药物的种类，避免使用老年人禁忌或慎用的药物，不滥用滋补药及抗衰老药，不随意合用中药和西药，注意饮食对药效的影响，使用新药要慎重，选择药物前应询问并明确用药史。除急症或器质性病变外，老年人一般应尽可能选用最少种类的药物和最低有效量。药物种类应控制在不超过 3～4 种,作用类型相同或不良反应相似的药物合用更容易引起老年人不良反应。抗抑郁药、抗精神病药、抗胆碱药、抗组胺药均有抗胆碱作用,各药作用可相加,极易产生不良反应,出现口干、视物模糊、便秘、尿潴留和各种神经精神症状。镇静药、抗抑郁药、血管扩张药、利尿药均可引起老年人直立性低血压,不宜合用。

(2)《中国药典》规定老年人用药量为成年人量的 3/4;80 岁以上老年人,最好不要超过成年人剂量的 1/2。一般来说,老年人初始用药应从小剂量开始,开始用成年人量的 1/4～1/2,然后根据临床反应调整,逐渐增加到最合适的剂量,每次增加剂量前至少要间隔 3 个血浆半衰期,直至出现满意疗效而无不良反应为止。

(3)合理选择常用药物。老年人体内水分少,肾功能差,给予成年人剂量易引起与血浓度增加所致的有关毒性反应。应尽量不用可导致肾和中枢神经系统毒性的抗菌药物,如链霉素、庆大霉素。对于此类药物,更不可联合应用。

(二)小儿静脉药物治疗医嘱审核

了解小儿的生理特点及药动学特点,掌握小儿用药原则,准确计算小儿用药剂量,是小儿用药医嘱审核的重点,有利于保证小儿合理安全用药。

1.小儿药动学特点

新生儿胃酸浓度低,胃排空时间长,肠蠕动不规律,肌肉量少,末梢神经不完善。婴幼儿脂肪含量较成年人低,脂溶性药物不能充分与之结合。婴幼儿体液及细胞外液容量大,水溶性药物在细胞外液被稀释,血浆游离药物浓度较成年人低,而细胞内液药物浓度较高。婴幼儿的血浆蛋白结合率低,游离型药物多,且体内存在较多的内源性蛋白结合物,如胆红素等。因此,与血浆蛋白结合力强的药物,如苯妥英钠、磺胺类药物等,可与胆红素竞争结合蛋白,使游离型胆红素浓度升高,出现高胆红素血症甚至核黄疸。此外,新生儿的血-脑脊液屏障尚不完善,多种药物均能通过,可增加药物发生神经毒性的可能性。

新生儿肝酶系统不成熟,出生 8 周后,酶活性方达正常成年人水平。因此,新生儿出生后 8 周内,不宜使用经微粒体代谢酶系统灭活的药物。新生儿还原硝基和偶氮的能力及葡萄糖醛酸、甘氨酸、谷胱甘肽结合反应能力很低,不宜使用经结合反应灭活的药物。另外,新生儿大量注射氯霉素有可能引起中毒反应,导致灰婴综合征。

肾功能随年龄增长而变化。儿童尤其是新生儿肾血流量低,仅为成年人的 20%～40%,出生后 2 年接近成年人水平;肾小球滤过率,按体表面积计算,4 个月时只有成年人的 25%～50%,2 岁时接近成年人水平;肾小管排泄量在出生后 1 个月内很低,1～5 岁接近成年人水平。此外,肾小管泌酸能力低,尿液 pH 高,影响碱性药物的排泄。因此,新生儿及儿童在应用经肾排泄的药物时,可能导致药物消除减慢(如庆大霉素),易发生蓄积中毒。所以,在医嘱审核时,应注意新生儿月龄、药物剂量及给药间隔。

2.小儿用药的基本原则与审核要点

选择合理药物、合适剂量。许多药物未提供小儿专用剂量,常需根据成年人剂量折算小儿剂量,常用的换算方法如年龄、体重或体表面积折算法。对于毒性较大的药物,应按体重或体表面积法折算。这些方法各有优缺点,可根据具体情况及临床经验进行合理选择。联合用药时,应注意是否存在与单独用药比较的药物浓度改变。

(1)年龄折算法:年龄折算法是较常用的一种方法,适于剂量范围大且不需十分精确的药物,具体计算公式如下。

1岁以内用量-0.01×(月龄＋3)×成年人剂量

1岁以上用量-0.05×(年龄＋2)×成年人剂量

该方法简单,如表6-1所示。

表6-1　小儿剂量及体重的计算

年龄	按年龄折算剂量(折合成年人剂量)	按年龄推算体重(kg)
新生儿	1/10～1/8	2～4
6个月	1/8～1/6	4～7
1岁	1/6～1/4	7～10
4岁	1/3	1周岁以上体重可按下
8岁	1/2	式记算:实足年龄×2
12岁	2/3	＋8=体重(kg)

(2)体重折算法:该法临床应用最广,但需要记住每种药物的剂量和小儿体重,计算公式如下。

小儿的药量(每天或每次)＝每千克体重药量(每天或每次)×小儿体重(千克)

此法算出的药量较准确,但记忆较难,不易掌握。年长的儿童按体重折算药量时,如药量超过成年人量,则以成年人量为上限。每日药量计算后,应按具体要求分次给药。

对于2岁以上的小儿,体重折算法可简化法如下。

小儿药量＝成年人剂量×小儿体重(kg)/成年人体重(50kg或60kg)

简化的体重折算法更简便易行,但存在对于年幼儿童求得的剂量偏低、年长儿童求得的剂量偏高的特点。医师应根据临床经验对折算的结果进行适当增减,如所得剂量超过成年人剂量时,可按成年人剂量或略低于成年人剂量应用。

(3)体表面积折算法:此法与基础代谢、肾小球滤过率等生理活动关系更为密切,比按年龄、体重计算更为准确。用每平方米体表面积表达药量,适用于各年龄小儿,也适用于成年人。新生儿体重、体表面积和身高分别为成年人的1/21、1/9和1/3.3,如果按体重折算易致用量偏低,按身高折算易致用量偏高。对于大多数药物而言,采用体表面积计算用量更接近临床实际用量。按体表面积计算小儿用量的公式为:

小儿用量＝成年人剂量×某体重小儿体表面积(m²)/1.7

其中,1.7为成年人(70kg)的体表面积。

小儿体表面积可根据体重推算,公式如下:

<30kg小儿体表面积(m²)＝体重(kg)×0.035＋0.1

30～50kg小儿体表面积(m²)应按体重每增加5kg,体表面积增加0.1m²计算;60kg小儿

体表面积(m²)为 1.6m²,70kg 小儿体表面积(m²)为 1.7m²。

小儿体表面积也可根据小儿身高、体重计算求得,计算公式为:

表面积(m²)＝0.0061×身高(cm)＋0.0128×体重(kg)-0.1529

以上 3 种小儿剂量折算方法在实际应用时,应根据具体情况,灵活掌握。小儿有胖有瘦,所患疾病有轻有重,不能生搬硬套公式。一般主张胖或病重的患儿,可取年龄组药量的高限,反之取低限。有些药物,小儿和成年人用量相似,如维生素类。还有一些药物,如苯巴比妥、异丙嗪和阿司匹林类解热药、泼尼松等激素类药物及利尿药等,小儿的耐受性较好,按每千克体重剂量折算较好,按年龄折算往往偏小。

(三)妊娠期静脉药物治疗医嘱审核

妊娠期是一个特殊时期,妊娠期用药关系胎儿的生长发育和孕妇自身健康,一旦选药不慎重,不恰当、不合理,不仅会给孕妇本人造成伤害,还会危及胚胎、胎儿,引起胎儿生长受限,胎儿体表或脏器、器官畸形,甚至发生流产、死胎、新生儿死亡等不良后果。所以,在对妊娠期用药医嘱审核时,应重点关注孕妇和胎儿的安全性,保证用药的安全有效。

1.药物对不同孕期胚胎的影响

(1)细胞增殖早期:受精卵着床于子宫内膜前为着床前期(受孕后 2 周)。此期,胚胎虽然对药物高度敏感,但如受到药物严重损害,其结果往往是导致胚胎死亡,流产或仍能存活而发育成正常个体。药物的致畸作用几乎不见于此期。

(2)器官发生期:受精后 3 周至 3 个月,胎儿心脏、神经系统、呼吸系统、四肢、性腺、外阴相继发育。此期,胚胎如接触药物最易发生先天畸形。此期为药物致畸的敏感期。

(3)胎儿形成期:妊娠 3 个月至足月,是胎儿发育的最后阶段。此时,器官已形成,除中枢神经系统或生殖系统可因有害药物致畸外,一般不引起其他器官畸形,但可能影响胎儿的生理功能和发育成长。

2.美国 FDA 药物对胎儿危险性等级标准分类

1979 年起,美国 FDA 根据药物对胎儿产生危害性的等级制订并颁布了药物胎儿危害等级标准,分为 A、B、C、D、X 类共 5 类。此后,多数药物妊娠期危险性级别均由药厂根据美国 FDA 标准拟定。随着新药的不断问世,分级药品不断增多。

(1)A 类药物:已有妊娠妇女对照研究证实,在妊娠前、中、后期未能证明药物对胎儿具有危险性,且几乎无出现胎儿损害可能性。

(2)B 类药物:指动物研究未证明药物对胎儿有危险性,但未曾进行合适的妊娠妇女对照研究;或指动物研究显示药物对胎儿具有某些危险性,但妊娠妇女对照研究未能证明药物对胎儿具有危险性。

(3)C 类药物:动物研究显示药物具有致畸性和胚胎毒性效应,但无充分的妊娠妇女对照研究;或无动物与妊娠妇女研究资料可供应用。此类药物仅在权衡对胎儿的利大于弊时给予。

(4)D 类药物:已存有该药物对胎儿危险性证据,但在某些情况下(例如威胁生命时或严重疾病状态下且无安全性药物可供使用),虽有阳性证据存在,但仍可应用于妊娠妇女。

（5）X类药物：该药物的动物实验和人类研究均已证实可造成胎儿异常，或基于人类经验具有胎儿危险性证据，且其危险性明显地超过任何可能的效益，该药物禁用于妊娠或可能妊娠的妇女。

3.妊娠期用药医嘱审核要点

（1）没有一种药物对胎儿的发育是绝对安全的，孕期应尽量避免不必要的用药，特别是孕期的前3个月，可推迟的治疗尽量推迟到此期以后。

（2）必须使用药物治疗时，应选用对母体、胎儿无损害，而对孕妇所患疾病有效的药物，尽量选用已经临床验证的A、B类药物。孕期前3个月不应使用C、D类药物。

（3）能用一种药物治疗就避免联合用药，能选择效果确切的老药就避免使用对母体、胎儿影响不明的新药，能用小剂量药物就避免使用大剂量药物。

（4）一般情况下，整个孕期都不应使用D类药物。如病重或抢救等特殊情况下，必须使用C、D类药物，也应在权衡利弊后，确认利大于弊时方能使用。

（5）在必须使用C、D类药物时，应进行血药浓度监测，以减少药物不良反应，如万古霉素、磺胺类、氟胞嘧啶（C类）、氨基糖苷类（D类）。

（6）很多中药及中成药在妊娠期是禁用或慎用的，必须予以重视。

（7）整个妊娠期中，如使用各种疫苗，则应十分谨慎，因大部分活病毒疫苗孕妇禁用。

三、全静脉营养液医嘱审核

药师参与医疗机构肠外营养小组活动是有效审核全静脉营养医嘱的重要机制。医疗机构通常采用协定营养处方规划患者的肠外营养支持。肠外营养协定处方或由营养科主导制订，或营养师主导、药师参与制订，或由各科室自行协定。肠外营养医嘱或由营养医师开具、药师审核，也有相当一部分由非营养医师开具。全静脉营养药或有直接采用制药企业预制的"三腔袋"，或由药物静脉配置中心或营养科自行配置。鉴于此，依据中华人民共和国卫生部2007年2月14日颁布施行的《处方管理办法》所定义的药师职责，已建立静脉药物配置中心的医疗机构，药师应参与审核肠外营养医嘱，参与肠外营养方案制订，利用药师的药学专业技能，参与制订、审核、配置对各种适应证、患者人群的个性化全静脉营养液。

（一）正常人体所需的营养物质

正常人体所需的营养物质主要包括可提供能量的糖类、蛋白质、脂肪、水，以及电解质、维生素、微量元素。其中，糖类、蛋白质、脂肪又称为宏量营养素，是维持人体生命存在和机体环境的最重要营养素。

1.能量

机体的能量需求以非蛋白热量计算，主要来源于糖类和脂肪。临床上通常用Harris-Bendeict公式计算机体基础能量消耗值（BEE）：

男性：$BEE(kcal/d)=66.4730+13.7513W+5.0033H-6.7750A$

女性：$BEE(kcal/d)=655.0955+9.5634W+1.8496H-4.6756A$

（W.体重，kg；H.身高，cm；A.年龄，年）

临床实践表明,根据 Harris-Benedict 公式计算的结果比我国正常成年人实际测量值高 10%左右,在估算正常人体能量消耗时需要注意。1985 年,WHO 推荐使用 Schofield 公式计算基础代谢值(BMR),我国人群的结果约为该值的 95%。

正常人体,通过食物摄入糖类,经代谢最终以血液中单糖(主要是葡萄糖)形式提供人体每日 35%~70%的热量,正常成年人,每日葡萄糖最低需要量为 100~150g。最大摄入量不应超过 7g/kg[4.8mg/(kg·min)]。

脂肪的主要生理功能是提供能量,构成身体组织,供给必需脂肪酸,并携带脂溶性维生素等。脂肪所提供能量占总能量的 30%~50%。脂肪每天的适宜摄入量为 1~1.5g/kg,最大不应超过 2g/kg。临床常用的脂肪乳剂除提供脂肪外,尚提供必需脂肪酸,包括必需脂肪亚油酸和亚麻酸,分别为每日能量推荐值的 0.5%~1.0%和 3%~5%。

需要着重指出的是,肠外营养支持应避免过度摄入葡萄糖,给予葡萄糖和脂肪乳双能量来源,即必须由糖和脂肪共同提供能量。

2.蛋白质

蛋白质主要参与各种细胞组织的多种生理功能及氧化供能,维持细胞组织生长、更新和修复。蛋白质在人体内最终水解为人体直接吸收的基本物质氨基酸,是提供机体最直接、最有效的氮源。肠外营养每日蛋白质基础需求量为 0.8~1.0g/(kg·d),相当于氮量 0.15g/kg。考虑到个体差异,个别患者可达到 2.0g/(kg·d)。

疾病状态下,机体对能量及氮的需求增加,但非蛋白质热量(kcal)与氮量比值应保持在(100~150):1。另外,不同疾病对氨基酸的需求不同,如创伤状态下谷氨酰胺的需要量明显增加,肝病时则应增加支链氨基酸,肾功能不良个体则以提供必需氨基酸为主等。

3.水

水是器官、组织发挥正常功能和代谢的递质,占体重的 50%~70%。美国胃肠外和经肠营养学会(American Society for Parenteral and Enteral Nutri-tion,ASPEN)推荐的每日水需求量,见表 6-2。

表 6-2　不同人群每日水需求量

人群	每日水的需求量
小儿(体重)<1500g	120~150ml/kg
1500~2000g	110~130ml/kg
2.5~10kg	100ml/kg
10~20kg	1000ml/10kg+50ml/kg(超过 10kg 部分)
>20kg	1500ml/20kg+20ml(超过 20kg 部分)
成年人	20~40ml/kg

4.电解质

电解质具有重要的生理功能。钠离子参与维持和调节渗透压,有助于增强神经肌肉和心肌的兴奋性。钾离子参与糖、蛋白质和能量代谢,是多种生物酶系的组成部分,维持细胞外液的渗透压和酸碱平衡,以及神经肌肉的兴奋性和心肌功能。镁离子是激活 ATP 酶和其他多种酶的金属辅酶,参与多种代谢反应。钙离子则是多种酶的辅酶,是形成和维持骨骼、牙结构、参与凝血过程的重要阳离子。磷是机体所有细胞核酸的组成成分及构成细胞膜的必需物质,也是物质代谢反应及骨骼体液构成等不可缺少的成分。氯离子参与体内胃酸的合成,可激活唾液淀粉酶,帮助淀粉的消化。

表 6-3 为 2000 年中国营养学会和 2002 年 ASPEN 在肠内外营养杂志发布的成年人电解质日摄入量参考值。

5.微量元素

临床上常提的必需微量元素有 9 种,即铁、铬、铜、氟、碘、锰、硒、钼和锌,为人体必需营养素,与机体多种代谢酶和辅助因子密切相关,具有重要的生理作用。人体无法自身合成微量元素,需要每天补充。表 6-4 分别为 2000 年中国营养学会颁布和 2002 年 ASPEN 在肠内外营养杂志发布的正常成年人每日微量元素需要量参考值。

表 6-3　正常成年人电解质日摄入参考值

电解质	中国营养学会 RNls* 或 AIs**	ASPEN(肠外)
钠	51mmol(2000mg)	1~2mmol/kg
钾	90.6mm01(2200mg)	1~2mmol/kg
镁	14.6mmol(350mg)	4~10μmol/kg
钙	20mmol(1000mg)5~7.5μmol/kg	
磷	23.3mmol(700mg)	20~40μmol/kg
氯		满足维持酸碱平衡的量

*.RNIs-推荐营养素摄入量;＊＊.Als-适宜摄入量

表 6-4　正常成年人微量元素需要量参考值

微量元素	中国营养学会 RNIs* 或 Als**	ASPEN(肠外)
铁	15mg	不需常规添加
碘	150μg	无确切标准
锌	11.5mg	2.5~5mg
硒	50μg	20~60μg
铜	2.0mg	0.3~0.5mg
氟	1.5mg	无确切标准
铬	50μg	10~15μg
锰	3.5mg	60~100μg
钼	60mg	不需常规添加

6.维生素

维生素是维持机体正常代谢所必需的营养素,不能于体内合成或合成量不足,必须由外源性补充。维生素分为水溶性维生素和脂溶性维生素。水溶性维生素包括维生素 C、维生素 B_1、维生素 B_2、维生素 B_6、维生素 B_{12}、烟酸、叶酸、泛酸、生物素,脂溶性维生素包括维生素 A、维生素 D、维生素 E、维生素 K。表 6-5 分别为 2000 年中国营养学会颁布和 2002 年 ASPEN 在肠内外营养杂志发布的正常成年人每日维生素需要量参考值。

表 6-5 正常成年人维生素日需要量参考值

维生素	中国营养学会 RNIs* 或 AIs**	ASPEN(肠外)
维生素 A	800μgRE(M)700μgRE(F)	1000μg
维生素 D	10μg	5μg
维生素 E	14mgα-TE	10mg
维生素 K	—	1mg
维生素 B_1	1.4mg(M)1.3mg(F)	3mg
维生素 B_2	1.4mg(M)1.2mg(F)	3.6mg
维生素 B_6	1.2～1.5mg	4mg
维生素 B_{12}	2.4μg	5μg
维生素 C	100mg	100mg
泛酸	5.0mg	15mg
叶酸	400μg DFE**	400μg
烟酸	14mg NE**(M)13mg ME**(F)	40mg
生物素	30μg	60μg

*.TE 为 α-TE 生育酚当量;**.DFE 为膳食叶酸当量1***.NE 为叶酸当量;M.男性;F.女性

(二)肠外营养医嘱审核

肠外营养医嘱审核应包括肠外营养医嘱的规范性、适应证、禁忌证及合理性。

1.肠外营养医嘱的规范性

由医疗机构具有资质的专业营养医师开具且应遵循相应流程。

2.肠外营养的适应证

(1)危重疾病、重度营养风险或蛋白质-能量营养不良,经口或经肠道营养素严重摄入不足,且短期内(10～14d)无法恢复正常的进食者。

(2)围术期或术后患者。

(3)胃肠道功能障碍患者。

(4)肠梗阻、短肠综合征、胃肠道瘘患者。

（5）胰腺炎患者。

（6）活动期肠炎，包括克罗恩病（Crohn disease，CD）和溃疡性结肠炎患者。

（7）外伤性脑损伤患者。

（8）恶性肿瘤终末期患者。

（9）其他具有肠内营养禁忌证患者。

3.肠外营养的禁忌证

（1）胃肠功能正常、适应肠内营养或 5d 内可恢复胃肠功能患者。

（2）严重水、电解质、酸碱平衡失调患者。

（3）休克、器官功能衰竭终末期患者。

（4）心血管疾病不常规推荐使用肠外营养患者。

4.肠外营养方案的合理性

（1）能量补充应以保持体重而非增加体重为目的，且须糖和脂肪同时使用。

葡萄糖来源的热量，尤其对于糖尿病患者，应遵循"允许性低摄入方案"提供，其余不足的部分通过脂肪乳提供。建议脂肪乳所提供的热量应占非蛋白热量的 25%～50%。

临床上在使用肠外营养液时，还使用其他治疗药物，其中很多药物以葡萄糖注射液作为溶媒。所以，在制订肠外营养方案时，营养医师应掌握患者肠外营养支持每日葡萄糖溶液的摄入量，以便药师向临床医师提出调整溶媒的建议。

每克葡萄糖氧化后可产生 16.7kJ（4kcal）热量，10%脂肪乳注射液（C14～24）提供 4602kJ（1100kcal）热量，10%中/长链脂肪乳注射液（C8～24）每 100ml 含 442.7kJ（105.8kcal）热量。药师应掌握脂肪乳制剂的热量参数数据。此外，选择脂肪乳还应考虑长链脂肪乳所提供的脂肪亚油酸和亚麻酸含量高于长链或短链脂肪乳，如必须补充亚油酸和亚麻酸，须将此差异考虑在内。

（2）葡萄糖依赖胰岛素代谢，所以肠外营养医嘱往往包括适量的胰岛素，两者比例根据血糖或尿糖指标决定，一般为按糖：胰岛素＝（4～20）g：1U 计算，从 10g：1U 开始，随着机体的适应和内源性胰岛素分泌增加，则可停用外源性胰岛素。PVC 输液袋对胰岛素有吸附作用。胰岛素尽量避免加入 PVC 营养液袋中，无法避免时应加大胰岛素剂量。

（3）补充氨基酸时，应选择含氨基酸种类齐全的平衡氨基酸溶液。相同脂肪乳制剂，不同氨基酸制剂，氨基酸种类和含量不同，药师也应熟悉各种市售复方氨基酸制剂的营养参数。复方氨基酸注射液（18AA）氨基酸种类和含量（表 6-6）。

必需氨基酸为人体自身不能合成或合成量不能满足人体需要，必须从食物中摄取的氨基酸。亮氨酸、异亮氨酸和缬氨酸分子中含有分支侧链，又称为支链氨基酸。

肝功能不全的患者应选用富含支链氨基酸的氨基酸溶液，肝性脑病患者应选用复方氨基酸注射液（3AA），慢性肾功能不全患者应选用以必需氨基酸为主要成分专用氨基酸制剂，如复方氨基酸注射液（9AA）。

鉴于谷氨酰胺对于免疫、胃肠道功能的重要性，在肠外营养液，尤其外科术后患者，常需外加谷氨酰胺双肽。

表 6-6　复方氨基酸注射液(18AA)氨基酸种类和含量

氨基酸种类	每 250ml 含	每 500ml 含
L-脯氨酸	0.200g	0.500g
L-丝氨酸	0.250g	0.500g
L-丙氨酸	0.500g	1.000g
L-异亮氨酸	0.880g	1.760g
L-亮氨酸	1.225g	2.450g
L-门冬氨酸	0.620g	1.250g
L-酪氨酸	0.062g	0.125g
L-谷氨酸	0.188g	0.375g
L-苯丙氨酸 *	1.332g	2.665g
L-精氨酸盐酸盐	1.250g	2.500g
L-赖氨酸盐酸盐 *	1.075g	2.150g
L-缬氨酸 *	0.900g	1.800g
L-苏氨酸 *	0.625g	1.200g
L-组氨酸盐酸盐	0.625g	1.200g
L-色氨酸 *	0.225g	0.450g
L-甲硫氨酸	0.562g	1.125g
L-胱氨酸	0.025g	0.050g
甘氨酸	1.900g	3.800g
总氨基酸	12.5g	25g
含氮量	1.81g	3.63g

*必需氨基酸

(4)补充电解质时须考虑需求量和营养液渗透压。每日人体电解质需求量,可参考中国营养学会颁布的 RNI(推荐量)和 AIs(适宜量)。

溶剂透过半透膜进入溶液的自发过程称为渗透现象。而阻止不同浓度的 2 种溶液通过半透膜产生渗透现象的最小压力为渗透压,以毫渗透量浓度毫渗量·升、mmol·L 或 mOsm·L 表示,为溶液中能产生渗透作用的溶质的粒子(分子或离子)总浓度。

人血浆含低分子晶体物质,如氯化钠、葡萄糖和碳酸氢钠等和高分子胶体物质,如蛋白质。其渗透压是晶体物质和胶体物质所产生渗透压的总和,由低分子晶体物质产生的渗透压称为晶体渗透压,由高分子胶体物质产生的渗透压称为胶体渗透压。血浆总渗透压绝大部分来自低分子晶体物质。

血浆总渗量浓度正常范围是 280～320mOsm/L。毫渗透量浓度处于该范围以内的溶液,为血浆等渗溶液;低于此范围的溶液,为低渗溶液;高于此范围的溶液,为高渗溶液。0.9％氯化钠注射液的毫渗透量浓度为 308mOsm/L,属于等渗溶液。5%葡萄糖(无水葡萄糖)注射液的毫渗透量浓度为 278mOsm/L,也属于等渗溶液。目前,市售葡萄糖注射液葡萄糖含量是含 1 分子水的含水葡萄糖(分子量 $C_6H_{12}O_6 \cdot H_2O$),计算时应注意。

在肠外营养液中加入电解质时,必须考虑葡萄糖、氨基酸、脂肪乳等物质对总渗透压的贡献。

(5)肠外营养溶液的稳定性。肠外营养液是由多种物质调配而成的复杂载体,多种物质具有发生潜在相互作用的可能性,如肠外营养制剂成分间、器皿材料与制剂间、油性制剂与水性制剂配置顺序可能产生的配伍禁忌等,最终可导致 pH 和渗透压的改变。因此,需药师认真计算甚至进行实验论证。

5.肠外营养医嘱审核内容

大部分肠外营养医嘱均按照营养预案和规范流程执行,但仍不能避免偶然、意外的不合理、不规范营养医嘱的出现。所以,药师应在集中调配前,仔细审核肠外营养医嘱。审核内容如下。

(1)是否符合营养医嘱的开具资质和流程的规定。

(2)是否存在不符合适应证或存在禁忌证情形。

(3)是否存在重复使用肠外营养物质情形,如以葡萄糖溶液作为溶媒。

(4)是否存在单独使用脂肪乳或复合氨基酸溶液的情形。

临床上,尤其是未明确营养医嘱资质规定的医疗机构,极易出现不规范的肠外营养医嘱,如单独使用复方氨基酸的情况。由于蛋白质也能提供能量,如在使用氨基酸制剂时,不同时补充支持能量的制剂,极易出现蛋白质被作为能量来源消耗,而不能发挥其重要的生理功能的现象。

(5)是否存在禁忌证、交叉过敏相互作用等情况。药师应审核肠外营养液成分和患者病历资料,及时发现营养成分间的物理的、化学的配伍禁忌,以及患者过敏史等信息。

6.肠外营养液配制辅助软件管理系统

医嘱审核整理软件的应用可规范肠外营养液医嘱产生、审核的流程,包括营养筛查和肠外营养支持申请,制订营养支持方案,医嘱审核与实施等。

软件系统所构建的肠外营养制剂全营养参数数据库可为营养方案制订、调整和医嘱形成提供快捷的换算和准确的验算,并可及时发现具有潜在临床意义的相互作用、配伍禁忌等。

第四节　静脉用药集中调配的操作规程

静脉用药集中调配涉及静脉用药医嘱(处方)的信息传递、接受、审核、标签生成、打印、排药、贴签、核对、无菌配置、核对、包装、分发等多个环节。

一、静脉用药医嘱(处方)接受、审核的操作规程

(一)静脉用药医嘱(处方)接受与审核

1.医嘱的信息传递流程图

临床医师根据患者病情开具用药医嘱(处方),静脉用药医嘱(处方)按组开具,每组为可混合静脉用药品。上级医师审查后确认,临床医师或护士将医嘱输入计算机系统,每个输入人需登录自己的用户信息以便跟踪、确认,另一临床医师或护士核对输入的医嘱内容并确认无误后发出,并输入确认人信息。

计算机系统将自动对处方进行分类,静脉使用的药物处方直接发送至静脉用药调配中心(室),并自动生成标签;非静脉用的药物处方将发送至相应药房。

静脉用药的配置信息若是长期静脉用药医嘱,则多数医嘱应在用药前一天的中午13:00前,通过计算机网络传送至静脉用药调配中心。

2.医嘱的接受

配药信息通过医院信息系统(HIS)发送至静脉用药调配中心(室),由审核岗位的主管药师以上药学人员接受医嘱。

3.医嘱的审核

药师主要审核并确认静脉用药医嘱(处方)的正确性、适宜性、合理性与完整性,前节已有详细叙述。主要包括以下内容。

(1)形式审核:静脉用药医嘱(处方)内容应当符合《处方管理办法》《病例书写基本规范》的有关规定,应书写正确、完整、清晰,无遗漏信息。应包括患者姓名、性别、病区、疾病诊断,所用药品的药名、规格、剂量、数量、给药途径、用药时间及调配批次等。

(2)内容审核:审核临床诊断与所选用药品的相符性,以免治疗错误;审核药品种类、规格、给药途径、用法、用量的合理性,防止重复给药;审核单一药品与溶媒或多种静脉药品间或与溶媒间配伍的适宜性、相容性和混合后的稳定性,防止物理的或化学的相互作用发生;审核注射剂,包括溶液剂、粉针剂、溶媒与直接或间接包装材料,以及静脉输液成品的完整性,防止因运输、转移、配制过程等发生的破损或配伍改变;审核存在过敏反应药品的敏感性试验结果、药品本身存在的严重或特殊不良反应等重要信息,防止因疏忽对患者造成伤害。

4.医嘱的拒绝调配

对于存在疑点,或未确定,或错误的用药医嘱(处方),应与开具用药医嘱(处方)的医师沟通并提出用药建议,进行调整,并签名备查。否则,药师应拒绝调配。

因患者病情等需要的超剂量、超疗程、超说明书等特殊用药医嘱(处方),医师应告知患者,并签署知情同意书后签名确认。否则,药师应拒绝调配。

此外,药师还应拒绝调配不能保证成品药液质量的用药医嘱(处方)。

药师确认静脉用药配置信息无误后,根据静脉用药时间和配置顺序进行定批次。定批次方法和规则由各医疗机构自行确定,安排配置。

(二)标签生成、打印、管理

1.标签的生成与打印

静脉用药品一旦混合配制完成后,即应该明确标注其内含成分,以确保其合理使用。静脉用药医嘱(处方)经审核无误,计算机信息管理系统按静脉用药医嘱组自动生成静脉用药标签,并以病区为单位,打印。

2.标签要求

标签设计应符合《处方管理办法》规定,各岗位人员签名位置齐全,字迹简明、清晰、规范、大小适宜、没有缩写或其他易混淆的术语、数据准确、完整、无误,并以给药时便于阅读、辨别,以及易粘贴在输液袋或针筒上,但也要考虑成本。

3.标签内容

标签内容应包含患者静脉用药的必要信息,且易于追溯,包括从医嘱接受、审核、摆药、混合配制、核对、病区分发的各个环节。

(1)患者姓名:可表明该药液是该患者专用,如果无患者姓名,该药液有可能被其他患者使用而出现差错。因同姓、同名的情况时而发生,患者姓名必须为全名。

(2)患者所在病区、床号:可确保药品准确、无误地运送。

(3)所有所加的药物名称、规格、剂量(溶液以 ml 表示,固体以 g 或 mg 标示):名称必须完整、准确、易辨识,能够减少潜在错误的商品名也可同时备注使用,而且所用数量、规格必须标准且容易明白。

(4)溶媒或混合溶液的名称和体积:可使标签信息更完整。由于有的药品在某溶媒中不稳定或存在配伍禁忌、有的药品需一定体积的溶媒才能完全溶解、有的药品需一定的浓度才有效等情况,故必须明确标注溶媒或混合溶液的药品名称及体积。

(5)临时或长期标治:可以提醒药师及时安排排药,临时医嘱则应该尽快配置并送到病区,长期医嘱则当天备药、隔日配置使用。

(6)混合液全部体积的估计:如有效含有 500ml 药液的软袋中最多再加 150ml 液体,一定量的药物需与一定体积的混合液配制,才能确保该药物的有效浓度;TPN 中的钙离子浓度测算等。

(7)给药时间:它可提示护士有计划地根据药动学特点为病人给药,确保治疗的有效、安全。例如,每日 2 次抗菌药给药时间确定为 2 次相隔 12h,避免用药无规律、遗漏或药品失效。

(8)给药途径:它可提示并帮助护士进行正确用药。例如,有些药品只能静脉滴注而不能静脉推注。

(9)批次:根据不同病区、不同患者的给药时间规律设定,它可以确保药品被有序地送到各病区,保证护士及时为患者给药。

(10)审核者,排药者,核对者,配制人,执行人等。

(11)皮试情况:青霉素等可致过敏反应的药品,患者在使用前,必须经皮肤敏感性试验且结果为阴性时,才可使用。

(12)共几页第几页。某些肠外营养制剂中需混合配制的药品较多,需多页标签。此时,每一页标签均应标注页码信息。

(13)配制日期和时间、失效时间:确保药品在有效时间范围内使用。

(14)给药速率(以 ml/h 表示):有些药品的输注速度需要严格控制,不能太快或太慢,则需在标签上明确给药速率。

(15)储存条件:有些药液需储藏在 2～10℃的冰箱中或避光等,否则可失效或变质。

(16)警示系统:非单剂量、避光药物等标记。可提示配置或给药时需注意事项,减少差错发生。

(17)静脉用药标签还应注明需要特别提示的事项:包括含有过敏性药品或成分或含某些特殊药物时,标签应有明显标识,如青霉素类、细胞毒药物标记等;涉及浓度换算、非整瓶(支)使用药品的实际量等用药标记;特别注意的事项如避光、特殊用药监护等。

将静脉用药标签按静脉用药处方性质和用药时间顺序排序,放置于不同颜色(区分批次)的容器,以方便有序调配操作。

标签不仅是排药的依据,也是成品静脉用药的标识,更是明确责任、溯源复核的文书。

4.标签使用

标签贴于输液袋(瓶)或注射器上,输液软袋正贴,输液瓶倒置贴,注射器上贴成"插旗",不能将标签上任何字覆盖,便于配置和使用时阅读。

5.标签类型

根据各医院情况,标签可在计算机网络中设置不同状态,便于了解静脉药品的配制情况。

(1)接受标签:标签上显示"接受",则表示该标签已被静脉用药调配中心药师接受,可进行排药。

(2)申请退标签:标签上显示"申请退",则表示该标签已被病区认作不需要,不能再配制。

(3)作废标签:标签上显示"作废",则表示该标签经病区申请退,药师统一退,即没有配置。

(4)确认标签:标签上显示"确认",则表示该标签已配置完成,并收取标签上药品费用,同时减去静脉用药调配中心库存。

6.标签的管理

标签应符合《静脉用药集中调配质量管理规范》的有关规定,可采用电子处方系统,也可采用同时打印备份静脉用药标签方式。一份静脉用药标签贴于静脉用药袋(瓶),另一份静脉用药标签随调配流程,由各岗位操作人员依据标签执行调配操作,并签名或盖签章,保存 1 年备查。

二、摆药、贴签、审方、核对操作流程

(一)摆药前的准备

摆药前应仔细阅读、核查静脉用药标签是否准确、完整。如有信息错误或不全,应告知医嘱(处方)审核药师,并及时校对纠正。

按静脉用药标签所列批次顺序药品(按组)摆备药品,注意所取药品与配置单上药品相一

致,将静脉用药标签整齐地贴在输液袋(瓶)上,但不得覆盖原有信息。按静脉用药成组(标签含有的药品)、不同用药时间,分批次将药品放置于不同颜色的容器内。

摆药时,需检查药品的品名、剂量、规格等是否与标签内容一致,注意药品的完好性及有效期,签名或者盖章备查。

(二)摆药注意事项

(1)确认同一患者所用同一种药品的批号相同。

(2)遇有药品变质、过期、失效的药品不得使用,如对药品有疑问,需核实无误后再行排药。

(3)摆好的药品擦拭清洁后,方可传递入洁净室,但不应去掉粉、针剂西林瓶盖。

(4)对用过的容器进行整理、擦洗、消毒,以备下次使用。

(三)摆药室药品的补充

(1)每日完成摆药后,应及时补充摆药准备室短缺的药品,并应有 2 人校对。

(2)补充的药品应在专门区域拆除外包装,同时查看药品的生产企业、生产批号、药品质量等,如有尘埃,需擦拭清洁,并严防错误发生。

(3)补充药品时,应注意药品有效期,遵循先进先用、近期先用的原则。

(4)对氯化钾注射液等高危药品,应当有特殊标识和固定摆放位置。

(四)摆药核对的操作规程

(1)排药药师将药品配齐后,需将静脉用药标签贴在输液袋或瓶上并盖章,将备有药品和静脉用药标签的不同颜色容器一起交给复核药师核对。

(2)复核药师根据静脉用药标签仔细校对摆备药名、规格、数量、质量、配伍情况等,确信正确无误后盖章。

(3)将摆有药品与贴有标签的输液袋(瓶)按批次、按病区、药品种类通过传递窗送入相应洁净区,待配置。

三、退药的操作流程

静脉用药医嘱(处方).通过医院信息系统传递到静脉用药调配中心(PIVAS)。当天接收,并分批次。临时静脉用药医嘱当天配置,长期静脉用药医嘱隔天配置。由于长期静脉用药医嘱为提前 1d 摆备药品,如医生修改医嘱或调整用药方案,则可能发生退药。频繁的退药不仅耗时,且增加差错的发生,影响静脉用药调配的工作秩序及患者及时安全用药。为了避免退药而引发的用药差错或药品浪费,应根据医院实际情况制订退药的具体规则和操作流程。

(一)静脉用药退药的管理

由于 PIVAS 配置静脉药物流程的特殊性,即按用药医嘱(处方)治疗时间、批次、病区分批配置。退药即应及时、有序,应有符合相关管理、操作流程的规定。

1.预留充足的退药操作时间

由于退药和重新排药需要一定的操作时间,因此,必须与临床约定退药的提前时间,超过规定时间无法做退药处理。

2.设定可退药的默认时间

长期静脉用药医嘱常需提前 1d 摆备药品,退药程序应根据医疗机构实际情况,根据不同的治疗时间或批次设定可退药时间,如长期静脉用药医嘱(处方)在其混合调配前可退药。

3.预出院的处理

住院患者在约定出院时间的前 1d 需办理预出院手续,以方便财务结算。实际工作中,往往会发生患者已做预出院处理,但未及时停止长期静脉用药医嘱的情况。为避免发生医患纠纷,可将预出院之后的用药全部作退药处理。

4.紧急情况

可根据临床或患者需要作特殊处理。

(二)静脉用药退药的操作流程

1.退药单的接受

(1)病区按可退药规则在医院 HIS 系统申请退药,或将填写好的申请退药单(一式二份)送达静脉药物调配中心。

(2)每次退药操作应全部病区一次提取完成,以防止遗漏病区。

(3)接受退药单,找出并取回尚未开启内包装冲配的需退药品。

(4)在 HIS 系统中确认接受退药申请。

2.退药的具体方法

通常 PIVAS 工作人员要进行多次退药操作,且需尽快在已经排好的排药容器内找到需要做退药处理的药物。为提高效率,可采取以下方法。

(1)以不同的颜色区分不同批次,按病区、批次设置顺序号,分组存放。

(2)退药单除包含患者床号、姓名、药品等信息外,还应包含组号和顺序号信息。

(3)在医院 HIS 系统设置退药查询功能,以便查询退药处理的历史记录、补打退药单。

四、成品输液的核对与配送

(一)成品输液的核对

静脉药品配制完成后,配制者、药学人员或护理人员对其进行再次核对,包括药名、规格、数量等信息,确认无误后盖章,传出配制室。

成品输液复核是对已经配置的成品输液在发往病区前的最后一次核对。成品输液复核药师的工作职责如下。

(1)从配制者处接收已配制完成的静脉用药品。

(2)检查成品输液的外观(有无裂纹、沉淀、变色、异物等)。

(3)用力挤压成品输液,观察有无渗漏,尤其是加药处。

(4)仔细核对药篮内的空安瓿和或西林瓶与标签上标识的药品名称、剂量、数量是否一致。

(5)核对非整瓶(支)用量患者的用药剂量与标记的标识用量是否相符。

(6)核对各岗位操作人员签名是否齐全,如果一切无误,在静脉用药标签上签字并放行。

（7）交于工勤人员、打包、通知外送。

（8）将任何可多次重复使用的西林瓶，如胰岛素，放回准备区的冷藏柜中，尽可能缩短其放置于室温的时间。

（9）复核完成后，空安瓿等废弃物按相关规定集中处理。

（二）成品输液的配送

（1）核对无误的成品输液，用专用塑料袋包装，按病区分别整齐放置于有病区标记的密闭容器内，送药时间及数量应记录在送药登记本。危害药品和高危药品的外包装上应有醒目标示。

（2）将密闭容器加锁或加封条后由配送工人送至各病区。如加锁送达，则钥匙由静脉药物调配中心和病区分别保存，由病区护士开锁后逐一清点核对。无误后，在送药登记本上签名备查，同时注明交接时间。

（3）交接记录本应整册保存备查。

第五节　静脉用药的无菌调配

无菌技术是根据生产或操作要求所采取的一系列控制微生物污染的方法或措施，如空气的生物净化技术、灭菌技术等。无菌技术是一套完整、系统的操作体系，包括无菌环境设施、无菌设备器材及人员的无菌操作等。静脉用药调配的药品将通过静脉给药方式进入人体，因此必须保证药品配置过程中的每一个环节都不会受到微生物的污染，为静脉用药品的安全提供无菌保证。

一、无菌调配前注意事项

1.无菌操作前准备

（1）操作环境应清洁、宽敞、定期消毒；物品布局合理；无菌操作前30min应停止清扫操作，减少走动，避免飞尘或漂浮物。①清洁过程必须从最清洁的区域向门外进行，从无菌区域到前室；②所有的清洁设备均应专用和每日消毒，使用后应彻底冲洗、消毒；③用低棉纺抹布和稀释的消毒液，清洁所有的仪器设备、层流台的外表面等，一旦有证据表明细菌已对所用消毒液产生耐药性，则应立即更换消毒液。

（2）工作人员均应经过培训、考核合格。在进入洁净室前，应佩戴帽子、口罩，修剪指甲并洗手，穿着相应洁净服、戴无菌手套。

（3）当药品和物料从非控制室运送到洁净室前进行清洁和消毒，注意防止污染。

2.无菌操作过程

（1）工作人员应面向无菌区，手臂应保持在腰部或操作台台面以上，不可跨越无菌区，并避免面对无菌区谈笑、咳嗽、打喷嚏。

(2)用无菌持物镊取用物品；无菌物品一经取出，即使未用，也不可放回无菌容器内；一套无菌物品仅供一次操作使用，以避免交叉感染。

(3)无菌操作整个过程中，一旦发现无菌物品疑有污染或已被污染，应予以立即更换并重新灭菌。

3.无菌物品保管

(1)无菌物品必须与非无菌物品分别放置。

(2)无菌物品不可暴露于空气中，应存放于无菌包或无菌容器，无菌包外须标明物品名称、灭菌日期，并按失效期先后按顺序排放。

(3)定期检查无菌物品的灭菌日期及保存情况。无菌包在未被污染的情况下保存期一般为7d，如过期或受潮应重新灭菌。

二、静脉用药无菌调配操作规程

1.调配操作前准备

(1)在调配操作前30min，按操作规程启动洁净间和层流工作台净化系统，并确认其处于正常工作状态，操作间室温控制于20～25℃、湿度在70%以下、室内外压差应符合规定，操作人员记录并签名。

(2)早班工作人员先阅读交接班记录，对发现问题应及时处理。

(3)按更衣操作规程，进入洁净区操作间，首先用75%乙醇的无纺布从上到下、从内到外擦拭层流洁净台内部的各个位置。

(4)将摆好药品容器的药车推至层流洁净操作台附近相应的位置。

2.调配前的校对

调配药师(士)或护师(士)按静脉用药标签核对药品名称、规格、数量、有效期等，确保准确无误和药品完好后，进入加药混合调配操作程序。

3.静脉用药调配操作流程

(1)选用适宜的一次性注射器，拆除外包装，旋转针头连接注射器，确保针尖斜面与注射器刻度处于同一方向，将注射器垂直放置于层流洁净台的内侧。

(2)用75%乙醇消毒输液袋(瓶)加药处，放置于层流洁净台的中央区域。

(3)除去西林瓶盖，用75%乙醇消毒安瓿瓶颈或西林瓶胶塞，并在层流洁净台侧壁打开安瓿，应避免正对高效过滤器打开，以防药液喷溅到高效过滤器上。

(4)抽取药液时，注射器针尖斜面应朝上，紧靠安瓿瓶颈口抽取药液，然后注入输液袋(瓶)中，轻轻摇匀。

(5)溶解粉针剂时，用注射器抽取适量静脉注射用溶媒，注入于粉针剂的西林瓶内，必要时可轻轻摇动(或置震荡器上)助溶。全部溶解混匀后，用同一注射器抽出药液，注入输液袋(瓶)内，轻轻摇匀。

(6)调配结束后，再次核对输液标签与所用药品名称、规格、用量，准确无误后，调配操作人员在输液标签上签名或者盖章,记录调配时间,并将调配好的成品输液和空西林瓶、安瓿与备份输液标签及其他相关信息一并放入筐内,以供检查者核对。

(7)通过传递窗将成品输液送至成品核对区,进入成品核对和包装程序。

(8)每完成一组静脉用药调配操作,应立即清洁配制场所、台面,用清水或75%乙醇的无纺布擦拭台面,除去残留药液,移走与下批输液调配无关的药物、余液、注射器和其他物品。

每天调配完毕后,按调配操作规程规定的清洁消毒操作程序进行清洁消毒处理。

4.静脉用药调配操作注意事项

(1)不得进行交叉调配操作。

(2)静脉用药调配所用的药品,如果非整瓶(支)用量,则必须在静脉用药标签上明显标识实际用量,以便校对。不影响质量、可多次重复使用的剩余药品,如正规胰岛素,应按照药品说明书要求,置于准备区冷藏柜内存放,尽量缩短其室温存放时间。

(3)若2种以上粉针剂或注射液需加入同一输液时,必须严格按药品说明书要求和药品性质顺序加入;肠外营养液、高危药品和某些特殊药品的调配,应遵守相关的加药顺序操作规程。

(4)调配过程中,输液出现异常或对药品配伍、操作程序有疑问时,应停止调配,查明原因,或与处方医师协商调整医嘱;发生调配错误应及时纠正,重新调配并如实记录。

5.危害药物调配操作要点

危害药物调配时应拉下生物安全柜防护玻璃,前窗玻璃不可高于安全警戒线,以确保负压。

危害药物调配完成后,必须将留有危害药物的西林瓶、安瓿等单独置于适宜的包装内,与成品及静脉用药标签副联或者审方单(明细单)一并送出,以供核查。

调配危害药物用过的一次性注射器、手套、口罩及检查后的西林瓶、安瓿等废弃物,统一放置于专用塑料袋内,待当日调配工作结束后,封口,按规定统一处理。危害药物溢出处理按照相关规定执行。

参考文献

[1]李文硕,王国林,于永浩.临床液体治疗.北京:化学工业出版社,2007.

[2]王羽.临床静脉用药调配与使用指南.北京:人民卫生出版社,2010.

[3]吴永佩,焦亚辉.临床静脉用药调配与使用指南.北京:人民卫生出版社,2010.

[4]刘皈阳,孙艳.临床静脉用药集中调配技术.北京:人民军医出版社,2011.

[5]蔡卫民,袁克俭.静脉药物配制中心实用手册.北京:中国医药科技出版社,2005.

[6]中华医学会.临床诊疗指南——肠外肠内营养学分册.北京:人民卫生出版社,2008.

[7]吴永佩,焦雅辉.临床静脉用药调配与使用指南.北京:人民卫生出版社,2010.

[8]李焕德.临床药学.北京:中国医药科技出版社,2007.

[9]吴永佩.我国临床药学建设与发展趋势(上篇).中国执业药师,2012.9(10).

[10]汪选斌.临床药学实践.武汉:湖北科学技术出版社,2009.

[11]杨解人.临床药学与药物治疗学.北京:军事医学科学出版社,2009.

[12]王坤律.国外临床药学动态.国外医学(医院管理分册),1984(1).

[13]阚全程.临床药学学科定位与发展.2012年中华医学会临床药学分会学术年会大会报告,2012.

[14]李焕德.临床药学研究与学科发展.中南药学,2011,9(1).

[15]梁海珊,张新平.国外临床药学教育模式对我国药学教育的启示.医学与社会,2011,24(3).

[16]李晓平,邵宏,唐忠婷,等.国外52所大学临床药学专业研究生教学体系的比较研究.中国药事,2007,21(11).